Sigrid Daneke

Angehörigenarbeit

Sigrid Daneke

Angehörigenarbeit

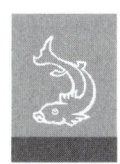 URBAN & FISCHER · München · Jena

Zuschriften und Kritiken an:
Urban & Fischer Verlag
Lektorat Altenpflege
Am Bleicheberg 18
06484 Quedlinburg

Die Deutsche Bibliothek – CIP-Einheitsaufnahme
Ein Titeldatensatz für diese Publikation ist bei
Der Deutschen Bibliothek erhältlich.

Alle Rechte vorbehalten

1. Auflage 2000

© Urban & Fischer Verlag 2000

Das Werk einschließlich aller seiner Teile ist urheberrechtlich geschützt. Jede Verwertung außerhalb der engen Grenzen des Urheberrechtsgesetzes ist ohne Zustimmung des Verlages unzulässig und strafbar. Das gilt insbesondere für Vervielfältigungen, Übersetzungen, Mikroverfilmungen und die Einspeicherung und Verarbeitung in elektronischen Systemen.

Lektorat: Karen Skodda, Hannover
Herstellung: Hildegard Graf
Satz und Druck: Laupp & Göbel, Nehren
Umschlaggestaltung: Prepress Ulm GmbH, Ulm
Titelfoto: Werner Krüper, Bielefeld

ISBN 3-437-45316-5
Printed in Germany

Vorwort

Als ich im Rahmen der Weiterbildung zur Heimleitung ein Praktikum im Sozialdienst eines Altenpflegeheimes machte, hörte ich die verschiedensten Äußerungen zum Thema „Angehörige": sie kommen zu selten, sie beklagen sich häufig, sie sind wichtig für die Bewohner, man müsste eigentlich mehr mit ihnen machen. Was man und wie man es machen sollte, darüber existierten allerdings nur diffuse Vorstellungen. Außerdem habe man im Moment schlicht keine Zeit für Konzeptarbeit und wisse auch gar nicht so genau, wie das gehen soll.

In einem anderen Heim war man schon weiter: die Pflegedienstleitung – ihr Büro lag im Eingangsbereich des Hauses – ruft zu Besuch kommenden Angehörigen eine Begrüßung zu, lädt zum zwanglosen Gespräch ein. So erfährt sie einige Gedanken und Beschwernisse von Angehörigen und kann diese verwerten. Angehörigenabende, etwa drei bis vier pro Jahr, sollten hier auf den Wohnbereichen eingeführt werden – das meinten auch die meisten der Pflegekräfte vor Ort.

Das Interesse an und das Wissen über mögliche Inhalte von Angehörigenarbeit ist gewachsen. Das belegen Tagungen zum Thema, die inzwischen rege besucht werden sowie Examensarbeiten, die z. B. im Rahmen der Weiterbildung zur Wohnbereichs-, Pflegedienst- oder auch Heimleitung geschrieben werden. – Diese breite Streuung deutet bereits eine sehr wichtige Voraussetzung von erfolgreicher Angehörigenarbeit an: alle Tätigkeitsbereiche im Heim müssen sich beteiligen. Denn alle kommen –mit unterschiedlichen Themen und mit unterschiedlicher Intensität – in Kontakt mit Angehörigen: die Pflegekräfte, die Wohnbereichs-, Pflegedienst- und Heimleitung, die hauswirtschaftlichen Kräfte, die Verwaltungsmitarbeiter, die Hausmeister und auch die Zivildienstleistenden, die examinierten Kräfte und die Helfer, die mit Vollzeit- und die mit Teilzeitverträgen. Dieses Buch will sich an alle wenden, an die ausführenden Mitarbeiter und an die Leitungskräfte der verschiedenen Tätigkeitsbereiche und Hierarchieebenen. Denn wenn der eine nicht will oder nicht weiß, was Angehörigenarbeit bedeutet, hat es der andere schwer, sie erfolgreich umzusetzen. Dieses Buch möchte also motivieren, Tipps zur Umsetzung geben, Vorbildhaftes oder Exemplarisches aus der Praxis schildern, helfen, Fehler zu vermeiden, und Anregungen geben. Über ein Feedback und Kritik – positiver wie negativer Art – würde ich mich freuen.

Mein besonderer Dank gilt den Mitarbeitern der Gustav Brandt'schen Stiftung in Hannover, die mich tatkräftig unterstützten.

Hannover, im Juni 2000 *Sigrid Daneke*

Inhaltsverzeichnis

1. Bewohner, Angehörige, Mitarbeiter – ein Dreiergespann für- oder gegeneinander? .. 1

1.1	Ursachen eines Konflikts	3
1.2	Folgen einer Negativ-Spirale	7
1.3	Alle könn(t)en voneinander profitieren	9
1.3.1	Bindeglieder nach „draußen"	9
1.3.2	Bedeutung der Angehörigen	10
1.3.3	Zusammen geht alles leichter	14
1.4	Geregelter Umgang	18

2. Formen der Verständigung 21

2.1	Verbale und nonverbale Kommunikation	23
2.2	Offenheit contra Missverständnis	26
2.3	(Miss-) Erfolgsfaktoren	28
2.3.1	Kommunikationsfähigkeit der Angehörigen	29
2.3.2	Mögliche Kommunikationsprobleme bei den Mitarbeitern	32
2.4	Kommunikationsmodelle	35
2.4.1	TALK-Modell	36
2.4.2	Transaktionsanalyse (TA)	41
2.4.3	Themenzentrierte Interaktion (TZI)	46
2.4.4	Klientenzentriertes Gespräch	50
2.5	Grundlagen der Begegnung	51

3. Die Rolle der Angehörigen 55

3.1	Erst- und Heimaufnahmegespräche	57
3.1.1	Gesetzliche Grundlagen	57
3.1.2	Angehörige informieren Mitarbeiter	58
3.1.3	Mitarbeiter informieren Angehörige	59
3.1.4	Sicherheit und Wohlbefinden für die Bewohner ..	60
3.2	Die ersten Tage in der Einrichtung	61
3.3	Integration ins Heimleben	63

3.3.1	Konfliktsituationen	63
3.3.2	Aufgaben für Mitarbeiter	65
3.4	Kooperation mit Angehörigen von gerontopsychiatrisch veränderten Bewohnern	67
3.4.1	Rechtliche Möglichkeiten	67
3.4.2	Angehörige als Dolmetscher	75
3.5	Angehörige in der Tages- und Nachtpflege	76

4. Angehörigenarbeit innerhalb der Qualitätssicherung ... 79

4.1	Gesetzliche Vorgaben	80
4.2	Vom Leitbild bis zum Fortbildungskonzept	82
4.3	Verantwortung der Leitungskräfte	95

5. Angehörigenarbeit nach Standards ... 99

5.1	Merkmale standardisierter Angehörigenarbeit	102
5.1.1	Standard „Gesprächsführung mit Angehörigen in alltäglichen Situationen im Wohnbereich"	105
5.1.2	Standard „Begleitung von Angehörigen im Sterbeprozess des Bewohners"	107
5.1.3	Standard „Einbeziehung von Angehörigen in die direkte Pflege ihres Familienmitgliedes"	113
5.1.4	Standard „Einbeziehung von Angehörigen in außerhäusliche Aktivitäten"	115
5.1.5	Kriterien brauchen Kriterien	117
5.1.6	Wer mit Standards arbeitet, „macht" Standards	120
5.2	Ziele standardisierter Angehörigenarbeit	122
5.2.1	Professionelles Handeln	122
5.2.2	Vertrauensgrundlage	123
5.2.3	Aktueller Informationsstand für Hauswirtschaft und -technik	125
5.2.4	Entlastung für die Verwaltung	126
5.2.5	Kundenzufriedenheit – Oberstes Ziel der Einrichtungsleitung	127
5.3	Zuständigkeiten im Umgang mit Angehörigen	128

5.3.1	Ohne Pflegekräfte geht es nicht	129
5.3.2	Die Rolle der Hauswirtschaft	130
5.3.3	Erste Ansprechpartner in der Verwaltung	131
5.3.4	Organisatorische Voraussetzungen	131
5.3.5	Management von Angehörigenarbeit	132
5.3.6	Angehörigenarbeit im Team	135
5.4	Lust auf Angehörigenarbeit	136
5.4.1	Fördermaßnahmen durch Leitungskräfte	136
5.4.2	Wie kann Motivation abgefragt werden?	139
5.4.3	Das Motivationsgeflecht	141

6. Veranstaltungen und andere Angebote für Angehörige ... 143

6.1	Warum wird Angehörigen etwas geboten?	144
6.2	Wann setzt Angehörigenarbeit ein?	148
6.3	Wer führt Angehörigenarbeit durch?	150
6.4	Angebote für spezielle Typen von Angehörigen	152
6.4.1	Delegierende Angehörige	153
6.4.2	Pflegende Angehörige	155
6.5	Hausweite Informationsveranstaltungen	162
6.6	Wohnbereichsbezogene Veranstaltungen mit Angehörigen und Mitarbeitern	164
6.7	Rahmenbedingungen für Veranstaltungen	170
6.8	Angehörigeninterne Gesprächsgruppen	171
6.9	Einzelkontakte mit Angehörigen	174
6.10	Angehörigenbeirat	175
6.11	Systematische Angehörigenarbeit	

7. Beschwerdemanagement

7.1	Schriftliche Befragung von Angehörigen	189
7.1.1	Fragestellungen	189
7.1.2	Rückmeldungen	194
7.2	Umgang mit (mündlichen) Beschwerden	196
7.3	Beschwerden an die Presse	197
7.3.1	Warum wenden sich Angehörige an die Presse?	198
7.3.2	Verhalten bei Presseskandalen	200

8. Arbeitstechniken 205

8.1 Reden 206
8.2 Besprechungen 209
8.2.1 Besprechungsformen 210
8.2.2 Dirigistische oder partizipative Leitung? 212
8.2.3 Vorbereitung von Besprechungen 214
8.3 Moderierte Besprechungen 221
8.3.1 Was ist eine Moderation? 221
8.3.2 Regeln und Technik 224
8.4 Umgang mit verschiedenen Menschentypen 237
8.5 Fragetechniken 239
8.6 Visualisierung 242
8.7 Brain-Storming 247

Index 249

Abbildungsnachweis
Kapitelanfangsseiten   Karin Wurlitzer, Greifswald
A500-119   K. Wurlitzer, Greifswald, in Verbindung mit der
                       Reihe Altenpflege konkret, Urban & Fischer Verlag
M228   Sigrid Daneke

Bewohner, Angehörige, Mitarbeiter – ein Dreiergespann für- oder gegeneinander?

1

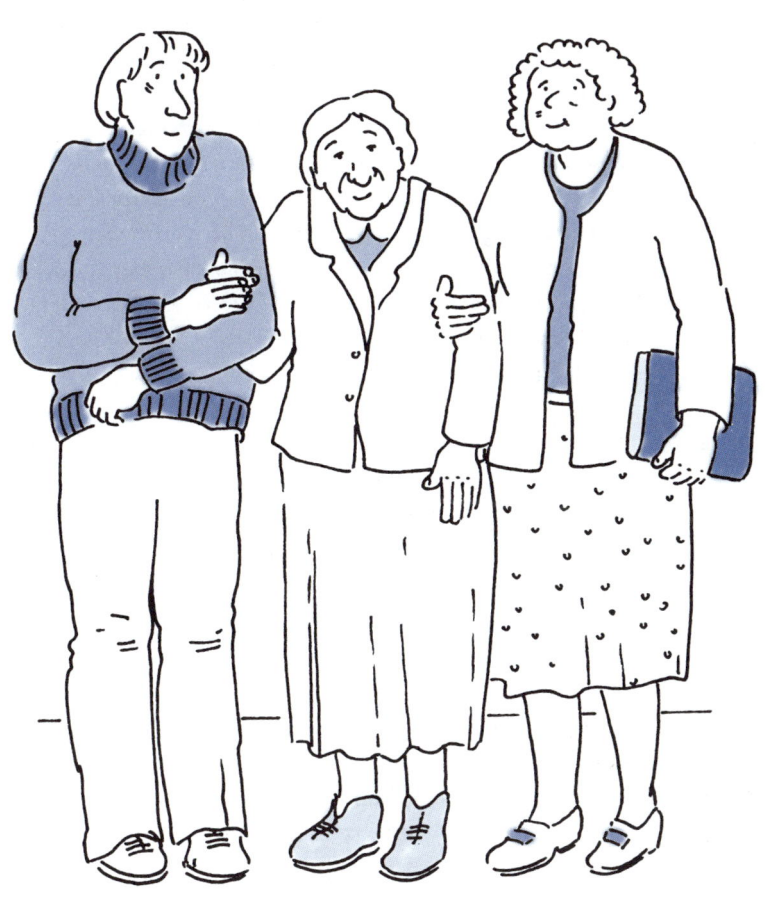

Fallbeispiel

Frau Schiller ruft häufig nach der „Schwester". Den Pflegenden kommt es vor, als ginge das den ganzen Tag so. Kaum ist ein Wunsch erfüllt, ruft Frau Schiller fünf Minuten später wieder. Das Personal hat keine Zeit, sich ständig um Frau Schiller zu kümmern und ist genervt. Ganz anders verhält es sich, wenn ihre Tochter zu Besuch kommt. Die bringt dann Kuchen mit, setzt sich eine Stunde zu ihr, fragt nach ihrem Befinden, unterhält sich mit ihr. Und Frau Schiller ist ruhig und freundlich. Kaum ist die Tochter gegangen, geht das alte Spiel weiter. Der Tochter gegenüber erzählt Frau Schiller, dass sich das Personal nicht um sie kümmern würde, sie müsse sich die Lunge aus dem Hals schreien, damit endlich einmal jemand komme und sie zur Toilette bringe. Die Tochter ist entsetzt über das Verhalten des Personals und beschwert sich bei den Mitarbeitern und der Heimleitung. Diese wiederum beschwichtigt die Tochter und verspricht Aufklärung und Änderung. Dafür wendet sie sich an die Pflegekräfte. Durch das Verhalten von Frau Schiller fühlen sich auch andere Bewohner und deren Angehörige gestört: ihr Rufen und Fluchen ist auf dem halben Wohnbereich zu hören und provoziert häufig Kritik, Aggressionen und Beschwerden.

Ausgehend von Frau Schiller ist hier eine Vielzahl von Personen involviert und zwangsläufig miteinander in **Kontakt** gekommen: Pflege- und Leitungskräfte des Heimes, die Angehörigen von Frau Schiller sowie Bewohner und Angehörige in der Nachbarschaft des Zimmers von Frau Schiller. Abstrahiert vom Beispiel um Frau Schiller lässt sich das entstandene Beziehungsgeflecht wie in Abb. 1.1 darstellen.

Anhand dieses nicht ungewöhnlichen Beispiels aus der Praxis werden die verschiedenen **Konfliktherde** und die Komplexität des Umganges der Beteiligten miteinander in einer Altenhilfeeinrichtung deutlich. In den folgenden Kapiteln wird die jeweilige Bedeutung (im negativen wie im positiven Sinne) der beteiligten Personengruppen füreinander dargestellt.

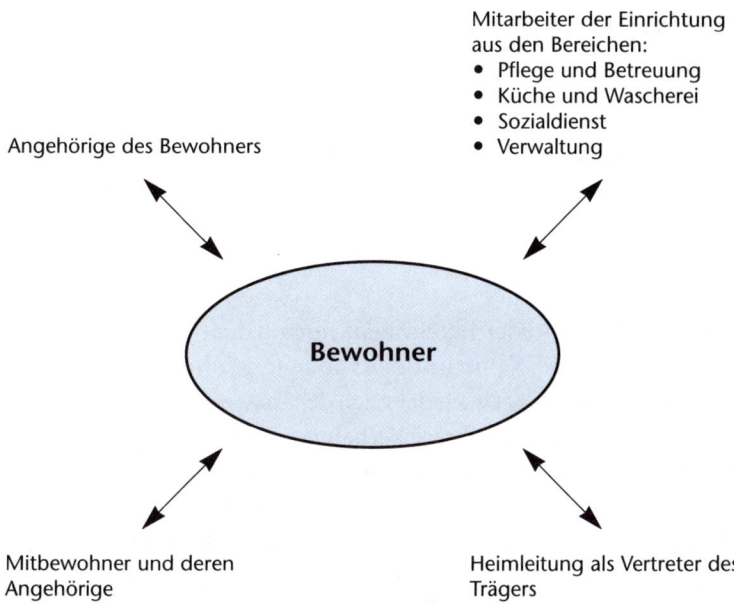

Abb. 1.1: Der Bewohner steht im Mittelpunkt zahlreicher Personengruppen. [M228]

Kommt ein pflegebedürftiger Mensch ins Heim, haben seine Angehörigen und die Mitarbeiter der Einrichtung zwangsläufig Kontakt miteinander. Dieser Kontakt kann und muss aktiv gestaltet werden.

1.1 Ursachen eines Konflikts

Im Beispiel von Frau Schiller scheint vieles „schief" gelaufen zu sein, viele negative Gefühle waren beteiligt, die wie in einem Schneeballsystem (oder wie die „Schwarze-Peter-Karte") weitergegeben wurden. Ursachen des Konflikts sind bei allen Beteiligten auffindbar.

■ Pflegekräfte

Fallbeispiel
Frau Schiller ruft häufig nach der „Schwester". Dem Pflegepersonal kommt es vor, als ginge das den ganzen Tag so. Kaum ist ein Wunsch erfüllt, ruft Frau Schiller fünf Minuten später wieder. Das Pflegepersonal hat keine Zeit, sich ständig um Frau Schiller zu kümmern und ist genervt.

Frau Schiller ist weder inkontinent noch hat sie andere Probleme mit der Harnblase. Kaum ist sie zur Toilette geführt worden, ruft sie fast unmittelbar danach wieder nach der Schwester. Es muss also ein anderer Wunsch hinter ihrem Verhalten stehen: der nach **Aufmerksamkeit** und Anwesenheit von anderen Menschen. Dafür spricht auch das gänzlich verwandelte Verhalten von Frau Schiller, wenn die Tochter zu Besuch kommt. Diese **Zuwendung** können die Pflegekräfte nicht leisten. Außerdem fühlen sich einige von ihnen abgestoßen von der ordinären und fordernden Ausdrucksweise und entziehen ihr (bewusst oder unbewusst) die sonst mögliche Zuwendung. Sie haben deswegen manchmal ein **schlechtes Gewissen,** denn eigentlich ist es ihr Bestreben, die Bewohner gut zu umsorgen.

■ Tochter

Fallbeispiel
Der Tochter gegenüber erzählt Frau Schiller, dass sich das Personal nicht um sie kümmern würde, sie müsste sich die Lunge aus dem Hals schreien, damit endlich einmal jemand komme und sie auf die Toilette bringe. Die Tochter ist entsetzt über das Verhalten des Personals ...

Die Tochter hat Frau Schiller damals im Heim untergebracht. Über ihre **Motive** können wir hier nur Vermutungen anstellen, genauso wie über ihr **Verhältnis zur Mutter.** Vielleicht ist dieses sehr gut und von gegenseitigem Vertrauen geprägt, vielleicht aber auch nicht und die Tochter lässt um ihres „lieben Friedens Willens" die Mutter deren Ansprüche ausagieren, widerspricht diesen nicht. Die ist dann zufrieden.

1.1 Ursachen eines Konflikts

Ein Heim kann nie so gut sein, wie eine fürsorgliche private Versorgung. Es soll die Mutter aber natürlich bestmöglich betreuen, um die Heimunterbringung zu rechtfertigen. Und das scheint hier nicht der Fall zu sein. Also beschwert sich die Angehörige. Die Tochter kennt nur das Verhalten von Frau Schiller, wenn sie im Heim ist. Dann ist diese völlig unauffällig. Deswegen kann sie jeden Versuch des Pflegepersonals, ihr das „übliche" Verhalten der Mutter zu schildern, als unglaubwürdig und als Ausrede empfinden. Unter diesen Bedingungen ist sie zu Recht empört. Was passiert, sobald sie fünf Minuten aus dem Haus ist, erlebt die Tochter nie mit.

■ Heimleitung

Fallbeispiel

... und beschwert sich bei den Mitarbeitern sowie bei der Heimleitung. Letztere wiederum beschwichtigt die Tochter und verspricht Aufklärung und Änderung. Dafür wendet sie sich an die Pflegekräfte.

Die Pflegekräfte fühlen sich zu Unrecht angeklagt und persönlich angegriffen. Manche von ihnen nehmen es Frau Schiller übel, dass die so mit ihnen „spielt" – denn dement ist diese nachweislich nicht. Außerdem haben sie den Eindruck, dass die Tochter nicht ihr Bemühen um Frau Schiller sieht. Und sie haben schließlich nicht die Zeit, Frau Schiller ständig zu betreuen. Sie erläutern der Tochter und der Heimleitung das Verhalten der Bewohnerin, wenn keine Angehörige da ist, sowie die **personellen Grenzen** auf dem Wohnbereich. Einerseits verstehen sie die Besorgnis der Verwandten und erkennen auch deren Engagement für das Wohlbefinden der Bewohnerin an. Andererseits sind sie erbost und enttäuscht über die Kritik von deren Seite sowie über die Zurechtweisungen der Leitung des Hauses.

Die Heimleitung vertritt die Einrichtung nach außen und ist dem Träger gegenüber verantwortlich, auch für die wirtschaftliche Führung des Hauses. Ein Heim kann nur wirtschaftlich arbeiten, wenn es möglichst ausgelastet ist. Das setzt ein **gutes Außenbild** voraus. Die Angehörigen sind die **Verbindungsglieder** zwischen „drinnen" und „draußen". Zumeist entscheiden die Söhne oder Töchter über die Heimunterbringung ihrer Eltern. Sie sind es auch, die Auskunft auf die Fragen von Bekannten in der gleichen Lage (also mit alten, pflegebedürftigen Anverwandten) geben, ob das betreffende Heim denn zu empfehlen sei. Die Heimleitungen haben also großes Interesse an zufriedenen oder zumindest unauffälligen, „ruhigen" Angehörigen. Den **Druck,** der auf ihnen lastet, geben manche von ihnen (unbewusst) als Kritik an die Pflegekräfte weiter.

Gute Angehörigenarbeit ist ureigenstes Interesse der Heimleitung. Denn sie bedeutet neue Kunden und zufriedene Mitarbeiter.

■ Andere Bewohner

Fallbeispiel
Durch das Verhalten von Frau Schiller fühlen sich auch andere Bewohner und deren Angehörige gestört: ihr Rufen und Fluchen ist auf dem halben Wohnbereich zu hören und provoziert häufig Kritik, Aggressionen und Beschwerden.

Die beeinträchtigten Personen sehen das Geschehen aus ihrer eigenen Perspektive und reagieren mit **Unverständnis** auf Frau Schiller und auf das scheinbar tatenlose Verhalten des Heimes. Warum unternimmt das Haus nicht etwas zum Schutz gegen diese Frau, fragen sie sich. Die Mitarbeiter fühlen ihre Hände gebunden: Frau Schiller kann nicht der Mund verboten werden, sie darf nicht stark sediert werden und wie ein Kind durch Bestrafung erziehen will und darf man sie ebenfalls nicht. Bliebe lediglich die Verlegung in ein möglichst abgelegenes Einzelzimmer. Aber Einzelzimmer sind rar im Haus und für die wenigen bestehen lange Wartezeiten.

■ Preis

Fallbeispiel
... – und das auch noch, wo der Heimplatz so teuer ist.

Die Bewohner bzw. deren Angehörige bezahlen subjektiv und objektiv viel Geld für den Heimplatz. Dafür erwarten sie als **Gegenleistung** eine gute Pflege und Betreuung. Das scheint hier nicht gegeben zu sein. So können sich die Kunden durch den Anbieter betrogen fühlen.

1.2 Folgen einer Negativ-Spirale

Im Beispiel um Frau Schiller war die Kommunikation von Misstrauen, Missverständnissen und Verdächtigungen geprägt. Viele unbewusste und bewusste Wünsche, Ängste und Vorbehalte wurden nicht ausgesprochen, aber ausgelebt. Abb. 1.2 zeigt, wie sich so eine Negativspirale aufbaut.

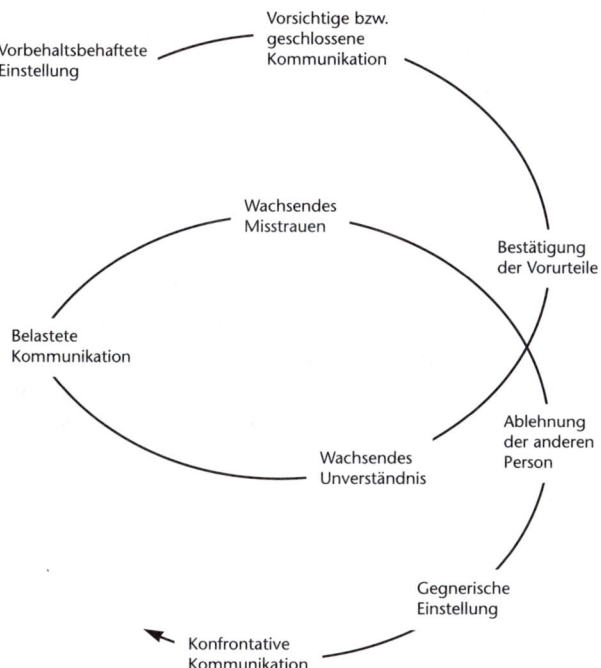

Abb. 1.2: Verhalten bei vorbehaltsbehafteter Einstellung. [M228]

■ „Alarmzeichen"

(An)zeichen mangelnder bzw. mangelhafter Angehörigenarbeit sind:

- Angehörige kommen nicht zu Besuch.
- Bewohner äußern Sehnsucht nach ihren Angehörigen.
- Angehörige sprechen die Mitarbeiter nie an.
- Angehörige beschweren sich ständig.
- Angehörige wirken unsicher.
- Mitarbeiter wissen nichts über die Angehörigen.
- Mitarbeiter reden schlecht über die Angehörigen.
- Das Außenbild der Einrichtung ist schlecht.
- Die Belegungszahlen sind schlecht.

Wäre das Problem um Frau Schiller konstruktiv zu lösen? Zumindest könnten viel Misstrauen und viele Missverständnisse vermieden werden, wenn die jeweiligen Personen ihre Aufmerksamkeit auf die **wirklichen Beweggründe** hinter einem bestimmten Verhalten gerichtet hätten.

■ Ziele eines Gespannes

Die für das **Wohlgefühl** aller Beteiligten entscheidende Frage ist, ob sie eher miteinander, also im Sinne eines Gespannes in dieselbe Richtung, oder auseinander und in verschiedene Richtungen streben. Zieht ein Mitglied des Gespannes in eine andere Richtung als die anderen – oder sogar alle in unterschiedliche Richtungen – gerät das Gefährt ins Schlingern oder bricht auseinander.

Die Zielrichtungen des beschriebenen Gespannes sind mit den bewussten und unbewussten Bedürfnissen und Zielen der Menschen gleichzusetzen. Es muss also darum gehen, die hinter einer Äußerung, hinter einem Verhalten verborgene **Botschaft** zu hören. Dazu ist einiges Wissen der Beteiligten bzw. deren Bereitschaft, dieses mit Engagement sowie Arbeits- und Zeitaufwand zu erwerben, notwendig.

■ **Gute Angehörigenarbeit**

Voraussetzungen für gute Angehörigenarbeit sind:

- Problembewusstsein der Beteiligten
- Wille, Probleme lösen zu wollen – zugunsten *aller* Beteiligten
- Bereitschaft zu Veränderungen
- Kommunikationsfähigkeit
- Rückhalt und aktive Unterstützung durch die Leitungskräfte (persönliches Engagement sowie Organisation von Zeit, Raum und Personal)
- Motivation und Engagement der Angehörigen, Bewohner und Mitarbeiter

 Tipp für die Praxis
▶ Eine Arbeitsgruppe zum Thema Angehörigenarbeit gründen

1.3 Alle könn(t)en voneinander profitieren

Bewohner, Angehörige und Mitarbeiter können den Kontakt miteinander nicht vermeiden. Von einer **offenen Begegnung** könnten alle Seiten profitieren. Die Beteiligten haben eine positive Bedeutung füreinander.

1.3.1 Bindeglieder nach „draußen"

Der **Heimeinzug** eines Menschen signalisiert ihm und der Umwelt, dass er in Lebensbereichen zeitweise oder ständig auf Hilfe angewiesen ist, die bislang selbstständig geführt worden sind. Der Betroffene ist abhängig und wegen der nun eingetretenen und wahrscheinlich andauernden Einschränkungen möglicherweise depressiv oder aggressiv gestimmt.

■ *Verlust sozialer Kontakte*

Mit der **Übersiedlung** ins Heim verlieren die Pflegebedürftigen häufig einen beträchtlichen Teil ihrer sozialen Kontakte. Freunde und Bekannte ziehen sich zurück, einerseits wegen der Hinfälligkeit der Bewohner und ihrer (mutmaßlichen) Überforderung durch Besuche, andererseits weil sie für sich in der Umgebung Heim keinen Raum sehen. Auch für viele entfernte und nahe Verwandte trifft das zu.

Die neuen Bewohner sind verunsichert: durch ihre Einschränkungen und Erkrankungen, z. B. eine dementielle Erkrankung, die das Verständnis für den Umzug gänzlich verhindern können, sowie durch den Heimeinzug selbst. Sie kennen die Mitarbeiter und die Abläufe im Heim noch wenig, können verwirrt sein, z. B. durch die neue räumliche Umgebung, durch eine Mitbewohnerin, durch fremde und unangenehme Geräusche und Gerüche. Auch das Bett ist ein anderes als bisher.

■ *Kontinuierlicher Faktor*

So sind die Angehörigen (erst einmal) der einzige kontinuierliche Faktor im Leben der Bewohner:

- Sie sind für die Bewohner das **Bindeglied** zwischen der eingeschränkten Lebenswelt Heim und der früheren, vertrauten und jetzt eingebüßten Welt „draußen".
- Sie bedeuten für die Bewohner emotionale Sicherheit durch die **Kontinuität** in ihren Beziehungen, auch unabhängig von der *Qualität* dieser Beziehungen.

Um diesen Funktionen nachkommen zu können, ist die offene **Auf- und Annahme** der Angehörigen durch die Einrichtung notwendig.

 Die Mitarbeiter müssen sich der Bedeutung der Angehörigen für das Leben der Pflegebedürftigen in der Einrichtung bewusst sein und diese möglichst unterstützen.

1.3.2 Bedeutung der Angehörigen

Der Umzug eines Familienmitglieds aus der eigenen Häuslichkeit in eine Einrichtung kann auch für die Angehörigen schwer zu bewältigen sein. Das ist auch der Fall bei einer grundsätzlich offenen und vertrauensvollen Beziehung zwischen den Beteiligten und bei beidseitigem Einverständnis mit der Einzugsentscheidung. Die Bedeutung des Heimbewohners für die Angehörigen hängt ab von

- der **Art** der Beziehung zueinander, z. B. ob es sich um eine Eltern-Kind oder eine Partnerbeziehung handelt
- der **Qualität** der Beziehung
- der Tatsache, ob schon vor dem Heimeinzug **Pflege und Betreuung** von den Angehörigen geleistet wurde.

▌ Art der Beziehung

Der Einzug ins Heim verändert die Beziehung zwischen den Ehepartnern: aus zwei (im Idealfall) **gleichrangigen** und **unabhängigen** Menschen, die viel Schönes miteinander aktiv erlebt und so manches Schwere miteinander durchgestanden haben, die sich also (wechselseitig) stützen konnten (was auch Pflegebedürftigkeit nicht verhindern muss), werden in diesem Sinne zwei **ungleiche** Teile:

- Der im Heim lebende Teil ist auf Hilfe angewiesen, er ist abhängig.
- Dem anderen Teil fehlt nunmehr sein bisheriger Partner in vielen Lebensbereichen, z. B. als Sozial- und Freizeit- sowie Sexualpartner, er muss mit den Anforderungen und Umstellungen ohne die Hilfe des Partners zurechtkommen. Er ist seiner praktischen Hilfe beraubt, z. B. bei der Finanzregelung, die oftmals vom männlichen Ehepartner übernommen wurde.

Selbst wenn die Kinder vor dem Heimeinzug des Elternteils nicht mit ihm in einem Haushalt zusammengelebt haben, ist er auch für sie nicht unproblematisch: der Umzug ist deutliches äußeres Zeichen von Hilfebedarf. Gepaart mit geistig-seelischen Veränderungen, z. B. Abbau infolge dementieller Erkrankungen, kehrt sich die frühere **Kind-Eltern-Abhängigkeit** um. Früher haben sich die Eltern um die Kinder gekümmert, haben das Sagen gehabt und auch im höheren Erwachsenenalter waren die Kinder immer noch „Kinder". Jetzt bedürfen die Eltern der Betreuung, der Fürsorge und der Liebe der Kinder, oft auch der finanziellen Unterstützung. Diese

Veränderung ist schmerzlich für beide Seiten: dem Elternteil wird die eigene Hinfälligkeit und Vergänglichkeit sowie Abhängigkeit von den Kindern bewusst. Auch diesen wird die Vergänglichkeit der Eltern und ihrer selbst bewusst. Außerdem fehlt ihnen die Hilfe und Geborgenheit des Elternteils, sie sind nun oftmals gleichzeitig für die eigenen Kinder und für die Eltern zuständig und verantwortlich, z. T. auch rechtlich.

Pflegebedürftige und Angehörige stehen mit dem Heimeinzug vor einer neuen, verunsichernden Situation und brauchen den Halt des anderen.

Qualität der Beziehung

Die Qualität der Beziehungen von Bewohnern und Angehörigen zueinander fällt sehr unterschiedlich aus. War die Beziehung in der Vergangenheit von **Gleichberechtigung** und Nähe geprägt, wird die Entscheidung zur Heimübersiedlung wahrscheinlich zusammen und einvernehmlich stattgefunden haben, mit großem Bedauern und Schmerz, aber mit der Erkenntnis, dass die Grenzen der Belastbarkeit für alle Seiten erreicht sind und es nun „nicht mehr anders geht". Das bedeutet: das partnerschaftliche Verhalten bleibt bestehen, auch wenn einseitige Abhängigkeit eingetreten ist.

In **ungleichrangigen** Beziehungen haben beide Teile ebenfalls füreinander eine große Bedeutung und Funktion, wenn auch oft ungewollt und unbewusst. Deren Erfüllung wird durch den Heimeinzug zumindest reduziert, manchmal fällt sie ganz weg. Es bleibt eine Lücke zurück, weil bestimmte (Verhaltens-)Rollen nicht mehr abgedeckt sind.

- War die Beziehung ungleichrangig **zulasten des Bewohners**, kann dieser froh sein, ins Heim zu kommen, d. h. weg von dem „Tyrannen". Jener aber hat seinen „Prügelknaben" und sein „Opfer" weitgehend verloren.
- War die Beziehung ungleichrangig **zugunsten des Bewohners**, wird sich dieses Verhältnis mit dem Heimeinzug umdrehen: der

1.3 Alle könn(t)en voneinander profitieren

"draußen" zurückbleibende Teil muss sich nicht mehr zurücknehmen und "gängeln" lassen. Er wird sich befreit fühlen und (bewusst oder unbewusst) für das Erlittene revanchieren wollen, z. B. mit Besuchsentzug.

Wie auch immer die Konstellation in ungleichrangigen Beziehungen gestellt ist, sie ist mit starken Problemen, enttäuschten Hoffnungen und **Ressentiments** belastet. Diese Belastungen werden nun in den Heimalltag mit hineingetragen. Auch die Mitarbeiter der Einrichtung werden davon nicht gänzlich unberührt bleiben, sie werden zumindest "Ausläufer" dieses "Sturmgebiets" mit- bzw. abbekommen – meistens, ohne dass sie die Ursachen dafür kennen.

Mit Schuldgefühlen beschäftigen sich viele nicht gerne, Schuld schiebt man lieber ab. Der jetzige Bewohner selbst oder aber auch das Pflegepersonal des Heimes können in so einer Situation (zumeist unbewusst) als "Sündenböcke" herhalten.

> Eine Heimunterbringung ist immer mit der Frage verbunden: "Hätte ich es anders machen können oder sollen?" und mit einem schlechten Gewissen. Je nach Qualität der Beziehung zum Pflegebedürftigen wird dieses ein mehr oder minder großes Ausmaß haben.

■ Aus der Obhut der Angehörigen

Viele der jetzigen Heimbewohner haben lange Jahre in der Obhut der pflegenden Angehörigen verbracht, sind ihnen vertraut und Teil ihres Lebens (geworden). Auch wenn die Pflegebedürftigen vielleicht keine körperlichen und bzw. oder geistigen Anteile mehr zum gemeinsamen Leben beitragen konnten, stellten sie **Aufgabe** und **Lebensinhalt** für die Pflegepersonen dar. Diese Aufgabe ist mit der Heimübersiedlung plötzlich verschwunden, ein Loch tut sich auf, in das man zu fallen droht.

Durch die Pflege waren die Pflegepersonen zumeist über lange Zeit ans Haus gebunden und in der Verfügung eigener Zeit stark eingeschränkt; soziale Kontakte gingen zurück. Nunmehr ist Zeit nahezu unbegrenzt vorhanden, aber es ist kaum noch jemand da, mit dem man sie verbringen könnte. Hinzu kommen häufig eigene körperliche und psychische Belastungen sowie Sorgen um die Zukunft, auch finanzieller Art.

Die **pflegenden Angehörigen** sind im Laufe der Zeit zu Experten in der Betreuung des Hilfsbedürftigen geworden und müssen nun mit ansehen, dass das Heimpersonal ganz anders mit der Pflege umgeht. Vielleicht wird ihnen sogar gesagt, dass ihre Art der Pflege nicht optimal oder angemessen gewesen sei. Statt Zuwendung, Lob und Anerkennung empfangen sie Kritik in der Einrichtung, in die sie selbst ihr Familienmitglied gegeben haben.

1.3.3 Zusammen geht alles leichter

Bleiben Angehörige aus irgendwelchen Gründen dem Heim und den Pflegebedürftigen fern, gehen den Mitarbeitern mit ihnen vielfältige Formen der **Unterstützung** für ihre Arbeit verloren.

Viele Bewohner sind krankheitsbedingt nicht in der Lage, adäquat Auskunft über ihre bisherigen Lebensgewohnheiten sowie Vorlieben und Abneigungen zu geben, z. B. bei dementiellen Erkrankungen oder Schlaganfällen mit Aphasie. Deswegen sollten Angehörige möglichst in die **Bewohneranamnese** einbezogen werden. Besonders ist das der Fall, wenn sie mit dem Betroffenen zusammen in einem Haushalt gelebt und bzw. oder ihn betreut haben. Dieses muss selbstverständlich unter Einbezug des Bewohners und mit dessen **Einverständnis** geschehen. Denn bei einer belasteten Beziehung zwischen ihm und den Angehörigen könnte er das nicht wollen, und ein Übergehen seiner Person würde den Aufbau eines Vertrauensverhältnisses zwischen Bewohner und Pflegepersonal von vornherein erschweren.

 Angehörige können den Mitarbeitern wichtige und hilfreiche Hinweise für die Pflege und Betreuung des Heimbewohners geben.

■ Hilfe bei der Kommunikation

Angehörige können scheinbar unsinnige und unverständliche **Verhaltensweisen** des Bewohners erklären, z. B. solche, die auf individuellen Absprachen zwischen ihm und der bisherigen Pflegeperson beruhen. So kann bei Aphasie eine spezielle Zeichensprache anzeigen, dass man zur Toilette gebracht werden möchte.

Die Angehörigen können dazu beitragen, Verhaltensweisen, die sich aus dem Lebenslauf, z. B. aus dem ausgeübten Beruf oder aus der Persönlichkeit ergeben, Außenstehenden (was die Mitarbeiter nach dem Heimeinzug zunächst einmal sind) verständlich zu machen. Sie können verdeckte Ausdrucksmöglichkeiten von Aggressionen oder Trauer bei den Bewohnern als solche kenntlich machen oder scheinbare Aggressionen, z. B. die Abwehr von Pflegekräften beim Waschen oder beim Toilettengang, erklären. Die Auflösung könnte hier ein ausgeprägtes Schamgefühl, wenn auch nur gegen gegengeschlechtliche Pflegepersonen, bei der Intimhygiene sein. Angehörige können durch diese Hinweise Missverständnisse und Fehler vermeiden helfen.

■ Hilfe bei der Grundpflege

Manche Bewohner sind wie „ausgewechselt", wenn ein Angehöriger das Zimmer betritt: läuteten sie noch vor kurzer Zeit wegen Kleinigkeiten, sind sie nun ruhig und zufrieden und plaudern mit dem Besuch über die Enkelkinder und sonstige Vorkommnisse. Das heißt: sie bekommen die **Aufmerksamkeit,** die sie brauchen. Diese Zufriedenheit hält oftmals noch Stunden bis Tage über den Besuch hinaus an. Besuch ist hier **Entlastung** für die Mitarbeiter.

> Manche Angehörigen übernehmen (angeleitet) ausgewählte Tätigkeiten in der direkten (Grund-) Pflege ihres Familienmitgliedes. Diese „pflegenden Angehörigen" waren zumeist schon im Privathaushalt die Pflegepersonen.

■ Hilfe bei der Betreuung

Auch die Betreuungsmöglichkeiten der anderen Bewohner durch die Mitarbeiter hängt von der Präsenz von Angehörigen ab. Ihr Besuch bedeutet **Unterhaltung** und **Beschäftigtsein** für den einen Bewohner, Zeiten also, in denen sich die Mitarbeiter um diesen weniger und um andere intensiver kümmern können.

Angehörige können die Tätigkeit des Betreuungspersonals ergänzen, auch als ehrenamtliche Mitarbeiter. So z. B. wenn sie

- sich auch um die Mitbewohner des eigenen Familienmitglieds kümmern
- bei Ausflügen mitkommen und das Personal entlasten
- qualifizierte allgemeine Betreuungstätigkeiten im Heim übernehmen, z. B. Vorlesen oder Gesprächsgruppen anbieten
- weitere Tätigkeiten im Heimalltag übernehmen wie Blumengießen oder Vögelfüttern
- Gespräche mit anderen Angehörigen führen, z. B. mit solchen, deren Familienmitglied erst seit kurzer Zeit im Heim ist und die noch verunsichert und informationsbedürftig sind.

> Angehörige bedeuten nicht so häufig Aufwand und Ärger für die Einrichtung, sondern wertvolle Information und Unterstützung für die Arbeit mit den Bewohnern.

■ Hilfe für die Angehörigen

Die Mitarbeiter können die Angehörigen entlasten durch:

- die Übernahme der Pflege
- die nachträgliche Anerkennung der geleisteten Pflegetätigkeit zuhause
- ihr Verständnis und ihre Bestätigung für die Entscheidung der Heimübersiedlung (die oft von den Angehörigen initiiert worden ist wegen Überlastungsgefühlen). Das zumindest anfänglich schlechte Gewissen kann durch die gute Pflege und Betreuung seitens des Hauses beruhigt werden

1.3 Alle könn(t)en voneinander profitieren

- Aufklärung über geistige, psychische und körperliche Veränderungen des Bewohners infolge der Erkrankung oder infolge der Umstellung in der Phase des Heimeinzugs
- verständnisvolle und einfühlsame Gespräche über die Änderungen in der Beziehung zwischen Bewohner und Angehörigen.

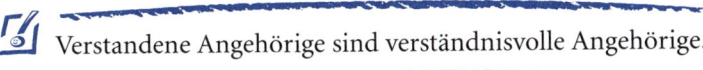

Verstandene Angehörige sind verständnisvolle Angehörige.

Um diese Chancen wahrnehmen zu können, ist eine grundsätzlich offene und positive Einstellung der Beteiligten zueinander notwendig. Abb. 1.4 verdeutlicht die **Positivspirale,** die sich von einer solchen Grundhaltung ableiten lässt.

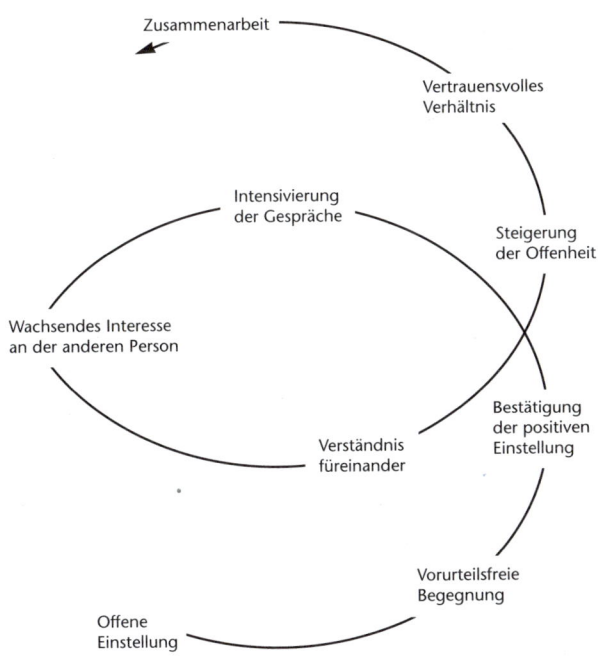

Abb. 1.3: Eine offene Begegnung ist der erste Schritt zur Zusammenarbeit von Einrichtung und Angehörigen zugunsten des Bewohners. [M228]

■ *Checkliste für eine „gute" Angehörigenarbeit*

Gute Angehörigenarbeit

- berücksichtigt die Wünsche und Bedürfnisse der Bewohner in Zusammenhang mit ihren Angehörigen
- lässt die Angehörigen sich in der Einrichtung willkommen fühlen
- „verlängert" das Familienleben der Beteiligten vom früheren Zuhause ins Heim hinein
- erkennt und berücksichtigt die Bedürfnisse der Angehörigen, Pflegemitarbeiter und der Leitungskräfte der Einrichtung
- äußert sich durch Verständnis und gegenseitige Unterstützung zwischen Angehörigen und Mitarbeitern
- beugt Misstrauen und Ärger vor – Vorbeugen ist besser als Heilen.

1.4 Geregelter Umgang

Der Umgang zwischen Bewohnern, deren Angehörigen und den Mitarbeitern des Heimes miteinander ist so vielfältig wie die involvierten Menschen selbst. Er ist abhängig von den Bedürfnissen, Fähigkeiten und Einstellungen, die die Beteiligten einbringen. Begegnen sie sich grundsätzlich offen, können alle voneinander profitieren. Ist die Begegnung vorbehaltsbehaftet, ist eine schwierige und konflikthafte **Kommunikation** wahrscheinlich. So individuell also die Umstände und Bedingungen sind, so individuell muss eigentlich auch der Umgang mit den Angehörigen sein: auf jede Begegnung speziell zugeschnitten.

Da das in der Praxis undurchführbar ist, müssen Standards für die verschiedenen Situationen entwickelt werden. Unter Standards sollen hier festgelegte **Verhaltensregeln und -maßnahmen** verstanden werden, die auf immer wiederkehrende Situationen individuell angepasst angewandt werden. Standards sind in der Altenpflege bereits bekannt, sie werden bisher vor allem in direkten Pflegefragen angewandt, z. B. Pflege bei Decubitus. Im zwischenmenschlichen Bereich ist es erfahrungsgemäß schwieriger, allgemein verbindliche

Regeln aufzustellen und einzuhalten. Voraussetzung sind Mitarbeiter, die um die zugrunde liegenden psychischen Vorgänge (bei sich und anderen) sowie um Grundlagen der Kommunikation wissen und entsprechend damit umgehen können. Das ist über Fortbildungen und andere Maßnahmen der **Personalentwicklung** erreichbar.

2 Formen der Verständigung

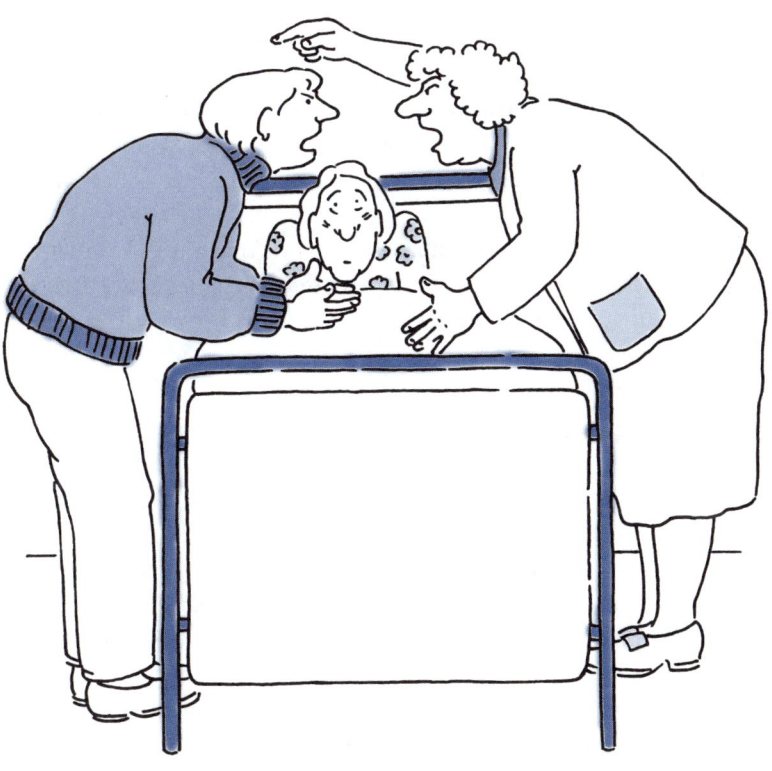

Kommunikation bedeutet übersetzt **Verständigung** untereinander, Verbindung und Zusammenhang. Kommunikation hat viele Gesichter – so wie es viele „Anwender" gibt. Dazu gehört z. B.:

- Gespräche
- sachliche Auseinandersetzungen
- Streit
- Alltagsgespräche
- Problembegegnungen
- wortlose Begegnungen
- Streicheln

Kommunikation findet immer zwischen mindestens **zwei Beteiligten** statt. Sie kann absichtlich herbeigeführt werden und bewusst stattfinden oder auch von – einer oder beiden Seiten – unbewusst und ungewollt.

Kommunikation von Mitarbeitern und Angehörigen findet im „Vier-Augen-Gespräch", in Gruppen mit unterschiedlicher Zusammensetzung, spontan oder geplant, problem- oder konsensorientiert statt.

Kommunikation per Gesetz

Das **Pflegeversicherungsgesetz** schreibt Kommunikation der Mitarbeiter von Altenhilfeeinrichtungen mit den Bewohnern vor, wenn es sagt: „... Um die Gefahr einer Vereinsamung des Pflegebedürftigen entgegenzuwirken, sollen bei der Leistungserbringung auch die Bedürfnisse des Pflegebedürftigen nach Kommunikation berücksichtigt werden" (SGB XI, § 28 (4), Satz 2). Zwar wird Kommunikation zwischen Mitarbeitern und Angehörigen nicht gesetzlich eingefordert, aber die Angehörigen gehören zu den Bewohnern, sie sind im Heim (mehr oder weniger) präsent und müssen deshalb beachtet werden.

Kompetenzen der Beteiligten

Kommunikation ist abhängig von den Befugnissen und Kompetenzen der Beteiligten, von persönlichen Vorerfahrungen privater und beruflicher Art, von der Persönlichkeit der Beteiligten, von ihrem Umfeld, ihrer Sozialisation, von ihrem generellen und gegenwärtigen körperlichen, psychischen und geistigen Zustand und von zeitlichen Faktoren. **Kommunikationstechnik** kann gelernt, muss immer wieder (neu) geübt und kann positiv und negativ eingesetzt werden. Man kann mit ihr das Gegenüber manipulieren. Ihre Anwendung erfordert demnach ein hohes Maß an **Verantwortung**.

■ Beratung statt Therapie

Ziel dieses Kapitels kann es nicht sein, nach der Lektüre von 20 Seiten zu wissen, „wie Kommunikation geht". Aber die Ausführungen können helfen, das eigene sowie das fremde **Kommunikationsverhalten** im Alltag wahrzunehmen, wieder zu erkennen, zu reflektieren und angemessen zu reagieren. Ziel ist also eine Sensibilisierung und Bewusstmachung. Hinzu kommt die Vorstellung praxisnaher Anwendungsmöglichkeiten sowie Faktoren des Gelingens und Misslingens von Kommunikation, von „Gesetzen" und Grundlagen. In diesem Sinne ist Beratung das Ziel. Therapie kann es nicht sein – therapeutisch angewendet wird Kommunikation in der Psychotherapie und Psychiatrie.

2.1 Verbale und nonverbale Kommunikation

Kommunikation enthält so genannte verbale und nonverbale Komponenten. Den verbalen Anteil bildet das gesprochene Wort, den nonverbalen Mimik, Gestik, Körperhaltung und Tonfall. Jedes Gespräch enthält beide Komponenten, d. h. das Gesagte wird z. B. durch Mimik, Gestik – durch die „**Körpersprache**" – unterstrichen oder konterkariert.

■ Praxis der Kommunikation

Fallbeispiel
Frau Schulze spricht eine Pflegekraft an und fragt „Was hat meine Mutter denn heute gegessen?" Folgende Antworten der Pflegerin sind möglich:

- „Spinat mit Ei und Kartoffelbrei."
- „Spinat mit Ei und Kartoffelbrei, warum?"
- „Oh, sie hat ganz gut gegessen."
- „Sie isst nicht gut. Wir müssen sie ständig dazu anhalten."
- „Sie isst nicht gut. Sie will einfach nicht. Da können wir sie schließlich auch nicht zu zwingen."
- „Sie isst nicht gut. Versuchen Sie es doch einmal mit ihr."
- „Sie isst nicht gut. Wissen Sie vielleicht warum?"
- „Sie isst nicht gut. Vielleicht hat sie Kummer. Könnten Sie einmal mit ihr darüber reden?"

Die Pflegekraft kann die Frage der Angehörigen unterschiedlich verstehen. Das hängt von der begleitenden **Mimik, Gestik** sowie dem **Tonfall** von Frau Schulz ab. Ihr Tonfall kann z. B. fragend, von Besorgnis gefärbt, auffordernd oder kritisch und misstrauisch sein. Auch eine entspannte, lächelnde oder verkniffene Mimik geben Hinweise darauf, wie die Frage gemeint sein könnte. Die Gestik gibt weitere Anhaltspunkte: hält die Angehörige ihre Arme locker am Körper oder vor der Brust verschränkt, sind die Hände entspannt oder zur Faust geballt?

Die Interpretation der Mitarbeiterin hängt darüber hinaus von ihrer allgemeinen und momentanen **Befindlichkeit** ab: ist sie gerade schlecht gelaunt, durch andere Gedanken und Geschehnisse abgelenkt oder ist sie offen für die Frage der Tochter? Sie antwortet dem entsprechend sachlich-informierend, erläuternd, besorgt-fragend, sich verteidigend, abwehrend, ihrerseits misstrauisch.

Übung 1:
Formulieren Sie mögliche Gedankengänge der Tochter zur siebten Antwort der Pflegekraft.

Lösungsvorschläge:
- *„Die Mitarbeiterin sorgt sich um meine Mutter, sie ist an ihrem Wohlbefinden interessiert. Meine Mutter ist bei ihr in guten Händen."*
- *„Die Mitarbeiterin möchte meine Meinung hören, sie möchte meine Mithilfe, erkennt mich als gleichrangig bzw. hilfreich an."*

- „Soll das ein Vorwurf sein? Ich kümmere mich schon um meine Mutter, damit sie keinen Kummer hat."
- „Aha, meine Mutter fühlt sich nicht wohl hier, sie hat Kummer. Die kümmern sich hier ja auch nicht richtig um sie. Und ich soll das jetzt ausbügeln."

Die Frage der Angehörigen bzw. die Antworten der Pflegekraft können in fast unendlich verschiedenen Variationen verstanden werden. Sicherlich geben andere, nonverbale Begleiterscheinungen einer Begegnung weitere Hinweise darauf, wie etwas gemeint ist. Aber auch die können unterschiedlich aufgenommen werden.

Übung 2:
(Zu zweit) Spielen Sie folgenden Konstellationen durch und unterstützen Sie dabei Ihre Worte durch Körpersprache. Tauschen Sie sich über Ihre jeweiligen Reaktionen und Gefühle aus:
- *A kritisiert B freundlich und sachlich. B reagiert entsprechend.*
- *A kritisiert B unfreundlich und unsachlich. B reagiert entsprechend.*
- *A kritisiert B unfreundlich und unsachlich. B reagiert freundlich und sachlich.*

■ Vielfalt der Signale

Im Alltag des Altenpflegeheimes begegnen sich Mitarbeiter und Angehörige ständig. Mit Worten und Körpersprache geben sie einander Signale: Wenn der eine bei der Begegnung auf dem Flur am anderen vorbeisieht, dieser den Fußboden fixiert, wenn der eine lächelt, der andere missmutig guckt, wenn jemand „Wie geht's?" fragt, dann aber ohne eine Antwort abzuwarten weitergeht. Mimik, Gestik, Haltung und Stimmführung drücken wie Worte die eigene **Einstellung** gegenüber dem Gesprächspartner aus. Körpersprache begleitet oder ersetzt Gesprochenes – „Gesten sagen mehr als tausend Worte." Non-verbale Zeichen verstärken oder konterkarieren Gesprochenes, vermitteln Einstellungen wie **Sympathie** oder **Antipathie**. Sie drücken momentane Gefühle aus. Mit all diesem erbaut und erhält Körpersprache Beziehungen oder erschwert sie. Körpersprache ist dem Akteur zumeist unbewusst, kann aber auch gezielt eingesetzt werden.

Körpersprache lässt verschiedene Deutungen zu. So signalisieren verschränkte Arme nicht immer Ablehnung oder Ungeduld, sondern können darauf hinweisen, dass der Gesprächspartner schlicht friert. Wissen über Körpersprache und deren Interpretation ist also hilfreich, Nachfragen „kostet" aber „nichts", sondern ist klärend und sichernd.

2.2 Offenheit contra Missverständnis

Kommunikation fällt immer wieder verschieden aus: es hängt davon ab, wer wann, in welcher Situation, an welchem Ort, in welcher psychischen und physischen Verfassung wen trifft, wie der „drauf ist". Kommunikation transportiert demnach **Gefühle**. Diese werden durch die folgenden zwei Beispiele illustriert.

■ Misslungene Kommunikation

Fallbeispiel
Erika Albers' Mutter, Juliane Zachow, ist vor einem halben Jahr im Altenpflegeheim eingezogen. Frau Albers fühlte sich irgendwann durch die Pflege überlastet, die Familie unterstützte sie wenig, es gab häufig Streit. Im Pflegeheim soll die Mutter die bestmögliche Betreuung bekommen. In den ersten Tagen nach dem Einzug ging die Tochter zur hauseigenen Nähstube wegen der Namensschilder für die Kleidung ihrer Mutter. „In einer Woche würde ich die Wäsche gerne wieder bekommen" sagt sie abschließend. „Ja, in Ordnung, das wird wohl gehen, Frau Albers." Eine Woche später ist Frau Albers erneut im Heim, die Wäscheschilder sind aber noch nicht fertig. Sie geht zum Heimleiter: „Es war mit der Näherin abgemacht, dass die Namensschilder heute eingenäht sein sollten – sind sie aber nicht, Herr Claasen." Der Heimleiter entschuldigt sich: „Das tut mir sehr leid, Frau Albers, ich weiß auch nicht, wie das passieren konnte. Ich werde mich darum kümmern." Auch drei Tage später ist die Wäsche noch nicht ausgezeichnet, Frau Albers erscheint wieder beim Heimleiter.

2.2 Offenheit contra Missverständnis

Der rechtfertigt sich mit erhöhtem Wäscheanfall bei gleichzeitigen krankheitsbedingten Fehlzeiten über mehrere Tage. Frau Albers denkt bei sich: „Alles faule Ausreden. Bei richtiger Organisation kann das doch kein Problem sein, so ein paar Schilder einzunähen. Der hat seinen Laden nicht im Griff." Ähnliche Ereignisse kommen in der Folgezeit hinzu. Frau Albers ärgert sich häufig; die Mitarbeiter halten sie für „etwas anstrengend".

In der Folgezeit wird sich Frau Albers nur noch an die Mitarbeiter des Heimes wenden, „wenn es nötig ist". Und nötig ist es, wenn wieder etwas nicht funktioniert. So kommen nur noch unerfreuliche Anlässe der Begegnung und **unerfreuliche Gespräche** zustande.

Musste es so kommen? Was ist schief gegangen? Es wurde viel übereinander, aber wenig miteinander gesprochen, man redete aneinander vorbei. Vielleicht waren Erwartungen zu hoch oder unklar, vielleicht mangelte es an Sympathie. Es entstanden **Missverständnisse**. Manches wurde nicht direkt angesprochen, z. B. die Organisationsstruktur des Hauses die Arbeit der Nähstube betreffend. Chancen der Erläuterung und Klärung bleiben so aus. Unausgesprochenes steht zwischen den Beteiligten trotzdem im Raum.

■ Gelungene Kommunikation

Fallbeispiel

Kurz nach Frau Zachow zieht Herr Peters ins Heim. Er wird von seiner Tochter, Frau Bach, gebracht. Frau Bach kommt regelmäßig zu Besuch, regelt Dinge für ihren Vater. Gleich zu Beginn sagt sie zu der Pflegekraft, die beim Einzug hilft: „Es ist mir einfach zu schwer geworden: die Pflege meines Vaters, meine eigene Familie und dann noch mein Teilzeitjob. Irgendwann konnte ich nicht mehr. Bitte sorgen Sie gut für meinen Vater!" Die Pflegekraft entgegnet: „Ja, das kann ich gut verstehen. Aber machen Sie sich nicht zu viele Gedanken. Ihr Vater wird sich bestimmt bald eingewöhnen."
In der Folgezeit gibt es bei Frau Bach einige Schwierigkeiten, z.B. ist auch die Wäsche ihres Vaters nach einer Woche nicht ausgezeichnet. Frau Bach beklagt sich bei der Näherin: „Wie kann es nur kommen, dass die paar Namensschilder auch nach einer ganzen Woche noch

nicht eingenäht sind?" Die Mitarbeiterin entschuldigt sich und erklärt: „Ich war mehrere Tage krank und da ich die einzige Kraft in der Nähstube bin, ist einiges liegen geblieben. Können wir es noch einmal um drei Tage verschieben?" „Ach so, ja, in Ordnung, meine Kollegin lag auch letzte Woche mit Grippe im Bett" entgegnet Frau Bach und ist einverstanden.

Wer miteinander spricht, hat die Möglichkeit aufeinander zuzugehen, Kompromisse zu finden. Wer miteinander redet, kann beim Gegenüber **positive Entdeckungen** machen, kann einen persönlichen Austausch beginnen, der beide bereichert. Wenn jemand etwas von sich preisgibt, („ich konnte einfach nicht mehr"), ist die Wahrscheinlichkeit groß, dass der andere offen reagiert. – „Wie man in den Wald hinein ruft, so schallt es hinaus." Die Beispiele um Frau Zachow und Herrn Peters mit ihren Angehörigen zeigen, dass ein konstruktives Verhältnis das direkte und **offene Gespräch** braucht.

■ *Fehlende Offenheit*

Im Gespräch werden Wünsche und Bedürfnisse häufig nicht offen gezeigt und formuliert. So wünschte sich eine unsichere Frau Albers beim Heimeinzug ihrer Mutter unbewusst die Unterstützung und Zuwendung vom Pflegepersonal, die sie von ihrer eigenen Familie nicht erhielt. Unausgesprochenes führt zu **Missverständnissen** und **Misstrauen.** Beides wird durch die Hektik des Arbeitsalltages verstärkt und mit ausgelöst. Schließlich sind alle Beteiligten unzufrieden – kein gutes Klima für einen möglicherweise jahrelangen Aufenthalt bzw. Besuch im Heim. Es kommt zu spiralförmigen Verhaltensverläufen wie sie in Kapitel 1 dargestellt sind.

2.3 (Miss-) Erfolgsfaktoren

Das Verhalten der Beteiligten ist der Hauptfaktor, der über Gelingen oder Misslingen einer Begegnung entscheidet. Es gibt verschiedene Aspekte, die auf das Kommunikationsverhalten von Menschen einwirken. Dazu gehören beispielsweise:

- Alter und Entwicklungsstand
- Funktionsfähigkeit bzw. Beeinträchtigungen von Sinnesorganen und des Gehirns
- Intelligenz und Sprachbegabung
- Beziehungsfähigkeit
- allgemeine und momentane Gefühlslage
- gesamtes und persönliches Umfeld einer Person, d. h. ihre Zugehörigkeit zu einer sozialen „Schicht" mit gesellschaftlichen Normen wie Lebensweise und Sprachkultur und das persönliche Beziehungsnetz
- Nationalität

Ein weiterer Faktor ist die persönliche **Gefühlsrichtung,** der eigene **Stil** im Umgang mit Menschen: jemand ist zurückhaltend und misstrauisch, ein anderer kontaktfreudig und offen. Hinzu kommt die persönliche Einstellung, also Wertvorstellungen und Beziehungen zu anderen, z. B. Vorstellungen, was „man tut" und was nicht sowie Einstellungen gegenüber bestimmten Gesellschaftsgruppen.

2.3.1 Kommunikationsfähigkeit der Angehörigen

In der Kommunikation mit Mitarbeitern können Störungen und Probleme von Seiten des Angehörigen auftreten. Die Mitarbeiter müssen daraus **Konsequenzen** für ihr Verhalten ziehen.

Die Mitarbeiter passen ihre Handlungen den kommunikativen Voraussetzungen und Möglichkeiten der Angehörigen an und versuchen positiv-unterstützend Einfluss zu nehmen.

■ Geistige Aspekte

Mancher Angehöriger ist von seiner **Intelligenz** her bzw. von der **Sprachkultur** in seinem sozialen Umfeld nicht in der Lage, den Ausführungen der Mitarbeiter zu folgen, Missverständnisse sowie Verstimmungen entstehen.

Tipps für die Praxis
- Ausdrucksweise den Möglichkeiten des Angehörigen anpassen
- Rückfragen stellen, die das Verständnis sichern

■ Psychische Aspekte

Mancher Angehöriger ist von seiner **Stimmung** und **Gefühlslage** nicht willens oder fähig, sich auf ein konstruktives Gespräch mit den Mitarbeitern einzulassen. Mögliche Gründe hierfür sind Angst, Unsicherheit, Schuldgefühle, unerfüllbare Wünsche und Hoffnungen, depressive Verstimmungen, problematische Familienverhältnisse. Er hört nicht richtig zu, ist unaufmerksam, es kommt zu Missverständnissen und Missstimmigkeiten. Ein Beispiel: Mitarbeiterin: „Das habe ich Ihnen doch letzte Woche erzählt!" – Angehöriger: „Nein, davon wurde mir nie etwas gesagt. Sie handeln eigenmächtig über meinen Kopf hinweg!"

 Tipp für die Praxis
- Angehörigen Gelegenheit einräumen, ihre momentanen Gefühle auszusprechen und sich damit zu entlasten; sie sind dann eher für die Belange der Mitarbeiter offen und ansprechbar

■ Sozio-kulturelle Aspekte

Der Angehörige ist – beispielsweise aufgrund einer auf Distanz aufgebauten Sozialisation in der Herkunftsfamilie oder aufgrund der Verhaltensmaßregeln in der sozialen Schicht, in der er lebte – nicht in der Lage, **Verantwortung** für den Bewohner zu übernehmen, eine offene, konstruktive und hilfreiche Beziehung zu ihm zu pflegen. Das wirkt sich auf Gespräche mit den Mitarbeitern aus: der Angehörige zeigt Desinteresse und Abwehr gegenüber Vorschlägen der Mitarbeiter eine gemeinsame Betreuung des Familienmitglieds betreffend.

 Tipps für die Praxis
- Möglichkeiten des Angehörigen ausloten und ihn (nur) soweit möglich einbeziehen

▶ Angehörige durch andere Betreuungspersonen und -formen ergänzen

■ Kulturelle und sprachliche Aspekte

Mancher Angehöriger ist aufgrund von national-kulturellen **Sprachgrenzen** nicht zu einer konstruktiven Verständigung mit den Mitarbeitern in der Lage.

Tipps für die Praxis
▶ Erschwernisse im Kommunikationsverhalten der Angehörigen berücksichtigen, d. h. langsam sprechen, Inhalte wiederholen, nachfragen, ob die Ausführungen verstanden wurden
▶ Sich über kulturelle Eigenarten informieren und bemühen, diesen Rechnung zu tragen
▶ Für Kompensationsmöglichkeiten sorgen, z. B. Dolmetscher aus den Reihen der Mitarbeiter oder aus dem familiären Umfeld des Bewohners anregen
▶ Hintergründe der Pflegehandlungen noch verstärkter erklären und erläutern als bei deutschsprachigen Bewohnern und deren Angehörigen

■ Physiologisch-biologische Aspekte

Physiologische, psychische und geistige Beeinträchtigungen des Angehörigen beeinträchtigen oder verhindern ein konstruktives Zusammenwirken mit den Mitarbeitern. So führt schlechtes bzw. falsches Hören beim Angehörigen zu **falscher Interpretation** und zu **Misstrauen**. Das Fehlverhalten verstärkt sich bei beiden Beteiligten wechselseitig.

Tipps für die Praxis
▶ Ursachen der Beeinträchtigung erkennen, beratend Abhilfe schaffen, z. B. ein Hörgerät oder eine Brille empfehlen
▶ Eigenes Verhalten auf die Beeinträchtigung einstellen: lauter sprechen, Wiederholungen, deutliche Demonstration. Bei geistigen Beeinträchtigungen sind die Ausführungen einfach im Aus-

druck zu halten und durch Wiederholungen und Nachfragen das Verständnis zu sichern
▶ Bei Misserfolg auf andere Betreuungsformen und -personen für den Bewohner zurückgreifen

2.3.2 Mögliche Kommunikationsprobleme bei den Mitarbeitern

Die in stationären Altenhilfeeinrichtungen Beschäftigten sind nicht nur Betreuungskräfte der Familienmitglieder der Angehörigen – wie diese sie überwiegend sehen. Sie haben noch andere **soziale Rollen:** Sie sind Lebenspartner, Elternteil, Kind, Freund, Nachbar, Kollege, Vorgesetzte oder nachgeordneter Mitarbeiter, sie leben in einer insgesamt und momentan befriedigenden Situation oder auch nicht. Sie kommen aus einer bestimmten sozialen und sprachlichen **Kultur.** Diese Faktoren wirken sich auf ihre Tätigkeit im Heim aus. Die für die Angehörigen dargestellten Störungen und Probleme im Kommunikationsprozess können selbstverständlich entsprechend auch in den Mitarbeitern der Altenpflegeeinrichtungen begründet sein. Auch sie müssen Konsequenzen ziehen.

Förderlich für ein gutes, konstruktives Verhältnis zueinander ist, dass man die Möglichkeiten sowie die Bedürfnisse des anderen erkennt und anerkennt.

■ *Geistige Aspekte*

Ein Mitarbeiter drückt sich sprachlich unklar aus, spricht unsystematisch und ungeordnet, deswegen kommt es zu Missverständnissen mit den Angehörigen.

 Tipp für die Praxis
▶ Problembewusstsein der Mitarbeiter in Gesprächen mit Kollegen und Vorgesetzten sowie in einschlägigen Fortbildungen stärken

Psychische Aspekte

Grundsätzliches **Desinteresse** und Gleichgültigkeit einzelner Mitarbeiter gegenüber den Angehörigenbelangen mit der Folge von Missstimmigkeiten und Unzufriedenheit – oder- ein Mitarbeiter ist unsicher gegenüber den Angehörigen, sei es aus fachlichen oder aus persönlichen Gründen, er empfindet **Unterlegenheit,** fühlt sich „nicht gewachsen". Auch eine insgesamt mangelnde **Beziehungsfähigkeit** des Mitarbeiters kann vorliegen. Sie hat zur Folge, dass der Mitarbeiter weder für die Belange der Bewohner noch für die der Angehörigen wirklich ansprechbar ist.

Tipps für die Praxis
- Ursachen des Verhaltens überprüfen
- Defizite erkennen und durch persönliche Ansprache sowie durch Formen der Fortbildung darauf Einfluss nehmen
- Gesprächsangebote seitens des Heimes anregen, z. B. im Rahmen von Supervision und persönlichem Austausch mit den Kollegen und Vorgesetzten
- Fortbildungen zum Thema Kommunikation oder zum Umgang mit schwierigen Angehörigen (Beschwerdemanagement) anregen
- Ist keine Änderung in Sicht, über Versetzung in Arbeitsbereiche mit wenig Angehörigenkontakten oder über die Kündigung dieser Mitarbeiter nachdenken

Zeitliche Aspekte

Eigentlich ist man gerade nicht aufnahmefähig für ein Gespräch über Dinge, die im Arbeitsumfeld oder privat akut sind – sei es aus zeitlichen Gründen (**Arbeitsanfall**) oder weil man z. B. verärgert oder traurig ist. Kann sich der Mitarbeiter von seinen Gefühlen momentan nicht abwenden und das Gespräch wird trotzdem geführt, wird es nur oberflächlich verlaufen. Der Mitarbeiter hört nicht richtig zu. Sein Desinteresse drückt sich in der Körpersprache aus: verschränkte Arme, kein Blickkontakt, Blick auf die Uhr, Trippeln mit den Füßen. Die Situation führt zu Missverständnissen und

Missstimmigkeiten. – „Der hört mir gar nicht zu. Meine Meinung ist hier nicht gefragt", denkt sich der Angehörige.

 Tipps für die Praxis
- Offen sein, z. B. „Ich habe leider jetzt keine Zeit dafür", um Verschiebung bitten und einen anderen Termin anbieten
- Auf andere Kollegen verweisen, für die ein Gespräch möglich ist

■ Umfeldaspekte

Mitarbeiter haben z. B. aufgrund ihrer eigenen Sozialisation und Erfahrungen in der Herkunftsfamilie und der sozialen Schicht Erwartungen an die Angehörigen, die diese nicht erfüllen können oder wollen. Es kommt deswegen zu Missstimmigkeiten.

Einzelne Mitarbeiter erkennen die Angehörigen nicht als **gleichrangige Gesprächspartner** an, beispielsweise weil diese hör- und sichtbar aus einer vermeintlich niedrigeren sozialen Schicht stammen. Die Mitarbeiter bauen ein Machtgefälle den Angehörigen gegenüber auf, verhalten sich anmaßend, aggressiv, unfreundlich. Bei den Angehörigen kommt es zu entsprechender Unzufriedenheit, zu Beschwerden, zum Rückzug aus dem Heim.

 Tipps für die Praxis
- Eigene Erwartungen bewusst machen und auf ihren Realitätsgehalt hin überprüfen
- Supervision und Fortbildungen besuchen
- Überprüfen, welchen Erwartungen die Angehörigen entsprechen könnten und ob sie die dafür nötige Motivation sowie die notwendigen Informationen, Kenntnisse und Fähigkeiten besitzen bzw. ob und wie diese ihnen vermittelt werden können
- Verhalten erkennen, nach den Ursachen forschen und mit Mitteln des persönlichen Gesprächs (Mitarbeitergespräch) und disziplinarischen Maßnahmen Abhilfe schaffen

■ Räumliche Aspekte

Ein Gespräch „zwischen Tür und Angel", d. h. auf dem Flur, mit anderen vorbeikommenden, zuhörenden oder unterbrechenden

Personen hat weniger Chancen auf Erfolg als eines, das unter guten räumlichen und zeitlichen Bedingungen geführt wird. Das bedeutet, dass die Teilnehmer einer ungestörten, ruhigen und zeitlich befriedigenden Begegnung in einem von beiden Seiten als angenehm gestaltet empfundenen Raum eher zufrieden auseinander gehen werden.

■ **Kundenorientierung**

Von den Angehörigen ist nicht zu verlangen, dass diese ihr Verhalten an die Möglichkeiten der Mitarbeiter anpassen. Die Angehörigen sind die Kunden des Heimes. Hier ist vielmehr das Eingreifen von Kollegen bzw. Vorgesetzten notwendig. Leitungskräfte müssen aufmerksam sein für das Verhalten ihrer Mitarbeiter, für ihre Probleme und Bedürfnisse. Beispielsweise muss die Pflegedienstleitung viel vor Ort auf den Wohnbereichen sein und in regelmäßigem Kontakt und Austausch mit den Mitarbeitern stehen.

 Das Wohlbefinden der Angehörigen im Heim beeinflusst ihr Verhalten gegenüber den Mitarbeitern. Gleiches gilt umgekehrt: Mitarbeiter, die sich vom Umfeld unterstützt und anerkannt fühlen, können offener auf dieses zugehen.

2.4 Kommunikationsmodelle

Gestörte Beziehungen zwischen Mitarbeitern und Angehörigen in Altenpflegeheimen deuten auf Unstimmigkeiten in der Kommunikation zwischen den Beteiligten hin. Diese Beziehungen weisen starre, sich in verschiedenen Varianten immer wiederholende **Verhaltensmuster** auf. Dies gilt z. B. für die „ewig nörgelnde Tochter von Frau Zachow" genauso wie für die auf sie immer abwehrend reagierenden Pflegekräfte.

Je schwieriger eine Begegnung ist, je emotional belastender sie ist, desto wahrscheinlicher werden die Gesprächspartner unklar, missverständlich und widersprüchlich miteinander kommunizieren.

Kommunikationsmodelle sind vom Einzelfall abstrahierte, verallgemeinerte Darstellungen des Funktionierens von Kommunikation. Sie erklären Kommunikation. Der Sozialpsychologe Erich Grond (1985) nennt **Grundmechanismen** von Kommunikation und vier **Ebenen,** auf denen Mitteilung stattfindet:

- Der Sender einer Mitteilung verschlüsselt diese mit Worten und mit seiner Körpersprache.
- Die Mitteilung hat vier Komponenten: die inhaltliche (Was wird gesagt?), die Beziehungs-Komponente (Wie wird etwas gesagt?), die Appell-Komponente (Was will der Sender bewirken?) und die Komponente der Selbstoffenbarung (Was sagt die Mitteilung über den Sender aus?)
- Der Empfänger muss in der Lage sein, die Mitteilung zu verstehen. Stimmen beispielsweise inhaltliche Beziehungskomponente des Gesagten nicht überein, wird das schwierig, weil widersprüchliche Signale beim Empfänger ankommen.
- Hilfreich ist die Rückmeldung seitens des Angesprochen. Sein Feed-Back zeigt, ob der Sender richtig verstanden wurde. Missverständnisse können erkannt und bearbeitet werden (☞ oben).

2.4.1 TALK-Modell

Das TALK-Modell von Friedemann Schulz von Thun gehört zu den gängigsten Kommunikationsmodellen. Schulz von Thun weist jedem Menschen vier Ohren zu:

- „Sach-Ohr"
- „Beziehungs-Ohr"
- „Selbstoffenbarungs-Ohr"
- „Appell-Ohr"

Diesen Ohren entsprechen die verschiedenen Aspekte, die eine Mitteilung oder „Nachricht" enthält:

Tatsachenaspekt (T)	Ausdrucksaspekt (A)	Lenkungsaspekt (L)	Kontaktaspekt (K)
Sachinformation	Selbstoffenbarung	Appell	Beziehung
Worüber wird informiert?	Was gibt der Sender von sich kund?	Wozu soll der Empfänger der Nachricht veranlasst werden?	Wie stehen Sender und Empfänger zueinander?

Schulz von Thun bezeichnet das gesprochene Wort, Gestik, Mimik, Haltung und Tonfall als „Nachricht", den Ausbringer dieser Nachricht als „Sender" und den Angesprochenen als „Empfänger". Antwortet der Empfänger auf die Nachricht, wird er selbst zum Sender einer neuen Nachricht.

■ „Sach-Ohr"

Fallbeispiel
Folgende Angehöriger-Mitarbeiterin-Interaktion ereignete sich in einem Altenpflegeheim:
Angehöriger: „Sagen Sie mal, Schwester, meinen Sie nicht, dass das hier verwendete Waschmittel Allergien auslöst?"
Mitarbeiterin: „Nein, es soll sogar sehr hautverträglich sein."
Angehöriger: „Ja, vor allem die Duftstoffe darin!"
Mitarbeiterin: „Stellen Sie sich vor: das Waschmittel enthält gar keine Duftstoffe!"
Angehöriger: „Selbstverständlich enthält es die. Nachdem meine Mutter das Kleid drei Tage angehabt hat, merken Sie es nur nicht mehr!"
Mitarbeiterin: „Ihre Mutter hat aber nie drei Tage das gleiche Kleid an!"

Die Lösung in der Sachauseinandersetzung zu suchen, ist dann problematisch, wenn das eigentliche Problem nicht in einer **sachlichen** Differenz besteht, sondern auf der **zwischenmenschlichen** Ebene liegt. So wird im Beispiel kaum das Waschmittel der Grund für den scharfen Ton auf beiden Seiten sein, sondern irgendetwas anderes im Verhältnis der Beteiligten.

Tipp für die Praxis

Für ein schnelles Erkennen solcher Situationen Übungen durchführen:
- Welche Art von Kommunikationsstörung zwischen Angehörigem und Mitarbeiterin liegt vor? Wann „kippt" das Gespräch?
- Welches alternative Verhalten würden Sie dem Angehörigen empfehlen? Welches der Mitarbeiterin? (Bitte wörtliche Rede formulieren!)
- Führen Sie zu zweit ein kurzes Gespräch. Was auch immer A sagt, B hört nur die sachlichen Anteile heraus und reagiert auf dieser Sachebene. Wie wirkt sich dies auf Ihr Gespräch aus? Kommt Ihnen das „irgendwie bekannt vor"?

■ „Beziehungs-Ohr"

Fallbeispiel
- *Angehöriger: „Sie scheinen mir da keine Auskunft geben zu können."*
  Mitarbeiterin: „Wenn Sie lieber mit jemand anderes reden wollen ..."
- *Mitarbeiterin: „Schönes Wetter heute!"*
  Angehöriger: „Ich weiß, dass ich oberflächlich und uninteressant bin – aber nur über das Wetter sprechen mag ich auch nicht."
- *Angehöriger: „Sie wirken heute sehr schwungvoll, Schwester!"*
  Mitarbeiterin: „Ja, ich weiß, dass ich normalerweise einen schlaffen Eindruck mache!"
- *Angehöriger: „Der Rasierer meines Vaters ist kaputt."*
  Mitarbeiterin: „Ich weiß, dass ich ungeschickt bin, aber für den Rasierer kann ich wirklich nichts."

Empfänger mit einem „großen" Beziehungs-Ohr weichen einer Sachauseinandersetzung aus, indem sie auf die Beziehungsseite übergehen.

2.4 Kommunikationsmodelle

Angenommen beim Besuch der Tochter schlägt die Mitarbeiterin vor, zum Zweck der Mobilisierung einen Spaziergang mit der Mutter zu machen. Die Angehörige reagiert genervt: „Ach, schon wieder – das haben wir doch schon hundertmal probiert!" Die Mitarbeiterin erwidert auf die vermeintliche Kritik an ihrer Person und Kompetenz knapp und in spitzem Ton, das sei aber sehr wichtig für die Mutter und geht dann weiter.

Manche Menschen nehmen alles persönlich, beziehen alles auf sich, fühlen sich leicht beleidigt und angegriffen. Bei ihnen ist das auf die Beziehungsseite einer Nachricht gerichtete Ohr so empfindlich, dass sie auch in beziehungsneutrale Nachrichten und Handlungen eine Stellungnahme zu ihrer Person hineinlegen oder sie übergewichten.

Es ist verständlich und berechtigt, dass die Mitarbeiterin die Störung auf der Beziehungsseite der Nachricht anspricht und sich hier „nicht alles bieten lässt". Damit ist sie jedoch dem sachlichen Kern der Kritik (Sachseite der Nachricht: „Ist die einmal gewählte Behandlungsform noch richtig?") nicht gerecht geworden. Wie reagiert die Pflegekraft auf den **Appell,** der sich mit der Kritik verbindet („Ich bin nicht von der Stimmigkeit der Therapie überzeugt. Bitte lassen Sie uns darüber reden!")? Die Folgerung lautet nicht: Legen Sie sich eine dicke Haut zu und reagieren Sie gelassen, wenn Sie eine **Beziehungsbotschaft** trifft. Sondern sie lautet: Schauen Sie, ob Sie nicht ein übergroßes Beziehungs-Ohr haben. Oftmals hat eine Nachricht eher Selbstoffenbarungs- oder Appellcharakter.

 Tipp für die Praxis
Für ein schnelles Erkennen solcher Situationen folgende **Fragen** und Übungen durchführen:
▶ Welche Art von Kommunikationsstörung zwischen Angehörigem und Mitarbeiterin liegt in den obigen Beispieldialogen vor?

- Welches alternative Verhalten würden Sie dem Angehörigen empfehlen? Welches der Mitarbeiterin? (Bitte wörtliche Rede formulieren!)
- (Zu zweit) Ein Sender hat die Aufgabe, einen Empfänger anzusprechen und belanglose Dinge zu sagen. Der Empfänger soll aus jeder Nachricht eine gegen seine Person gerichtete Kritik heraushören.

„Selbstoffenbarungs-Ohr"

Hört die Mitarbeiterin überwiegend mit dem Beziehungsohr, kann ihr Gedanke sein: „Er hält mich für eine nachlässige Altenpflegerin." Hört sie vorwiegend mit dem Selbstoffenbarungs-Ohr, mag sie denken: „Der Mann hat wohl einen schlechten Tag gehabt!"

Es wäre förderlich für die Empfängerin, wenn sie die **gefühlsmäßigen Ausbrüche,** die Anklagen und Vorwürfe des Angehörigen mehr mit dem Selbstoffenbarungs-Ohr hören könnte. Dann könnte sie dem Anderen eher seine Gefühle zugestehen, könnte sich besser auf ihn und seine Bedürfnisse einlassen, ohne sich einen „Schuh" anzuziehen, der gar nicht für sie ist. Verglichen mit dem überempfindlichen Beziehungs-Ohr kann es für die Mitarbeiterin psychisch vorteilhafter sein, ein gut gewachsenes Selbstoffenbarungs-Ohr zu haben. Dieses versteht die Nachricht unter dem Aspekt: „Was sagt sie mir über *dich*? Die automatische Auffassung des Beziehungs-Ohr-Trägers „Für so eine hältst du mich" gilt hier nicht; es wird ersetzt durch „So einer bist du also."

Tipp für die Praxis

Für ein schnelles Erkennen solcher Situationen folgende Übung durchführen:
(Zu zweit) Ein Sender hat die Aufgabe, als Angehöriger einen Empfänger (Pflegekraft) anzusprechen und kritische Dinge zu sagen. Der Empfänger hört mit dem Selbstoffenbarungs-Ohr. Formulieren Sie mögliche Entgegnungen der Pflegekraft!

„Appell-Ohr"

Fallbeispiel
- Angehörige: „Sie scheinen mir da keine Auskunft geben zu können ...?"
  Mitarbeiterin: „Oh, ich kann sofort in die Akte sehen!"
- Mitarbeiterin: „Schönes Wetter heute!"
  Angehörige: „Ich gehe gleich mit meiner Mutter spazieren!"
- Angehörige: „Sie wirken heute sehr schwungvoll, Schwester".
  Mitarbeiterin: „Ja, haben Sie einen Wunsch?"
- Mitarbeiterin: „Ich finde, Sie kümmern sich wirklich sehr gut um Ihre Mutter."
  Angehörige: „Danke – ich werde ihr dann eben noch das Essen anreichen."

Menschen mit sehr empfindlichem Appell-Ohr untersuchen jede Nachricht auf ihre Appell-Signale hin.

Ein Mensch guckt sich um, ein anderer fragt: „Was fehlt Ihnen? Die Uhrzeit? Warten Sie, ich gehe nachsehen." Für eine klare, **partnerschaftliche Kommunikation** ist dienendes Verhalten keine gute Voraussetzung. Der Empfänger mit dem großen Appell-Ohr hat oft kein Gespür für das, was er selbst fühlt und möchte oder nicht möchte. Sich „selbst bewußte" und „selbst-sichere" Leute sind für andere manchmal unbequem. Aber die meisten Menschen schätzen es, eine Persönlichkeit und keine „Dienst-Maschine" als Gegenüber zu haben.

 Tipps für die Praxis

Für ein schnelles Erkennen solcher Situationen folgende Übung durchführen:
▶ Setzen Sie die Reihe der Beispiele fort. Welche Art von Kommunikationsstörung zwischen Sender und Empfänger liegt vor?
▶ Welches alternative Verhalten würden Sie dem Empfänger empfehlen? (Bitte wörtliche Rede formulieren!)

2.4.2 Transaktionsanalyse (TA)

Die Transaktionsanalyse (TA) nach **Eric Bern** ist ein weiteres gängiges Kommunikationsmodell, das die Begegnung zwischen zwei

Menschen nachvollziehend erklären will. In der TA ist die Transaktion die Grundeinheit jeder Beziehung zwischen Menschen. Sie besteht aus einem **Reiz,** der vom Ich-Zustand einer Person an den Ich-Zustand einer anderen Person ausgesandt wird und bei dieser eine **Reaktion** hervorruft. Bern ordnet jedem Menschen drei Ich-Zustände zu:

- Eltern-Ich
- Erwachsenen-Ich
- Kindheits-Ich

Das Eltern-Ich wird mit den Eigenschaften fürsorglich-wohlwollend und kritisch-fordernd belegt, das Erwachsenen-Ich mit der Eigenschaft erwachsen-reagierend, das Kindheits-Ich mit den Eigenschaften angepasst sowie kreativ-natürlich. Die Ich-Zustände können sich in verschiedenen Konstellationen, den so genannten **Transaktionsmustern,** gegenüberstehen.

■ Einfache bzw. komplementäre Transaktionen

Bei so genannten einfachen oder komplementären Transaktionen liegen beide Teilnehmer **„auf einer Wellenlänge".** Diese Kommunikation verläuft ungestört. In einer Einrichtung kann das wie im ersten Beispiel so aussehen, dass eine Mitarbeiterin sich während der gemeinsamen Pflegeplanung an den Angehörigen wendet: „Entschuldigung, was sagten Sie gerade? – Ich war einen Moment unaufmerksam." Der Angehörige kann das akzeptieren: „Das macht nichts. Ich fragte, ob ..." Beide Personen haben sich im **Erwachsenen-Ich** befunden, sind souverän und schätzen einander wert.

Im zweiten Beispiel unterhalten sich zwei Menschen mit unterschiedlichen Ich-Zuständen, beide wissen das (unbewusst) und sind damit einverstanden. In der Pflegeplanung könnte das heißen, dass die Pflegekraft aus dem kritisch-fordernden Eltern-Ich sagt: „Sie müssen häufiger kommen, Frau Fischer. Sonst erholt sich Ihr Vater nicht mehr von seinem Schlaganfall." Die Tochter reagiert aus dem angepassten **Kindheits-Ich:** „Sie haben ja recht. Ich werde mich wirklich um Änderung bemühen." Die Mitarbeiterin wiederum aus dem Eltern-Ich: „Na, dann ist es ja gut.". Dieses Beispiel

2.4 Kommunikationsmodelle

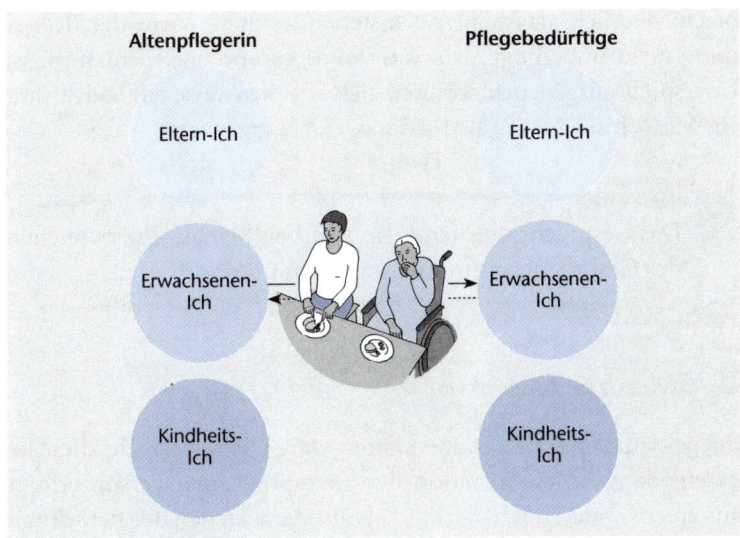

Abb. 2.1: *Altenpflegerin und Bewohnerin kommunizieren auf der Erwachsenen-Ebene miteinander. [A500-119]*

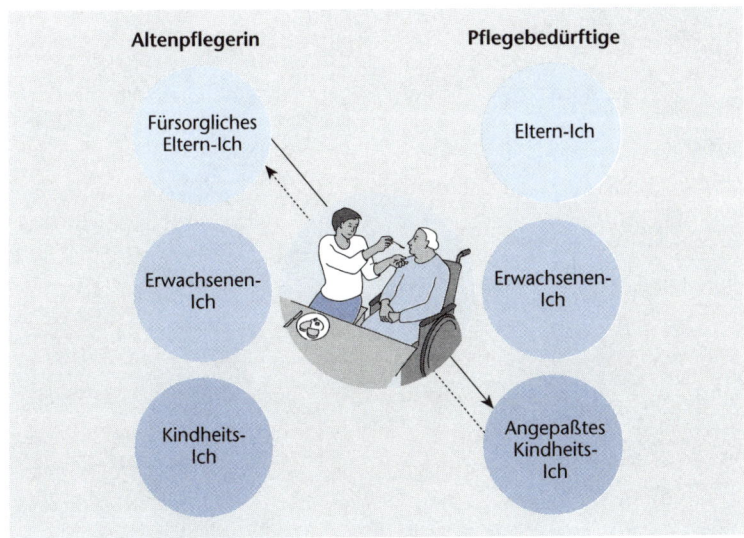

Abb. 2.2: *Die Kommunikation vom Eltern-Ich zum Kindheits-Ich verhindert eine gleichberechtigte Beziehung. [A500-119]*

macht deutlich, dass ein Außenstehender diese Form der Begegnung nicht unbedingt als positiv und „gesund" betrachten muss. Überspitzt ausgedrückt können sich beispielsweise ein Sadist und ein Masochist in ihren Bedürfnissen ideal ergänzen.

 Das Gespräch begleitende non-verbale Signale unterstreichen das Gesprochene, stimmen mit ihm überein.

■ *Gekreuzte Transaktionen*

Bei gekreuzten Transaktionen haben die Beteiligten nicht dieselbe „**Wellenlänge**": Die Reaktion der angesprochenen Person erfolgt aus einem anderen Ich-Zustand als aus dem, an den der Reiz durch die erste Person eigentlich adressiert worden ist. Infolge des eingetretenen **Überraschungseffekts** wird die Kommunikation zwischen

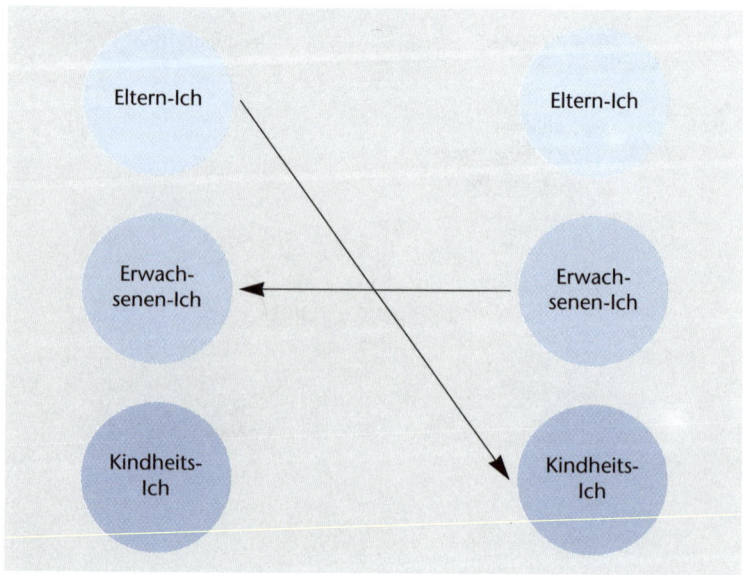

Abb. 2.3: Gekreuzte Transaktion. [M228]

beiden kurz unterbrochen und sie müssen sich neu auf einander einstellen.

Zum Beispiel entgegnet die Tochter auf die aus dem kritisch-fordernden Eltern-Ich kommende Kritik der Pflegekraft, dass sie häufiger kommen müsse: „Das ist zurzeit aus verschiedenen Gründen nicht möglich." Damit wehrt sie aus dem Erwachsenen-Ich souverän und höflich-distanziert die in einer unpassenden Weise vorgebrachte Forderung der Pflegekraft ab. Diese ist zunächst erstaunt, schaltet dann ebenfalls auf Erwachsenen-Ich um und kann beispielsweise erwidern: „Schade. Können wir gemeinsam überlegen, wie die Lücke zumindest zeitweise gefüllt werden könnte?" Dagegen wird die Angehörige wahrscheinlich nichts einzuwenden haben. Aber nicht immer sind die Beteiligten in der Lage, sich neu aufeinander einzustellen. Auf gekreuzten Transaktionsmustern beruhen sehr viele der täglichen **Missverständnisse** in Altenhilfeeinrichtungen.

Auch hier haben Gesprochenes und Unausgesprochenes, d. h. Gesten, Mimik und Stimme, den selben Tenor.

■ Verdeckte Transaktionen

Verdeckte Transaktionen laufen auf zwei Ebenen gleichzeitig ab: auf einer **sozialen** (meist verbalen) und auf einer **psychologischen** (meist non-verbalen) Ebene. Die zweite Person beantwortet dabei den von der ersten Person gegebenen Reiz einer verdeckten Transaktion auf der psychologischen Ebene. Dazu ein Beispiel: Indem sie ihre Sachinformationen über den Gesundheitszustand des Bewohners gibt, spricht die Pflegekraft (verbal) aus dem Erwachsenen-Ich zum Erwachsenen-Ich ihres Gegenübers. Der gereizte Ton und ihre ablehnende Mimik aber verraten, dass sie die Angehörige persönlich ablehnt. Die Angehörige reagiert dementsprechend: sie antwortet zwar in höflichen Worten, zieht sich innerlich aber zurück (verschränkt die Arme vor der Brust, wird in der Stimmfärbung kühl-distanziert).

Sind den Mitarbeitern diese möglichen Transaktionsmuster bekannt, können sie – auch im Nachhinein – so manchen „**Aha-Effekt**" erleben. Einige Begegnungen werden ganz neu beleuchtet. Bei manchen wird deutlich, dass der „Schuh", den ein Angehöriger

„rausgestellt" hat, gar nicht dem Mitarbeiter gehörte, sondern beim Angehörigen hätte verbleiben sollen. Die Kenntnis möglicher Transaktionsmuster lässt sich auch für **zukünftige Begegnungen** nutzen. In der einen oder anderen Situation wird der eine oder die andere Mitarbeiterin innerlich einen Schritt zurücktreten können, schauen, in welchem Ich-Zustand sich wahrscheinlich gerade der Gesprächspartner befindet und in welchem sie selbst, und diese Erkenntnis konstruktiver nutzen können, als wenn ein Gespräch unbewusst und in diesem Sinne unkontrolliert abläuft.

 Aufgrund des nach-vollziehenden Verständnisses der abgelaufenen Kommunikationsmuster kann manches verständlich werden und einiges verzeihlich.

2.4.3 Themenzentrierte Interaktion (TZI)

Im Vergleich zu Schulz von Thun und Bern erweitert Ruth Cohn die an der Begegnung beteiligten Komponenten. Die Elemente des TZI sind:

- **Ich,** d. h. die einzelne individuelle Person (Eigenwelt)
- **Du bzw. Wir,** d. h. der andere Mensch oder die anderen Menschen, der bzw. die dem Ich gegenüberstehen
- **Es,** d. h. das Thema, um das es zwischen den Beteiligten geht, in der Altenpflege z. B. die Betreuung des Bewohners und die Bedingungen des Zusammenwirkens von Bewohner, Angehörigen und Mitarbeitern
- **Umfeld,** d. h. die gesamte äußere Umgebung, die die an der Interaktion Beteiligten beeinflusst, beispielsweise Raumgestaltung (Größe, Farbgebung, Helligkeit), Anwesenheit von anderen Personen sowie Handlungen, die die Atmosphäre beeinflussen, z. B. das Anbieten von Kaffee während des Gesprächs

Mit der Komponente „Umfeld" drückt Cohn aus, dass Kommunikation nicht im „luftleeren" Raum stattfindet, sondern in einer ganz **konkreten Umgebung,** die Einfluss auf die Begegnung hat. Es bedarf keiner großen Erklärung, dass ein Gespräch, das auf dem Flur des Wohnbereichs „zwischen Tür und Angel" mit ständig vorbeikommenden Pflegekräften, Bewohnern und Angehörigen geführt wird, anders verläuft, als ein von anderen Leuten ungestörtes, in einem angenehm gestalteten, hellen und „warmen" Zimmer geführtes Gespräch.

■ *Gleichberechtigte Elemente*

Das in Abbildung 2.4 gleichschenklige Dreieck deutet an, dass alle Elemente gleich wichtig sind, dass sie idealerweise im Einklang sind. Zu diesem Zweck müssen sie alle gleichermaßen **Beachtung** erfahren, keines darf unter- oder überbewertet werden. Aufgrund der unterschiedlichen Voraussetzungen der Beteiligten ist so ein Idealzustand in einer Altenpflegeeinrichtung schwer zu erreichen.

■ *Neue Kontakte*

Beim Heimeintritt des Familienmitgliedes verändert sich die Beziehung zwischen dem Bewohner und dem Angehörigen. Das beeinträchtigt beide gefühlsmäßig. Der Angehörige hat darüber hinaus

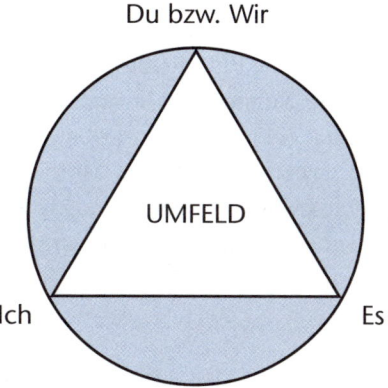

Abb. 2.4: Die Eigenwelt der Gesprächsteilnehmer, die Beziehung untereinander und das gemeinsame Gesprächsthema haben die gleiche Bedeutung. [M228]

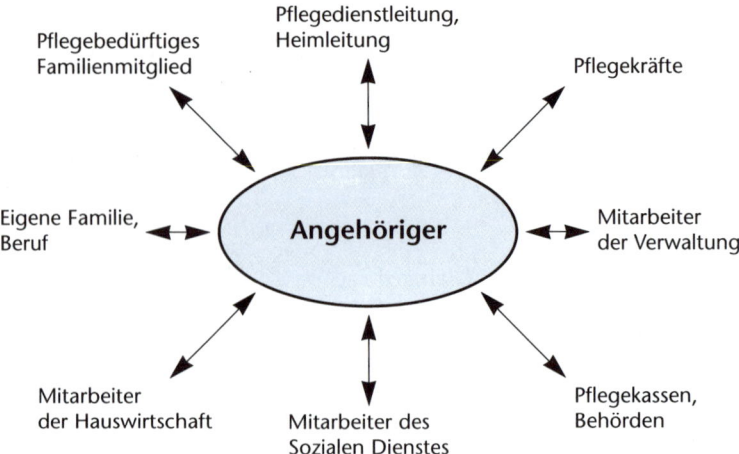

Abb. 2.5: *Der Angehörige wird mit einer Vielzahl von Personen und Ansprüchen konfrontiert. [M228]*

nun Kontakt zu vielen ihm bislang unbekannten Menschen und Arbeitsbereichen, die ihn verunsichern (können) und **Forderungen** an ihn stellen (☞ Abb. 2.5).

■ *Motive erkennen*

Macht man sich einmal die Situation eines Angehörigen bewusst, dessen Familienmitglied in ein Heim übersiedelt, ist eine gewisse **Verunsicherung**, z. B. ob die Entscheidung sich als richtig erweisen wird, und eine gewisse **Vorsicht** („Man hört viel Schlechtes über Heime.") und **Distanz** („Erst mal abwarten, wie es so anläuft.") nachvollziehbar. Mitarbeiter, die solche Motive hinter einem distanzierten Verhalten vermuten oder erkennen, könnten eine sich gegenseitig verstärkende, negative Entwicklung (☞ Abb. 2.6) verhindern.

■ *Spielregeln*

Die Mitarbeiter haben im Vergleich zu den Angehörigen Vorteile: Sie kennen ihr Umfeld und fühlen sich dort tendenziell sicher. Sie

Ihre Meinung interessiert uns:

Welchem Buch haben Sie diese Karte entnommen?

Entspricht das fachliche Niveau des Buches Ihren Ansprüchen?

Ihr Kommentar zur Gestaltung dieses Buches?

Fehlen Ihnen Inhalte, die Sie unter diesem Titel erwartet hätten?

Welche Themen finden Sie eher zu ausführlich behandelt?

Wenn Sie einen Wunsch frei hätten, was würden Sie sich bei diesem Buch wünschen?

Name, Vorname*

Straße, Hausnummer

PLZ, Ort

Telefon

Wie sind Sie auf dieses Buch aufmerksam geworden?
- [ ] Prospekt
- [ ] Klappen-/Rückentext
- [ ] Rezension
- [ ] guter, bekannter Autor
- [ ] oder _____

* Natürlich können Sie uns diese Karte auch anonym zusenden. Aber wenn Sie uns Ihre Abschrift mitteilen, nehmen Sie an unserer monatlichen Verlosung von 10 Büchergutscheinen im Wert von je 100,- DM teil.

Beruf (ggf. Fachgebiet, Position)

Studium (Fach, Semester)

Ausbildung (Fach, Jahr)

Unsere Internet-Adresse: http://www.urbanfischer.de

URBAN & FISCHER VERLAG
Herrn Peter Eichhorn
Postfach 20 19 30

D-80019 München

Bitte
ausreichend
frankieren

2.4 Kommunikationsmodelle

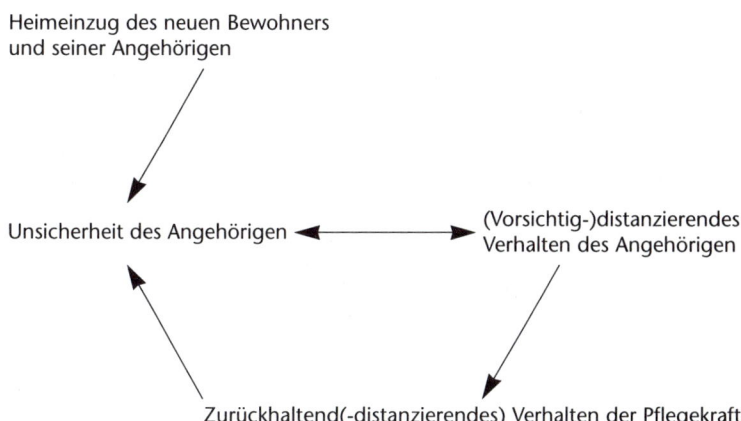

Abb. 2.6: Negative Wechselwirkung von Verhaltensweisen bei Angehörigen und Mitarbeitern. [M228]

machen die „Spielregeln" oder kennen sie zumindest. Für sie sind nur der Bewohner und seine Angehörigen erst einmal fremd. Diese „Neuen" kommen ins „Reich" der Mitarbeiter und sie sind es, die sich – in herkömmlicher Sicht – an die Heimabläufe anpassen müssen, nicht umgekehrt. Um die **Gleichrangigkeit** im Sinne des gleichschenkligen Dreiecks zu gewährleisten, müssen die Mitarbeiter in der Lage sein, das Verhalten von Angehörigen richtig einzuschätzen und adäquat, d. h. hilfreich und konstruktiv, zu reagieren.

Der Zielerreichung dienen bei Ruth Cohn zwei **Grundsätze:**

- „Sei Dein eigener Chairman" (Chairman = Vorsitzender). Dieser Grundsatz ruft zur **Reflektion** des eigenen Verhaltens (und ggf. zur Änderung) auf.
- „Störungen haben Vorrang": **Störungen,** z. B. ein stark gereizter Ton, beeinträchtigen den Verlauf von Begegnungen negativ. Sie rufen ein „ungesundes" Ungleichgewicht zwischen den beteiligten Komponenten hervor. Neben dem menschlichen Verhalten kann beispielsweise auch ein „kalt" eingerichteter Raum eine Störung sein. Diese Störungen müssen zunächst beseitigt werden: der Grund für die Gereiztheit muss erfragt und möglichst ausgeräumt oder der Raum gewechselt werden, bevor die Kommunikation unter besseren Bedingungen fortgesetzt wird.

■ *Gleichbehandlung*

In der Altenpflege haben alle Beteiligten ihre **Interessen;** Gleichbehandlung und Gleichberechtigung herzustellen, ist nicht einfach. Auch hier gilt, dass zur persönlichen Entwicklung und positivem Wohlbefinden aller im Heim Anwesenden jeweils die Persönlichkeits-, Beziehungs- und Sachebene zusammenwirken müssen. Alle Lebensprozesse im Heim spielen sich im einzelnen Menschen, zwischen Menschen und in und mit seiner Umwelt ab.

2.4.4 Klientenzentriertes Gespräch

Mit der so genannten Klientenzentrierten Gesprächstherapie stellt Carl Rogers den Klienten, hier den Angehörigen, als zu Beratenden dem Berater, hier z. B. der Pflegekraft, gegenüber. Es handelt sich also bereits den Begriffen nach um kein Gespräch zwischen gleich kompetenten Menschen, sondern um eine in diesem Sinne **ungleiche Beratungsbeziehung.** Es geht darum, dem Klienten Hilfe angedeihen zu lassen. In der Altenhilfeeinrichtung kann das selbstverständlich nicht eine Therapie des Angehörigen bedeuten, die Beratung steht im Mittelpunkt. In Rogers Modell wird der andere, der Klient, ausdrücklich als gleichberechtigt anerkannt.

■ *Bedingungen für ein „hilfreiches" Gespräch*

Nach Carl Rogers gibt es drei Grundbedingungen, die der Berater für ein gelingendes, hilfreiches Gespräch erfüllen muss:

- **kongruent** sein, d. h. sich selbst einbringen, „echt" sein
- **empathisch** sein, „einfühlend verstehen", d. h. sich in den anderen hineinversetzen, seine Situation und seine Gefühle nachvollziehen
- **Akzeptanz** und **positive Wertschätzung** des Gegenübers

Die beratende Person soll zuhören, Gehörtes in Worte fassen und dem Angehörigen damit ein **Feed-Back** geben. Sie soll den anderen annehmen, nicht bewerten, sondern ihn vorurteilslos akzeptieren. Sie soll offen und ehrlich sein und sich selbst einbringen, d. h. kongruent sein.

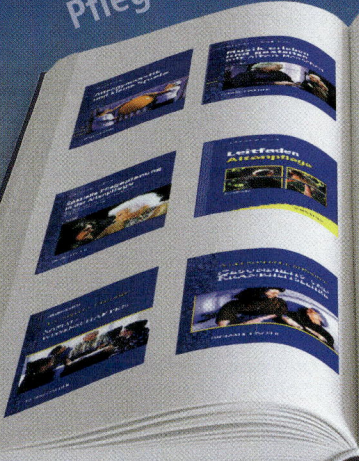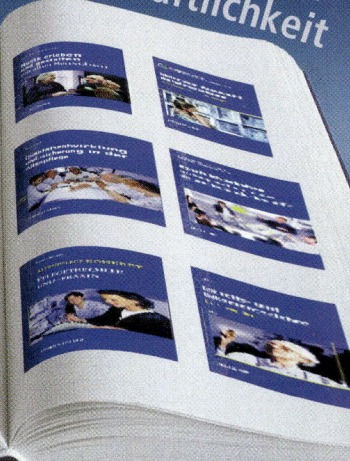

→ Für die Ausbildung

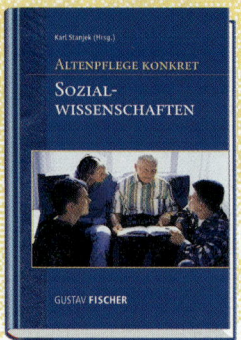

Verantwortliches Handeln in der Altenpflege verlangt ausführliches Wissen über sozialwissenschaftliche Zusammenhänge. Alle wesentlichen Inhalte aus den Fächern Psychologie, Soziologie, Geragogik, Berufsethik und Rechtskunde sind durch zahlreiche Querverweise vernetzt, Fallbeispiele stellen den Bezug zur Praxis in der Altenpflege her.

Altenpflege konkret Sozialwissenschaften
1998. 336 S., 280 Abb. u. Tab., geb.
DM 58,– / ÖS 423,– / SFr 52,50
ISBN 3-437-55110-8

Neu

Basis dieses Buches sind die unterschiedlichen Lebensaktivitäten alter Menschen, darauf abgestimmt sind die verschiedenen Pflegemaßnahmen, die sich an den individuellen Bedürfnissen der Betroffenen orientieren. Die Autorin diktiert nicht, sie ermutigt zur eigenverantwortlichen, aktiven Entscheidung und zum Handeln. Zu jeder Lebensaktivität wird eine exemplarische Pflegeplanung aufgezeigt.

Altenpflege konkret Pflegetheorie und -praxis
Ca. 550 S., ca. 500 Abb. u. Tab., geb.
ca. DM 68,– / ÖS 496,– / SFr 62,–
ISBN 3-437-55150-7
Erscheint Oktober 2000

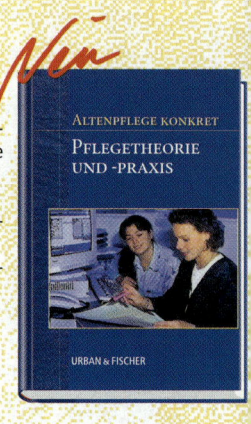

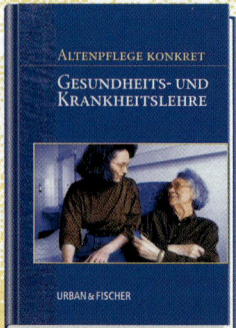

Alle zur Gesundheits- und Krankheitslehre gehörenden Fächer sind vernetzt und zeigen damit die Zusammenhänge, Abhängigkeiten und Einflüsse innerhalb der einzelnen Disziplinen:
- Biologie, Anatomie und Physiologie
- Ernährungslehre, Hygiene, allgemeine Krankheitslehre
- Geriatrie mit Pflegemaßnahmen
- Gerontopsychiatrie
- Arzneimittellehre und Erste Hilfe

Altenpflege konkret Gesundheits- und Krankheitslehre
1999. 840 S., 900 Abb. u. Tab., geb.
DM 78,– / ÖS 569,– / SFr 71,–
ISBN 3-437-55020-9

→ Für das Management

Viele Pflegeeinrichtungen leiden unter Kostendruck und Konkurrenz. Das Handbuch verdeutlicht, daß gerade erst die effektive Arbeitsorganisation und die intensive Zusammenarbeit mit anderen Einrichtungen eine hohe Leistungsqualität erbringen. Hierzu bietet es Checklisten, Verfahren und wichtige Informationen zum Erhalt und Ausbau überbetrieblicher Kooperation. Zudem zeigt es, wie sich alle Mitarbeiter an einem erfolgversprechenden Arbeitsprozess in ihrer Einrichtung beteiligen können.

Wirtschaftlich arbeiten durch Kooperation in der Alten- und Behindertenpflege
2000. 256 S., ca. 25 Abb. u. Tab., kt.
DM 48,– / ÖS 350,– / SFr 44,50
ISBN 3-437-46210-5

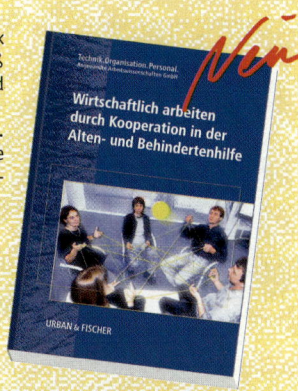

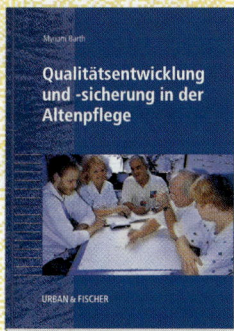

Qualität ist nicht nur Leitungsaufgabe, sie ist vielmehr Inhalt und Ziel all derer, die in der Altenpflege tätig sind. Die Autorin macht die Sicherung und Nachprüfbarkeit von Qualität verständlich. Sie stellt alle Maßnahmen und Instrumente vor, beschreibt konkrete Arbeitsschritte und nennt die aktuellsten Gesetze und Vorschriften – ein praxisnahes Buch.

Qualitätsentwicklung und -sicherung in der Altenpflege
1999. 210 S., 32 Abb., kt.
DM 39,80 / ÖS 291,– / SFr 37,–
ISBN 3-437-55300-3

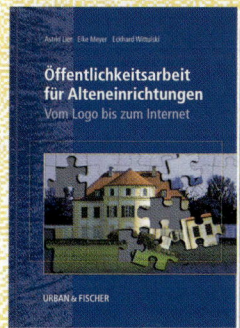

Wer sich als ambulante oder stationäre Einrichtung auf dem Altenpflegemarkt behaupten will, muß die besondere Qualität seiner Leistungen bekannt machen. Die AutorInnen haben in Bezug auf Pflegeversicherung und Marktorientierung sinnvolle Maßnahmen zusammengestellt und diese praxisnah mit vielen Beispielen aufbereitet. Ein Buch, das sich lohnt!

Öffentlichkeitsarbeit in Altenpflegeeinrichtungen
1999. 209 S., 42 Abb., geb.
DM 48,– / ÖS 350,– / SFr 44,50
ISBN 3-437-45560-5

→ Für die Praxis

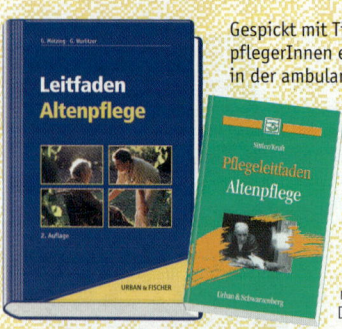

Gespickt mit Tipps von langjährig berufstätigen AltenpflegerInnen enthält der Leitfaden alles für die Arbeit in der ambulanten und der stationären Altenpflege. Nachschlagen, Wissen, Anwenden!

Leitfaden Altenpflege
2. korr. und aktualisierte Auflage 2000.
Ca. 700 S., 125 Abb., PVC-Einband
ca. DM 58,– / ÖS 423,– / SFr 52,50
ISBN 3-437-46540-6
Erscheint Mai 2000

Pflegeleitfaden Altenpflege
1997. 560 S., 160 Zeichn., 41 Fotos, 28 Tab.,
mit Pflegeplan. PVC-Einband
DM 54,– / ÖS 394,– / SFr 49,– ISBN 3-541-19561-4

Vorgestellt werden konkrete Fallbeispiele zu den häufigsten Erkrankungen im Alter und die dazugehörenden medizinischen Grundlagen. Über 40 Pflegestandards für Pflege- und Notfallsituationen ergänzen das Buch.
Neu in der 2. Auflage:
NANDA-Pflegediagnosen, Vorgaben des Pflegeversicherungsgesetzes und Richtlinien zur Begutachtung von Pflegebedürftigkeit.

Spezielle Pflegeplanung in der Altenpflege
2. korr. und aktualisierte Auflage 2000. Ca. 300 S., 55 Abb., kt.
ca. DM 39,80 / ÖS 291,– / SFr 37,–
ISBN 3-437-55041-1 Erscheint Mai 2000

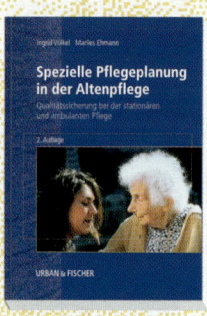

Ja, ich bestelle folgende Bücher:

- [ ] **Altenpflege konkret Gesundheits- und Krankheitslehre**
  DM 78,– / ÖS 569,– / SFr 71,–   ISBN 3-437-55020-9
- [ ] **Altenpflege konkret Pflegetheorie und -praxis**
  ca. DM 68,– / ÖS 496,– / SFr 62,–   ISBN 3-437-55150-7
- [ ] **Altenpflege konkret Sozialwissenschaften**
  DM 58,– / ÖS 423,– / SFr 52,50   ISBN 3-437-55110-8
- [ ] **Leitfaden Altenpflege**
  ca. DM 58,– / ÖS 423,– / SFr 52,50 ISBN 3-437-46540-6
- [ ] **Öffentlichkeitsarbeit in Altenpflegeeinrichtungen**
  DM 48,– / ÖS 350,– / SFr 44,50   ISBN 3-437-45560-5
- [ ] **Pflegeleitfaden Altenpflege**
  DM 54,– / ÖS 394,– / SFr 49,–   ISBN 3-541-19561-4
- [ ] **Qualitätsentwicklung und -sicherung in der Altenpflege**
  DM 39,80 / ÖS 291,– / SFr 37,–   ISBN 3-437-55300-3
- [ ] **Spezielle Pflegeplanung in der Altenpflege**
  ca. DM 39,80 / ÖS 291,– / SFr 37,–   ISBN 3-437-55041-1
- [ ] **Wirtschaftlich arbeiten durch Kooperation in der Alten- und Behindertenpflege**
  DM 48,– / ÖS 350,– / SFr 44,50   ISBN 3-437-46210-5

_____

Datum, Unterschrift

_____

Absender

_____

Falls keine Buchhandlung bekannt, bitte einsenden an: SFG-Servicecenter Fachverlage, Holzwiesenstr. 2, D-72127 Kusterdingen.
Bei Bestellungen an SFG wird ein Versandkostenanteil von DM 6,– erhoben.

■ Anwendungsmöglichkeiten

Mögliche Anwendungsgebiete der Klientenzentrierten Gesprächsführung im Altenpflegeheim:

- Heimaufnahmegespräche
- Pflegeanamnese und gemeinsame Pflegeplanung
- Biografiearbeit
- seelsorgerliche Gespräche, z. B. in der Sterbephase des Bewohners, der von seinen Angehörigen begleitet wird bzw. in der Trauerzeit
- Beschwerde- und andere Krisengespräche – also eigentlich in fast jedem Gespräch zwischen Mitarbeitern und Angehörigen

 Während der Gespräche
- eine entspannte Atmosphäre schaffen
- rechtzeitig eingreifen
- zwischen den Worten und Zeilen hören
- auf die eigenen Signale und Gefühle achten
- widersprüchliche Äußerungen ansprechen
- Klärungsversuche des Angehörigen bestärken
- Botschaften verstehen

Solche Grundwerte und Grundlagen der menschlichen Kommunikation gelten genauso in den anderen dargestellten Kommunikationsmodellen. Diese Fertigkeiten können die Mitarbeiter in einschlägigen Fortbildungen, in Supervisionsgesprächen und in Gesprächen mit ihren Kollegen und Vorgesetzten sowie im Privatleben erlernen.

2.5 Grundlagen der Begegnung

Die hier dargestellten Kommunikationsmodelle können hilfreich sein, um Begegnungen zwischen Mitarbeitern und Angehörigen besser verstehen, vorbereiten, durchführen und nachvollziehen zu können und um positiv auf sie Einfluss zu nehmen. Kommunikation ist ein **Hilfsmittel** zur Gestaltung der Beziehungen im Altenpflegeheim, um Gefühle und Verhalten von Menschen positiv zu beeinflussen.

■ Bittere Folgen

Das Gespräch bildet die Grundlage der **Begegnung** von Menschen im Altenpflegeheim. Ist diese Grundlage nicht positiv und solide, ist das Verhältnis zueinander vorbelastet. Das gilt nicht nur für das Verhältnis Angehörige – Pflegepersonal, sondern für alle beteiligten Personengruppen mit- und untereinander, z. B. Pflegekräfte, Leitungskräfte der verschiedenen Ebenen, Angehörige, Bewohner, Hauswirtschaftskräfte, Haustechnik.

Gelungene oder misslungene Begegnungen sind **kein Zufall**, sondern abhängig von vielfältigen individuellen, situativen und institutionellen Bedingungen. Zu den Folgen misslungener Kommunikation gehören Arbeitsunzufriedenheit, erhöhter Krankenstand, schlechte Kooperation, Kundenunzufriedenheit und leer stehende Betten.

■ Sensibel und komplex

Kommunikation ist ein komplexes, vielschichtiges Thema – das belegen schon die vielen verschiedenen Modelle. Letztlich schließen diese sich aber nicht gegenseitig aus, sondern sind verschiedene **Varianten** einer Grundaussage (etwa: „Achten Sie auf das hinter einem Verhalten stehende Gefühl und streben Sie ein gleichberechtigtes Verhältnis aller Beteiligten an."). In diesem Sinne ergänzen die Modelle einander.

Kommunikation ist ein sensibles Thema. In der Konsequenz ist die **Sensibilisierung** aller Beteiligten für dessen große Bedeutung erforderlich. Schulungen der Mitarbeiter, die mit Angehörigen Kontakt haben, müssen folgen. Diese Veranstaltungen sind im Etat des Heimes und in den Dienstplänen einzuplanen.

■ Appell an die Mitarbeiter

Verantwortlich für eine gute Kommunikation sind grundsätzlich alle Gesprächsteilnehmer. Professionelle haben die Möglichkeit, sich gezielt mit dieser Thematik auseinander zu setzen.

Wissen über Kommunikation und ein offenes und freundliches Verhalten garantieren nicht, dass das Gespräch positiv verlaufen wird. Nicht jeder Mensch ist zu einer offenen Begegnung fähig. Umso wichtiger ist es, verdeckte Nachrichten und Bedürfnisse des anderen zu entschlüsseln und adäquat auf sie zu reagieren. Das heißt nicht, alle Bedürfnisse zu erfüllen und ein harmonisches Verhältnis anzustreben. Wichtig ist die **Reflektion** und die **Einordnung** des Verhaltens: das des anderen und des eigenen. Ziel ist eine **konstruktives Miteinander** aller Beteiligten und nicht das kräftezehrende Ausfechten von Stellvertreterkämpfen.

Tipps für die Praxis

- Grundregeln der Kommunikation in allen Phasen des Heimaufenthaltes der Bewohner und deren Angehörigen berücksichtigen
- Fortbildungen besuchen, möglichst mit praxisorientierten Rollenspielen
- Das Gespräch mit den Angehörigen suchen
- Dem „Wie" und „Wo" der Begegnungen zu Angehörigen mehr Beachtung geben

3 Die Rolle der Angehörigen

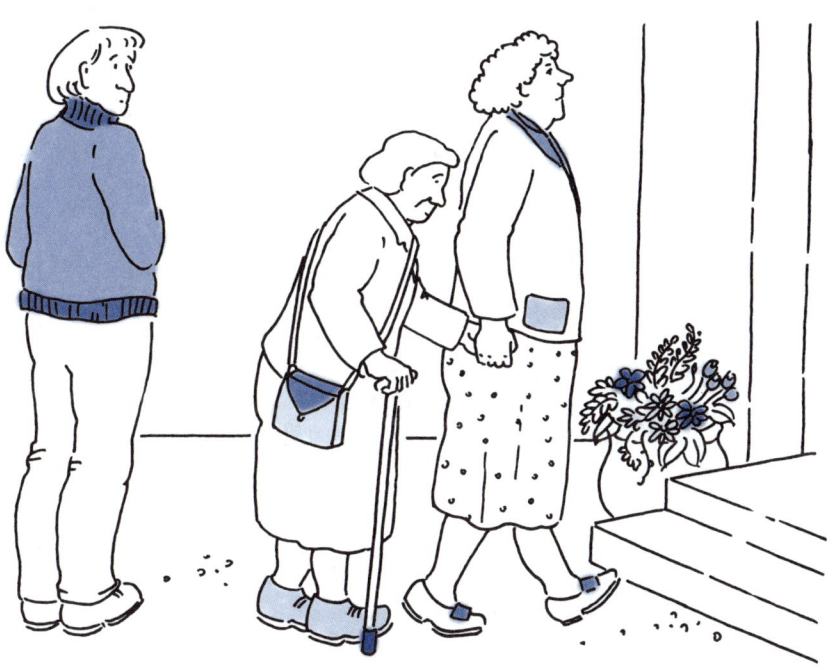

Sie fahren auf eine Kreuzung zu. Sie wollen hinüber. Drei andere Verkehrsteilnehmer sind gleichzeitig mit Ihnen da: einer will ebenfalls hinüber, ein anderer will links, der Vierte rechts abbiegen. Alle haben Sie Ihre eigenen Interessen und jeder von Ihnen hat Vorfahrt. Was passiert? Ein Moment der Ratlosigkeit und des Abwartens, Blickkontakt untereinander, einer verzichtet auf seine Vorfahrt und winkt Sie voran, Sie fahren und in Sekundenschnelle hat sich das Knäul aufgelöst, der Verkehr läuft reibungslos weiter und alle kommen zu ihrem Ziel.

Im Straßenverkehr ist klar, dass es ohne gegenseitiges Informieren, ohne den anderen „voran-zu-winken" und ohne Rücksichtnahme kein Fortschritt für das Ganze und für den Einzelnen gibt. Absprachen bringen Sicherheit und Qualität – und manchmal gute Stimmung.

■ *Abgestimmtes Handeln – gemeinsamer Fortschritt*

In der Altenhilfe verhalten sich die Beteiligten an einer Kreuzung, d. h. in der Einrichtung, nicht immer so. Oft meinen alle, gerade sie und ihre Bedürfnisse hätten Vorfahrt: die Angehörigen mit ihren Fragen und Wünschen ans Pflegepersonal, die Mitarbeiter, die meinen, die Angehörigen hätten sich nach ihnen und ihrem Zeitplan zu richten, die Vorgesetzten, die den Mitarbeitern die Richtung „an-weisen" wollen, die Träger und der Gesetzgeber, die ebenfalls bestimmen wollen, „wo es lang geht". Alle haben Recht, alle wollen Fortschritt. Aber es wird für keinen der Beteiligten ein wirklich befriedigendes Vorankommen geben ohne **Austausch** und **Kooperation** miteinander – am allerwenigsten für die Bewohner, um die doch eigentlich alle kreisen.

3.1 Erst- und Heimaufnahmegespräche

Fallbeispiel
Frau Dora Schmidt hat bis vor drei Monaten allein in ihrer Wohnung in Hannover gewohnt. Ihre Tochter, Frau Müller, ist ab und zu vorbeigekommen, um die Fenster zu putzen und größere Einkäufe zu erledigen. Frau Schmidt ist schon des Öfteren gestürzt. Nun hat sie sich einen komplizierten Hüft- und Oberschenkelhalsbruch zugezogen. Sie kommt ins Krankenhaus, eine Rehabilitationsmaßnahme schließt sich an. Nach zweieinhalb Monaten soll Frau Schmidt entlassen werden. Doch sowohl sie selbst als auch die Tochter haben Angst, dass sie alleine noch nicht wieder zurechtkommt. Die Ärztin empfiehlt ihr einen Kurzzeitpflegeaufenthalt in einem Pflegeheim. Frau Müller leitet mit der Hilfe des Krankenhaussozialdienstes alles in die Wege. Frau Schmidt wird noch in der Rehabilitation vorläufig eingestuft, ihre Tochter erkundigt sich bei verschiedenen Heimen über die Möglichkeiten der Kurzzeitpflege. Frau Müller ruft in den Heimen im Wohnviertel ihrer Mutter an. „So kann sie Spaziergänge in ihrer Gegend machen, wenn sie wieder so weit ist und auch Besuch von ihren Nachbarn kriegen", denkt sie. Sie erkundigt sich nach den finanziellen Bedingungen, Einzel- oder Doppelzimmer, fährt zu den Heimen hin, unterhält sich ausführlich mit dem Pflegedienstleiter und sieht sich die Zimmer an. Die Pflegedienstleiter fragen nach der Pflegestufe, nach der geistigen Verfassung der Mutter, nach ihrem derzeitigen Hilfebedarf, nach ihrer vorherigen Selbstständigkeit zu Hause und nach sonstigen Besonderheiten. „Unser Ziel ist es", sagt die Tochter, „dass meine Mutter spätestens nach den 28 Tagen wieder alleine wohnen kann."

3.1.1 Gesetzliche Grundlagen

§ 42 SGB XI: Kurzzeitpflege
(1) Kann häusliche Pflege zeitweise nicht, noch nicht oder nicht im erforderlichen Umfang erbracht werden und reicht auch teilstationäre Pflege nicht aus, besteht Anspruch auf Pflege in einer vollstationären Einrichtung.

Dies gilt:
1. für eine Übergangszeit im Anschluss an eine stationäre Behandlung des Pflegebedürftigen oder
2. in sonstigen Krisensituationen, in denen vorübergehend häusliche oder teilstationäre Pflege nicht möglich oder nicht ausreichend ist.
(2) Der Anspruch auf Kurzzeitpflege ist auf vier Wochen pro Kalenderjahr beschränkt. Die Pflegekasse übernimmt die pflegebedingten Aufwendungen, die Aufwendungen der sozialen Betreuung sowie in der Zeit vom 1. Juli 1996 bis zum 31. Dezember 2001 die Aufwendungen der Leistungen der medizinischen Behandlungspflege bis zu dem Gesamtbetrag von 2800 Deutschen Mark im Kalenderjahr.

3.1.2 Angehörige informieren Mitarbeiter

Egal, ob ein kurz- und langfristiger Aufenthalt im Heim geplant ist: die Angehörigen können in der Regel vielfältige **Angaben** über den potenziellen Bewohner machen, die die Mitarbeiter benötigen. Da viele Informationen in die Kategorie „sehr persönlich" fallen, ist ihre Weitergabe mit dessen **Einverständnis** vorzunehmen:

- Personalien
- Versicherungsverhältnisse, insbesondere Kranken- und Pflegekasse
- finanzielle Verhältnisse (um die Kostenträger zu ermitteln)
- Name des Hausarztes
- vorherige und jetzige Krankenhausaufenthalte und ungefähre Angaben zur Behandlung
- geistiger Zustand, Bestand einer Betreuung
- körperliche Beeinträchtigungen
- allgemeiner seelischer Zustand
- biografische Angaben: Heirat, Verwitwung, Kinder, Lebenskrisen
- soziale und familiäre Bindungen
- konfessionelle oder andere geistliche bzw. spirituelle Bindungen

- andere soziale Kontakte, z. B. Nachbarschaft, Freunde und Bekannte, evtl. mit Adressen; Besuch von Vereinen, Altenbegegnungsstätten
- Vorgeschichte des Aufnahmewunsches
- bisher in Anspruch genommene Dienstleistungen (hauswirtschaftliche Hilfen, Essen auf Rädern, ambulante Pflege)

Mehrere dieser Angaben sind für die Anmeldung zur Heimaufnahme notwendig. Je enger das Zusammenleben von Angehörigen und Bewohnern vorher war, desto mehr Informationen können die Angehörigen weitergeben. Die bisherige Pflegeperson kann genaue Angaben machen über Ess- und Trinkgewohnheiten sowie -notwendigkeiten, Verdauungs- und Schlafgewohnheiten, Gewohnheiten der Körperpflege, medizinische Diagnosen, Behandlungen, Medikamente und Hilfsmittel, finanzielle Beihilfen, über den bisher gewohnten Tagesablauf, allgemeine Vorlieben und Abneigungen, besondere Wünsche zur Sterbebegleitung und im Todesfall und vieles mehr; Informationen, die in der **Pflegeanamnese** aufgeführt werden.

3.1.3 Mitarbeiter informieren Angehörige

Zu den Informationen, die Angehörige in der Regel von der Einrichtung benötigen, gehören folgende Angaben:

- Zimmersituation im Haus (Einzel- oder Doppelzimmer, derzeitige Auslastung und Perspektiven)
- Möglichkeiten und Grenzen der Pflegeversicherung, insbesondere enthaltene stationäre Dienstleistungen
- Inhalte und Bedingungen des Heimvertrages und ihre Einflussmöglichkeiten darauf
- finanzielle Bedingungen, z. B. Finanzierung über Pflegeversicherung, Bundessozialhilfegesetz (BSHG), als Selbstzahler
- Möglichkeiten und Grenzen der Heimleistungen, z. B. Behandlungs- und Grundpflege, soziale Betreuung, Unterbringung und Verpflegung, Hauskonzept und Pflegeleitbild, weltanschauliche Ausrichtung

- Initiierung und Durchführung der Einstufung durch den MDK (Pflegestufe)
- individuelle Gestaltungsmöglichkeiten (Bewohnerzimmer, zeitliche und inhaltliche Tagesgestaltung)
- Was wird von ihnen (den Angehörigen) vom Heim erwartet während des Aufenthaltes des Bewohners? (Soziale Verantwortung für den Bewohner bleibt vorwiegend bei den Angehörigen, erwünschte Beteiligung im Alltag oder zu besonderen Anlässen)
- Informationen zum Heimalltag und zu besonderen Anlässen, z. B. Tagesablauf im Wohnbereich, besondere Anlässe (Feiertage, Bewohnerurlaube und Ausflüge), Heimbeirat, ggf. spezifische Angebote für Angehörige
- Zuständigkeiten und Ansprechpartner

3.1.4 Sicherheit und Wohlbefinden für die Bewohner

Informationen schaffen Strukturen und damit Sicherheit für alle Beteiligten. Psychische Sicherheit und Wohlbefinden für die Bewohner und ebenfalls für ihre Angehörigen werden auch durch die Mitnahme von **persönlichen Gegenständen** aus dem bisherigen Lebensbereich vermittelt. So ist der Bruch in der Lebensgeschichte ein wenig gemildert, ein bisschen biografische Kontinuität gesichert.

■ Basis von Vertrauen

Geht ein Familienmitglied ins Heim, gerät zunächst das gesamte **Familiengefüge** aus- bzw. durcheinander (☞ 1.2.2). In den meisten Fällen besteht viel Angst aufseiten der zukünftigen Bewohner („Das wird jetzt die Endstation sein. Wie es wohl gehen wird?") und bei den Angehörigen („War es die richtige Entscheidung, was, wenn er sich dort nicht wohl fühlt?"). Diese Ängste ziehen mit ins Heim ein. In Gesprächen der Mitarbeiter mit den Angehörigen und Bewohnern kann so etwas wie eine persönliche **Beziehung** entstehen, erstes **Vertrauen** aufgebaut werden. Informationen über die Bedingungen und Möglichkeiten des Heimlebens und über finanzielle Fragen vermitteln neben dem „Was?" (Sachinformationen) auch ein „Wie?": Wie wird in dieser Einrichtung mit Bewohnern und Angehörigen umgegangen? Werden sie ernst genommen, als Kunden und gleichberechtigt und gleichrangig betrachtet? Die ersten Gespräche in der Hausverwaltung, mit Heimleitung und Pflegedienstleitung entscheiden darüber, wie (bereits etwas) sicher oder wie (evtl. noch mehr) verunsichert Bewohner und Angehörige auf dem Wohnbereich eintreffen.

In Erst- und Heimaufnahmegesprächen geht es neben dem Austausch von Sachinformationen um die ersten Schritte zu einer vertrauensvollen Beziehung zwischen Mitarbeitern und Kunden.

■ *Gesprächsatmosphäre*

Der Aufbau einer vertrauensvollen Beziehung kann leichter in einer angenehmen Umgebung beginnen. Die Gestaltung der Gesprächsatmosphäre ist also wichtig. Eine offene und „warme" Begegnung wird z. B. durch das Anbieten von Kaffee, durch ein ansprechend gestaltetes Büro, durch Ruhe und Aufmerksamkeit gefördert (☞ Kap. 5).

3.2 Die ersten Tage in der Einrichtung

Fallbeispiel
Mitte Februar fahren Mutter und Tochter im Taxi zum Heim. „Mein Gott", denkt Frau Schmidt im Stillen, „hoffentlich muss ich hier nicht die ganze Zeit bleiben. Das ist ja ein Riesenbau und lauter kranke alte Leute. Und dann auch noch ein Zimmer mit einer anderen Frau teilen ...!" Die Tochter, die die Bedenken der Mutter kennt, beruhigt sie: das Zimmer sei recht schön und auch die Bettnachbarin scheint nett zu sein.

Die Pflegedienstleitung begrüßt beide und bringt sie auf den Wohnbereich. Dort stellt sie ihnen Schwester Heike vor. Diese bringt sie zu Frau Schmidts Zimmer, macht Frau Schmidt mit ihrer Mitbewohnerin bekannt und zeigt ihr das Bad. Später fragt sie nach Aufsteh- und Zubettgeh-Gewohnheiten, speziellen Essenswünschen und bespricht mit ihr die Aufnahmebögen. Frau Müller ist dabei und hilft, wenn ihre Mutter etwas nicht weiß oder vor Aufregung vergessen hat.

Später begleitet Frau Müller ihre Mutter zum Speisesaal, verabschiedet sich dort und sagt, sie käme gegen Abend noch einmal kurz vorbei, um zu schauen, ob alles in Ordnung sei und sie alles habe. Frau Schmidt ist erleichtert.

Bevor Frau Müller nach Hause fährt, geht sie noch einmal auf den Wohnbereich, nimmt Schwester Heike beiseite und informiert diese über eine „Reizblase" und eine damit einher gehende zeitweilige Inkontinenz ihrer Mutter. Diese schäme sich dann und würde sich wünschen, beim Toilettengang von einer weiblichen Pflegekraft begleitet zu werden. Die Pflegekraft sagt ihr zu, dass das versucht werde, bedankt sich für die Informationen und gibt sie in der Übergabe an die Kollegen weiter.

Angehörige leisten in der Regel in den ersten Tagen des Aufenthaltes:

- psychische Beruhigung und Stabilisierung des Bewohners
- Vermittlung zwischen Pflegepersonal und Bewohner (Vorstellung, „Übersetzungshilfen")
- Begleitung zu zukünftigen Aufenthaltsorten, z. B. Speisesaal, Aufenthaltsräume, zu Veranstaltungen, zu Unterredungen und Untersuchungen

Angehörige benötigen in den ersten Tagen von den Mitarbeitern:

- Informationen z. B. zum Heimalltag, zu noch notwendigen Formalitäten
- örtliche Orientierungshilfen
- Beistand und Aufklärung, falls sich der Gesundheits- oder Seelenzustand des Bewohners kurzzeitig verschlechtern sollte

3.3 Integration ins Heimleben

Fallbeispiel
Nach drei Wochen ist absehbar, dass Frau Schmidt nicht wieder in ihre eigene Wohnung zurückkehren kann. Da sie sich bislang im Heim recht gut eingewöhnt hat, beschließt sie mit ihrer Familie, dass sie dort bleiben und in ein Einzelzimmer umziehen wird, in dem sie sich weitestgehend frei einrichten kann und trotzdem bei Bedarf die notwendigen Hilfen schnell erreichbar sind. Gemeinsam mit ihrer Tochter wickelt sie die nötigen Formalitäten und Vorbereitungen ab. Der MDK kommt ins Haus und stuft sie in Pflegestufe 1 ein. Mutter und Tochter führen wiederum mehrere Gespräche mit Heim- und Pflegedienstleitung. Ein neuer Alltag kehrt für Frau Schmidt ein.

Studien haben ergeben, dass der Heimeinzug, dem ein Aufenthalt in einer **Kurzzeitpflegeeinrichtung** vorangegangen ist, das Einverständnis der Pflegebedürftigen mit der Entscheidung stark positiv beeinflusst: Die Möglichkeit in der Kurzzeitpflege, „jederzeit wieder gehen zu können", nimmt Ängste. Innerhalb von vier Wochen kann sich der alte Mensch zudem besser auf die veränderte Situation einstellen als z. B. nach einem Schlaganfall mit Krankenhausaufenthalt und dem plötzlichen Verlust der eigenen Wohnung und der Eigenständigkeit. Ähnliches gilt für die **„Pflege auf Probe".** Sie wird in einigen Bundesländern in Heimen für alte Menschen angeboten, bei denen zum Zeitpunkt des Einzuges noch nicht zu beurteilen ist, ob sie in absehbarer Zeit in die eigene Häuslichkeit zurückkehren können oder dauerhaft stationäre Pflege benötigen. Pflege auf Probe kann dort für bis zu drei Monate in Anspruch genommen werden und wird durch einige Pflegekassen unterstützt.

3.3.1 Konfliktsituationen

Längst nicht bei allen Bewohnern funktioniert der Übergang so gut wie bei Frau Schmidt. Oft gehen die Pflegebedürftigen nur notgedrungen ins Heim, hadern mit ihrem Schicksal und den Angehörigen, der Familienfrieden ist gestört.

■ Brisanz bei Dementen

Eine besondere Brisanz erhält die Situation bei **Dementen**. Diese erkennen ihre Erkrankung und demzufolge auch ihre Einschränkungen und ihren Hilfebedarf nicht und reagieren oft aggressiv oder mit starkem **Rückzug** gegenüber ihren Angehörigen und den Mitarbeitern. Erhalten Tochter oder Sohn die gesetzliche Betreuung, z. B. in finanziellen Angelegenheiten des Pflegebedürftigen, fühlen sich die Kranken häufig bevormundet und in ihrem **Misstrauen** bestätigt. Unverständnis aufseiten der Angehörigen gegenüber dem Verhalten von Vater oder Mutter wird gefördert durch mangelnde Kenntnisse über die Krankheit, z. B. Alzheimer Krankheit. Deswegen zieht sich häufig auch die Familie zurück, das wiederum den Bewohner in seinen negativen Gefühlen bestätigt. (☞ 3.4.1.)

■ Wunsch und Wirklichkeit

Gerade in den ersten Tagen und Wochen nach der Heimübersiedlung wünschen sich viele neue Bewohner verstärkt Unterstützung von ihren Angehörigen: bei praktischen Dingen wie der Zimmergestaltung oder der Regelung finanzieller Angelegenheiten, bei der psychischen Umstellung auf die neue Situation.

Nicht alle Angehörigen können den Bedürfnissen ihres pflegebedürftigen Familienmitgliedes nachkommen: weil schwierige, belastete Familienbeziehungen einen offenen, liebevoll-unterstützenden Umgang miteinander nicht zulassen (auch wenn sich das evtl. alle Beteiligten wünschen). Oder weil die Angehörigen nicht am selben Ort wohnen, weil sie voll berufstätig sind und durch ihre eigenen Familien gefordert werden. Der neue Bewohner fühlt sich dann leicht abgeschoben und auch die Angehörigen sind sich der Richtigkeit ihres Verhaltens oft nicht sicher. Die öffentliche Diskussion über Missstände in den Einrichtungen trägt auch zur Unsicherheit bei. Bedürfnisse der Bewohner und Möglichkeiten der Angehörigen stimmen oft nicht überein.

3.3.2 Aufgaben für Mitarbeiter

Bei den genannten Konflikten ist das sensible, behutsame und ausgleichende Handeln der Mitarbeiter gefragt: Trotz Zeitnot müssen sie Bewohnern und Angehörigen Vertrauen und das Gefühl des „Gut-aufgehoben-seins vermitteln". Eventuell müssen die Pflegekräfte sogar zwischen beiden Instanzen vermitteln, d. h. Verständnis und Einsicht für das Denken, Fühlen und Handeln der „anderen Seite" vermitteln. Sie fungieren praktisch als **„Übersetzungshilfen"**. Aufgrund ihrer neutralen, außerhalb der Familienstrukturen stehenden Position, kann ihnen das oft leichter gelingen als einem langjährigen Bekannten oder einem anderen Verwandten.

■ *Situation der Mitarbeiter*

Die Situation der Pflegekräfte ist schwierig: erstens können viele aufgrund mangelnder Kenntnisse die Konflikte zwischen Angehörigen und Bewohnern nicht richtig einschätzen und adäquat reagieren. Zweitens werden sie manchmal zu **Ersatzopfern** gemacht: indem sich Bewohner bei ihrer Familie über sie beklagen, beispielsweise mit einem „Die bestehlen mich!" (häufig bei Dementen) – was im Stillen bedeutet „Kümmert euch um meine Angelegenheiten!" – oder indem Angehörige eine schlechte Pflege unterstellen und damit ihre Wut auf den Pflegebedürftigen, ihre Unsicherheit über das eigene Handeln kanalisieren – meist unbewusst (☞ Kap. 2). So haben die Pflegekräfte es natürlich schwer, eine hilfreiche, konstruktive Position einzunehmen. Hier sind wiederum ihre Vorgesetzten mit Fortbildungs-, Supervisions- und anderen unterstützenden Angeboten gefragt (☞ Kap. 4).

■ *Angehörige im Heimalltag*

Angehörige sind für die Bewohner zumeist die wichtigste **soziale Verbindung**: zur Familie, zu den früheren Bekannten und Nachbarn. Diese Potenziale sollten die Mitarbeiter der Einrichtung nicht brach liegen lassen, sondern nutzen – im Interesse der Bewohner und in ihrem eigenen. Angehörige können bzw. sollen – bei Zustimmung des Bewohners – einbezogen werden:

Routinemäßig:
- bei der Planung von Pflege und Betreuung (Pflegeplanung)
- teilweise bei der Durchführung der Pflege dieses Bewohners (☞ Kap. 5)
- bei der Durchführung verschiedener Formen der sozialen Betreuung mit diesem und möglicherweise weiteren Bewohnern, z. B. Gespräche, Spaziergänge, unterhaltende und bzw. oder mobilisierende Angebote wie Filmnachmittage, Gedächtnisspiele
- bei der Übernahme kleiner Aufgaben im Heimgefüge, z. B. Blumen gießen im Wohnbereich
- bei Behördenangelegenheiten

Bei besonderen Ereignissen mit dem Bewohner:
- Verschlechterung (oder Verbesserung!) des Gesundheitszustandes
- psychische Probleme
- Verhaltensauffälligkeiten
- Sterbebegleitung
- Aussegnung im Todesfall

▪ Beistand für Angehörige

Für die Angehörigen ist die Einrichtung nicht ihr eigentlicher Lebensraum. Selbst wenn viele von ihnen jahrelang jeden Tag kommen, so sind sie doch „zu Besuch" und haben nur begrenzten Einblick in die Institution Altenpflegeheim. Ab und zu benötigen sie Unterstützung durch die Mitarbeiter im Heimalltag sowie in besonderen Situationen:

- Ansprechpartner
- Zeit zu Austausch und Aussprache
- Orte für Rückzug und Gespräche
- Unterstützung in Form von Informationen
- Anerkennung als Individuum mit Stärken und Schwächen (☞ Kap. 6)

3.4 Kooperation mit Angehörigen von gerontopsychiatrisch veränderten Bewohnern

Gerontopsychiatrisch veränderte Menschen stellen besondere Anforderungen an Angehörige und Pflegekräfte hinsichtlich ihrer Pflege. Dementsprechend weisen das Verhältnis Angehörige – Mitarbeiter und die gegenseitigen Ansprüche und Bedürfnisse Besonderheiten auf.

3.4.1 Rechtliche Möglichkeiten

Das **Pflegeversicherungsgesetz** äußert sich nicht ausdrücklich zur Gruppe der Menschen mit demenziellen Erkrankungen. Kostenübernahme für Pflege und Beaufsichtigung dieses Personenkreises muss bisher in jedem einzelnen Fall durchgesetzt werden. Die Bundesregierung „prüft" derzeit Änderungsforderungen verschiedener Interessensgruppen.

„Behinderung und Pflegebedürftigkeit":
Pflegebedürftigkeit im Sinne von „Hilfebedarf bei den regelmäßig wiederkehrenden Verrichtungen des täglichen Lebens" ist abzugrenzen von einer Behinderung. Behinderungen sind gekennzeichnet durch einen vollständigen oder teilweisen Verlust normaler Körperfunktionen, die durch weitere medizinische Behandlung kurzfristig nicht mehr besserungsfähig sind. Hilflosigkeit bei den Verrichtungen des täglichen Lebens im Sinne von Pflegebedürftigkeit besteht nur bei sehr ausgeprägten Behinderungen. Daher ist nur ein Teil der behinderten Menschen pflegebedürftig. Sie erhalten die gleichen Leistungen wie Pflegebedürftige, die nicht behindert sind. Dies gilt auch für psychisch Kranke und geistig Behinderte. Soweit sie auf Unterstützung bei den Verrichtungen des täglichen Lebens angewiesen sind, erhalten sie diese Hilfen von der Pflegeversicherung. Betreuung und Beaufsichtigung über den ganzen Tag hinweg kann jedoch auch bei geistig Behinderten und psychisch Kranken nicht Aufgabe der Pflegeversicherung sein.

Allerdings ist der im Wesentlichen auf Anleitung und Beaufsichtigung ausgerichtete Hilfebedarf dieser Menschen bei den Verrichtungen im Ablauf des täglichen Lebens im Rahmen der Begutachtung entsprechend den individuellen Besonderheiten des jeweiligen Einzelfalles zu berücksichtigen. ..."
(Bundesministerium für Arbeit und Sozialordnung in einer Info-Broschüre „Die Soziale Pflegeversicherung")

Die Beziehungen zwischen Pflegeinstitutionen und Angehörigen weisen bei gerontopsychiatrisch veränderten Bewohnern häufig eine besondere **Explosivität** auf – wenn z. B. demente Bewohner Pflegekräfte des Diebstahls oder der Vernachlässigung bezichtigen und die Angehörigen diese Vorwürfe nicht richtig als **krankheitsbedingt** einordnen können. Solche Streitigkeiten werden immer häufiger vor Gericht ausgetragen.

Daneben werden Mitarbeiter in Konflikte unter den Angehörigen verwickelt und von diesen oder von den darunter leidenden Bewohnern um Rat gefragt. Eine typische Konfliktsituation: ein Angehöriger, der gleichzeitig Betreuer für seine an Alzheimer erkrankte Mutter ist, holt deren Taschengeld ab und verwendet es nach Meinung seiner Geschwister für sich selbst. Auseinandersetzungen darüber werden vielfach im Heim ausgetragen und könnten durch Mitarbeiter, Bewohner und Angehörige vermieden, zumindest aber entschärft werden.

Die Heime müssen auf Konfliktsituationen überlegt und sinnvoll reagieren können. Dafür sind neben psychologischen und kommunikativen Kenntnissen und Fähigkeiten das Vorhandensein von Haftpflichtversicherungen und juristischen Grundkenntnissen bei Pflegekräften, Heimleitern und Trägern erforderlich. Das Spektrum juristischer Fragestellungen erstreckt sich z. B. auf Fragen rund um das Betreuungsrecht und um Vollmachten.

■ Gesetzliche Betreuung

Kann jemand seine Angelegenheiten nicht oder teilweise nicht besorgen, ist nach § 1896 Bürgerliches Gesetzbuch (BGB) in den betroffenen Teilbereichen ein **gesetzlicher Vertreter** im Sinne eines Betreuers zu bestellen. Eine Betreuung kann grundsätzlich jeder anregen; am einfachsten ist das Verfahren, wenn es der Bewohner selbst macht. Vom **Einwilligungsvorbehalt** sind grundsätzlich personenrechtliche Entscheidungen wie Operationen und alltägliche Entscheidungen wie der Kauf einer Flasche Wasser ausgeschlossen. Vor der Bestellung eines Betreuers müssen in der Regel die Betreuungsbehörde und die nahen Angehörigen (Ehegatten, Kinder) angehört werden, es sei denn, der Bewohner lehnt dies ab.

Angehörige sind häufig skeptisch gegenüber gerichtlich eingesetzten **Berufsbetreuern,** weil sie Angst um ihr Erbe haben. Das Heim kann durch Informationen, was Berufs- und Angehörigenbetreuer dürfen und müssen, für mehr Sicherheit sorgen. Es können auch zwei Betreuer parallel bestellt werden, z. B. der Sohn einer Bewohnerin für deren **gesundheitliche** Belange und die Tochter für die **Vermögenssorge,** um so Interessensgegensätze zu entschärfen. Der Aufgabenkreis eines Betreuers kann sich auch nur auf das Stellen eines Rentenantrages beschränken. Die Verwaltung des so genannten Taschengeldes kann von der Vermögenssorge ausgenommen werden und aufgrund des relativ geringen Betrages dem Bewohner überlassen werden.

Vor der Übernahme einer Betreuung und während seiner Tätigkeit kann sich der Betreuer vom **Rechtspfleger** des Gerichts, bei der kommunalen **Betreuungsbehörde** und bei **Betreuungsvereinen** beraten lassen. Dieses Recht steht „normalen" Angehörigen und den Heimen offiziell nicht zu, inoffiziell werden aber alle Stellen interessierten Mitarbeitern sicherlich entgegenkommen. Bei Bedarf kann man sich zudem an die jeweiligen Landesministerien wenden.

Wird ein Betreuer außerhalb seiner Vertretungsmacht tätig, ist er persönlich dafür haftbar und gerichtlich zu belangen bei **Pflichtverletzungen.** Heimmitarbeiter sollten deswegen unbedingt das Ausmaß einer eingerichteten Betreuung kennen. Bei Verdachtsmomenten kann das Gericht jederzeit Berichte vom Betreuer anfordern. Die Heime sollten die Betreuerbesuche dokumentieren für den Fall, dass Streitigkeiten aufkommen.

Gibt ein „normaler" Angehöriger einer unter Betreuung stehenden Person seine Erlaubnis z. B. für freiheitsentziehende Maßnahmen wie dem Anbringen von Bettgittern, ist diese juristisch unwirksam, denn diese Entscheidung steht nur dem gesetzlichen Betreuer zu.

Die Betreuung läuft über maximal fünf Jahre, dann ist eine vollständige gerichtliche Überprüfung fällig. Eine Überprüfung ist aber auch innerhalb der festgelegten Frist jederzeit möglich.

 Tipps für die Praxis
▶ Informationsveranstaltungen anbieten über die Einsatzmöglichkeiten und Befugnisse von Betreuern
▶ Bei Interessenkonflikten zwei Betreuer für unterschiedliche Entscheidungsbereiche empfehlen
▶ Wenn noch möglich die Verwaltung des Taschengeldes des Heimbewohners aus seiner Vermögenssorge herausnehmen
▶ Angehörigen, die eine Betreuung übernehmen wollen, eine Beratung durch z. B. Betreuungsvereine empfehlen
▶ Betreuerbesuche kurz dokumentieren

■ Vorsorgevollmacht und Betreuungsverfügung

Um spätere Konflikte möglichst zu vermeiden oder zu reduzieren, kann man noch in Zeiten voller Geschäftsfähigkeit eine rechtsgültige Vorsorgevollmacht oder eine Betreuungsverfügung verfassen. Mit ihnen wird die spätere Sorge für die eigene Person einem Menschen des persönlichen Vertrauens übertragen. Das kann beispielsweise ein Verwandter oder auch ein Freund sein. Bei einer Vorsorgevollmacht besteht die spätere Geschäftsfähigkeit des dann Pflegebedürftigen weiter; beide **Entscheidungsbefugnisse** stehen parallel zueinander. Bei der Betreuungsverfügung wird davon ausgegangen, dass die ausgewählte Person die Geschäftsfähigkeit anstelle des Pflegebedürftigen übernimmt.

■ Vorsicht bei Vollmachten

Vollmachten beinhalten jedoch auch eine gewisse Brisanz: Ein Betreuer muss relativ detailliert **Rechenschaft** gegenüber dem Vormundschaftsgericht ablegen über vermögensrechtliche Dinge wie Geldanlagen, Grundstücksverkehr oder Erbteilung, ein Bevollmächtigter hingegen ist weitgehend frei in seinen Entscheidungen und könnte sich in der Folge zum einen selbst begünstigen und zweitens andere Familienmitglieder von dem „Geldsegen" ausschließen. Deswegen empfehlen einige Heime anfragenden besorgten Bewohnern, eher eine Betreuungsverfügung oder eine partielle Betreuung anzuregen, um Konflikte zu entschärfen. Gelingt dies, nutzt das auch dem Heim, in dem der Bewohner lebt und in dem der Streit sonst häufig ausgetragen wird.

 Ist in einer Vollmacht das Entscheidungsrecht über das Anbringen von Bettgittern enthalten, muss der Bevollmächtigte (bzw. das Heim) trotzdem darüber hinaus auch das Gericht um Einwilligung ersuchen.

Eine Vollmacht wird juristisch höher bewertet als eine noch einzurichtende Betreuung. Es ist schwierig, sie von dritter Seite wieder zu „stürzen", wenn der Bewohner geistig zu einer Zurücknahme nicht mehr in der Lage ist und der Bevollmächtigte nach der Meinung Dritter seine Befugnisse missbraucht. Deswegen raten Rechtsexperten dazu, in Vollmachten immer die zugeteilten **Kompetenzen** sehr detailliert zu beschreiben und **Bedingungen** zu nennen sowie die Vollmacht **notariell** beglaubigen zu lassen.

Vorsorgevollmacht
Vollmachtgeber:
Geb. am:
Adresse:

Sollte ich infolge schwerer körperlicher oder psychischer Erkrankungen in meiner Entscheidungsfähigkeit zeitweise oder dauerhaft eingeschränkt sein, sodass ich meine Angelegenheiten nicht mehr selbst besorgen kann oder will, so bemächtige ich
Name:
Adresse:

mich in folgenden Angelegenheiten zu vertreten, weil ich ihm vertraue. Seine Handlungen und Rechtsgeschäfte sollen dieselbe Wirksamkeit haben, wie wenn ich sie selbst ausführen würde.

1. Vermögensangelegenheiten
Die Vollmacht berechtigt insbesondere
... zur Verwaltung meines Vermögens und zur Verfügung über meine Konten bei Banken und Sparkassen.
...dazu, dafür zu sorgen, dass mein bisheriger Lebensstandard erhalten bleibt und um mir solange wie möglich den Aufenthalt in meiner Wohnung zu sichern. Dazu soll, wenn nötig, mein gesamtes Vermögen verbraucht werden.

2. Verträge, Anträge
Die Vollmacht berechtigt
... zu geschäftsähnlichen Handlungen und zu allen Verfahrenshandlungen.
... zur Vertretung in Renten-, Versorgungs- und Steuerangelegenheiten und zur Beantragung von Renten- und Sozialleistungen.
... dazu, Rechtsstreitigkeiten in meinem Namen durch alle Rechtszüge zu führen und Bevollmächtigte hierfür zu bestellen.
... zum Abschluss eines Heimvertrags oder einer ähnlichen Vereinbarung.

3. Persönliche Angelegenheiten
Die Vollmacht berechtigt zur Bestimmung meines Aufenthalts, zum Öffnen meiner Post und zum Abhören meines Telefons.

4. Wohnungsangelegenheiten und Heimaufnahme
Die Vollmacht berechtigt zur Auflösung meines Mietverhältnisses über meine Wohnung.
Meine Nichte soll mich bei Bedarf pflegen und kann mietfrei ihren Wohnsitz bei mir nehmen.

3.4 Kooperation mit Angehörigen

Sollte ein Umzug in ein Pflegeheim unvermeidlich sein, möchte ich
... im Alten- und Pflegeheim „Seelenruh" untergebracht werden.
oder
... in meiner gewohnten Umgebung in einem geeigneten Heim untergebracht werden.
oder
... in der Nähe meines Bevollmächtigten untergebracht werden.

5. Handhabung der Vollmacht
Die Vollmacht gilt erst, wenn der Bevollmächtigte durch ein fachärztliches Zeugnis nachweist, dass ich geschäftsunfähig bin oder körperlich nicht mehr in der Lage bin, zu handeln.
Der Bevollmächtigte
... kann im Einzelfall Untervollmachten erteilen
... darf auf keinen Fall Untervollmachten erteilen
Die Aufgabenerledigung soll unentgeltlich erfolgen.
Der Bevollmächtigte soll eine Vergütung von DM ... pro Jahr erhalten.

6. Gesundheitsvorsorge
Der Bevollmächtigte ist berechtigt, Erklärungen (Zustimmungen und Verweigerungen) bei ärztlicher Behandlung abzugeben. Ich entbinde hierfür meine Ärzte gegenüber dem Bevollmächtigten von der Schweigepflicht.
Ich wünsche, dass alle ärztlichen Maßnahmen ergriffen werden, die möglich sind, mein Leben zu verlängern.
Bei der Zustimmung zu medizinischen Eingriffen verfüge ich,
... dass alle Maßnahmen mit den Ärzten intensiv beraten werden.
... dass lebensverlängernde Maßnahmen nur angewendet werden, wenn gute Aussichten bestehen, dass sich mein Zustand entscheidend verbessert.
Ich wünsche keine Verlängerung meines Lebens oder Sterbens durch Intensivmedizin, wenn zwei Ärzte bestätigen, dass keine Heilung oder Besserung meiner Krankheit mehr möglich ist.
Maßnahmen zur Pflegeerleichterung (z.B. Portsysteme zur Medikamenteneinnahme, Katheder oder Sonden) sollen nur getroffen werden, wenn sie mein Leiden nicht verlängern oder verschlimmern.
Diese Vollmacht gilt nur, wenn der Bevollmächtigte das Original dieser Vollmacht und ein ärztliches Attest zur Bestätigung meiner

gesundheitlichen Einschränkungen vorlegen kann. Die Vollmacht und das zu Grunde liegende Auftragsverhältnis bleiben in Kraft, wenn ich nicht mehr lebe.
Sollte eine gesetzliche Betreuung erforderlich werden, verfüge ich, dass der Bevollmächtigte zu meinem Betreuer bestellt wird.

Ort, Datum   Unterschrift

Betreuungsverfügung
Name:
Geb. am:
Adresse:

Ich, ..., wünsche für den Fall, dass ich betreuungsbedürftig werden sollte, dass
Name:
Adresse:

mein gesetzlicher Vertreter werden soll.

1. Vermögensangelegenheiten
Die Betreuungsverfügung berechtigt insbesondere dazu, dafür zu sorgen, dass mein bisheriger Lebensstandard erhalten bleibt und um mir solange wie möglich den Aufenthalt in meiner Wohnung zu sichern. Dazu soll, wenn nötig, mein gesamtes Vermögen verbraucht werden.

2. Wohnungsangelegenheiten und Heimaufnahme
Meine Nichte soll mich bei Bedarf pflegen und kann mietfrei ihren Wohnsitz bei mir nehmen.
Sollte ein Umzug in ein Pflegeheim unvermeidlich sein, möchte ich
... im Alten- und Pflegeheim „Seelenruh" untergebracht werden.
oder
... in meiner gewohnten Umgebung in einem geeigneten Heim untergebracht werden.
oder
... in der Nähe meines Bevollmächtigten untergebracht werden.

3. Gesundheitsvorsorge
Die Betreuungsverfügung berechtigt dazu, Erklärungen (Zustimmungen und Verweigerungen) bei ärztlicher Behandlung abzugeben. Ich entbinde hierfür meine Ärzte gegenüber dem Bevollmächtigten von der Schweigepflicht.
Ich wünsche, dass alle ärztlichen Maßnahmen ergriffen werden, die möglich sind, mein Leben zu verlängern.
Bei der Zustimmung zu medizinischen Eingriffen verfüge ich,
... dass alle Maßnahmen mit den Ärzten intensiv beraten werden.
... dass lebensverlängernde Maßnahmen nur angewendet werden, wenn gute Aussichten bestehen, dass sich mein Zustand entscheidend verbessert.
Ich wünsche keine Verlängerung meines Lebens oder Sterbens durch Intensivmedizin, wenn zwei Ärzte bestätigen, dass keine Heilung oder Besserung meiner Krankheit mehr möglich ist.
Maßnahmen zur Pflegeerleichterung (z. B. Portsysteme zur Medikamenteneinnahme, Katheder oder Sonden) sollen nur getroffen werden, wenn sie mein Leiden nicht verlängern oder verschlimmern.

Ort, Datum   Unterschrift

(Quelle: Gratzl, Eva/Bernet, Michael/Kurz, Alexander: Ratgeber in rechtlichen und finanziellen Fragen für Angehörige von Alzheimer-Patienten, ehrenamtliche und professionelle Helfer, Berlin 1998 [Schriftenreihe der Deutschen Alzheimer Gesellschaft e. V.])

3.4.2 Angehörige als Dolmetscher

Viele Angehörige von gerontopsychiatrisch Erkrankten haben den Betroffenen jahrelang rund um die Uhr betreut und ihn bei dem Verlust seiner früheren Persönlichkeit miterlebt. Auch wenn das Familienmitglied inzwischen in der stationären Einrichtung lebt, benötigen sie wegen ihrer persönlichen und sozialen Situation und **Isolierung** besondere Hilfen. Das Heim kann ihnen dazu verschiedene Angebote machen (☞ Kap. 6).

Gerontopsychiatrisch erkrankte Menschen kommen bislang erst in den Genuss von Leistungen der Pflegekassen, wenn zur psychiatrischen Beeinträchtigung eine relevante körperliche Beeinträchtigung hinzukommt. Die Menschen sind dann sowohl in den teilstationären Einrichtungen als auch (im späteren Krankheitsverlauf) in vollstationären zu finden. In beiden Betreuungsformen sind die Angehörigen sehr wichtig für die Mitarbeiter: sie können am besten Auskunft geben über den bisherigen Verlauf (Krankheit, Behandlung, Betreuung und Leben zu Hause). Sie sind „Übersetzungshilfen" für das verbale und non-verbale Verhalten des Bewohners, das häufig Verschlüsselungen enthält und nur durch biografische Kenntnisse dechiffriert werden kann.

3.5 Angehörige in der Tages- und Nachtpflege

§ 41 SGB XI: Tagepflege und Nachtpflege
(1) Pflegebedürftige haben Anspruch auf teilstationäre Pflege in Einrichtungen der Tages- oder Nachtpflege, wenn häusliche Pflege nicht in ausreichendem Umfang sichergestellt werden kann. Die teilstationäre Pflege umfasst auch die notwendige Beförderung des Pflegebedürftigen von der Wohnung zur Einrichtung der Tagespflege oder der Nachtpflege und zurück.
(2) Die Pflegekasse übernimmt die Aufwendungen der teilstationären Pflege, die Aufwendungen der sozialen Betreuung sowie in der Zeit vom 1. Juli 1996 bis zum 31. Dezember 2001 die Aufwendungen für die in der Einrichtung notwendigen Leistungen der medizinischen Behandlungspflege:
1. für Pflegebedürftige der Pflegestufe I im Wert bis zu 750 Deutsche Mark,
2. für Pflegebedürftige der Pflegestufe II im Wert bis zu 1800 Deutsche Mark,
3. für Pflegebedürftige der Pflegestufe III im Wert bis zu 2800 Deutsche Mark
je Kalendermonat.
(3) Pflegebedürftige erhalten zusätzlich zu den Leistungen nach Absatz 2 ein anteiliges Pflegegeld, wenn der für die jeweilige Pflegestufe vorgesehene Höchstwert der Sachleistung nicht voll ausge-

schöpft wird. § 38 Satz 2 gilt entsprechend. Sachleistungen nach § 36 können neben den Leistungen nach Absatz 2 in Anspruch genommen werden, die Aufwendungen dürfen jedoch insgesamt je Kalendermonat den in § 36 Abs. 3 für die jeweilige Pflegestufe vorgesehenen Gesamtwert nicht übersteigen."

■ Vereinte Kräfte

Während sich in der vollstationären Pflege der Bewohner ständig oder kurzzeitig (Kurzzeitpflege) in der Obhut der Einrichtung befindet, pendelt er bei den teilstationären Einrichtungen der Tages- oder Nachtpflege täglich zwischen privater Häuslichkeit und der Institution hin und her. Zeitlich greift die Betreuung des Erkrankten durch Angehörige und professionelle Kräfte eng ineinander. Beide müssen sich auf die Einhaltung von **Absprachen** durch den anderen verlassen können, z. B. Abhol- und Rückkehrzeiten betreffend. Das sollte auch für ihre Kooperation insgesamt gelten: beide verschränken quasi ihre Hände, um den Betreuungsbedürftigen mit vereinten Kräften zu halten und zu tragen. Eine gute Zusammenarbeit ist ferner z. B. mit diversen ambulanten Diensten, Haus- und Fachärzten sowie therapeutischem Personal (Ergo- und Logopädie), Krankenhaus notwendig. Manche Angehörige und Mitarbeiter stehen aufgrund dieser Verbindung in nahem Kontakt miteinander.

■ Persönliche Verhältnisse

Grundsätzlich benötigen sowohl die Angehörigen als auch die Einrichtungsmitarbeiter die Angaben und Informationen, wie sie in den vorstehenden Kapiteln aufgeführt wurden. Darüber hinaus ist ein kontinuierlicher aktueller **Austausch** notwendig bzw. wünschenswert. Oftmals führen die private Pflegeperson und die Einrichtung ein **gemeinsames Tagebuch,** in dem die tägliche Verfassung, Tätigkeiten, Besonderheiten und Auffälligkeiten des Familienmitgliedes bzw. Gastes notiert werden. Durch eine sorgfältige Aufzeichnung ermöglichen die Angehörigen den Mitarbeitern eine gezielte Pflege und Betreuung; gleiches gilt umgekehrt, wenn der

Gast am Abend (Morgen) mit dem Buch in die Häuslichkeit zurückkehrt. Durch diese und andere Formen der Zusammenarbeit ergibt sich oftmals ein persönliches Verhältnis zwischen den privaten und professionellen Betreuungs- und Pflegepersonen. Bei den teilstationären Angeboten sind die Angehörigen in der Regel stärker in die soziale Betreuung durch die Einrichtung eingebunden, z. B. bei der Gestaltung von Ausflügen. Die Angehörigen werden von den Mitarbeitern vielfach als unverzichtbare und wertvolle Hilfen anerkannt – anders als das manchmal (noch) in vollstationären oder ambulanten Einrichtungen der Fall ist.

4 Angehörigenarbeit innerhalb der Qualitätssicherung

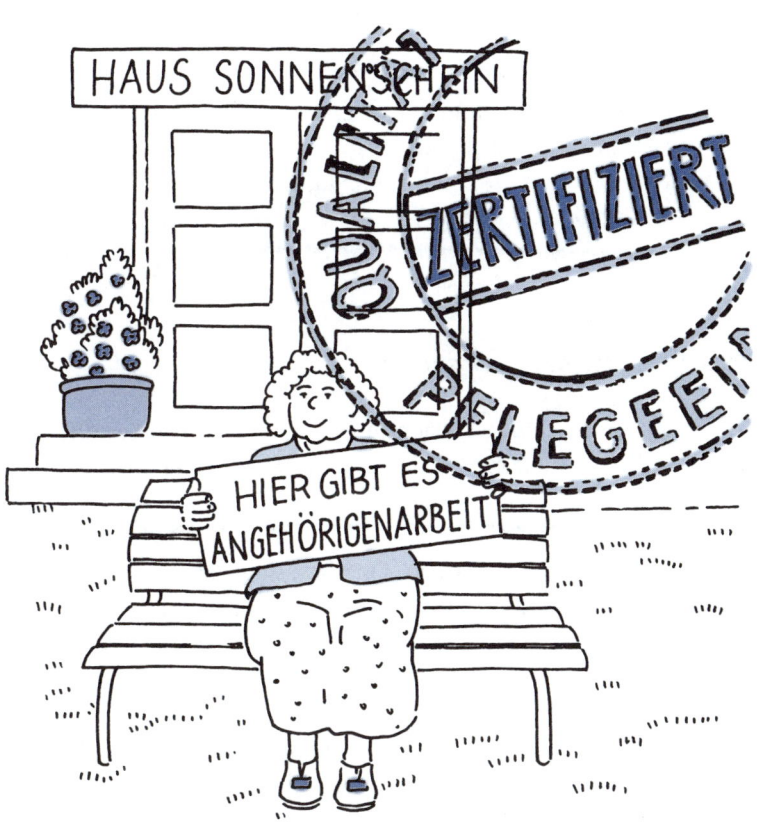

Zu den – noch lediglich freiwilligen – **qualitätssichernden Maßnahmen** ist auch die Angehörigenarbeit zu zählen. Pflegekonzepte oder Beschwerdemanagement, die Angehörige einbeziehen und Standards, nach denen konsequent gearbeitet wird, tragen zur Güte einer Altenpflegeeinrichtung bei. Qualitätssicherung bedeutet Reflexion über das eigene Tun und ist Voraussetzung bewusster und qualitativ hochwertiger Arbeit. Dieses wiederum zieht einen guten Ruf in der Öffentlichkeit und eine entsprechende Auslastung nach sich. Qualitätssicherung ist also kein Selbstzweck, sondern sichert die Existenz der Einrichtung (mit).

> „Qualität ist der Grad der Übereinstimmung von Kundenerwartungen und der geleisteten Pflege unter Berücksichtigung des anerkannten, fachlichen Standards der Pflege." (Karla Kämmer)

4.1 Gesetzliche Vorgaben

Alle zugelassenen Pflegeeinrichtungen sind gesetzlich verpflichtet, sich an Maßnahmen zur Qualitätssicherung zu beteiligen.

> **§ 80, Abs. 1 und 2, SGB XI: Qualitätssicherung**
> (1) „Die Spitzenverbände der Pflegekassen, die Bundesarbeitsgemeinschaft der überörtlichen Träger der Sozialhilfe, die Bundesvereinigung der kommunalen Spitzenverbände und die Vereinigungen der Träger der Pflegeeinrichtungen auf Bundesebene vereinbaren gemeinsam und einheitlich Grundsätze und Maßstäbe für die Qualität und die Qualitätssicherung der ambulanten und stationären Pflege sowie für das Verfahren zur Durchführung von Qualitätsprüfungen. Sie arbeiten dabei mit dem Medizinischen Dienst der Spitzenverbände der Krankenkassen, den Verbänden der Pflegeberufe und den Verbänden der Behinderten eng zusammen. Die Vereinbarungen sind im Bundesanzeiger zu ver-

öffentlichen; sie sind für alle Pflegekassen und deren Verbände sowie für die zugelassenen Pflegeeinrichtungen unmittelbar verbindlich.

(2) Die zugelassenen Pflegeeinrichtungen sind verpflichtet, sich an Maßnahmen zur Qualitätssicherung zu beteiligen; bei stationärer Pflege erstreckt sich die Qualitätssicherung neben den allgemeinen Pflegeleistungen auch auf die Leistungen bei Unterkunft und Verpflegung (§ 87) sowie auf die Zusatzleistungen (§ 88). Die Pflegeeinrichtungen haben auf Verlangen der Landesverbände der Pflegekassen dem Medizinischen Dienst der Krankenversicherung oder den von den Landesverbänden bestellten Sachverständigen die Prüfung der Qualität ihrer Leistungen durch Einzelprüfungen, Stichproben und vergleichende Prüfungen zu ermöglichen. Die Prüfungen sind auf die Qualität der Pflege, der Versorgungsabläufe und der Pflegeergebnisse zu erstrecken. Für das Löschen der vom Medizinischen Dienst der Krankenversicherung erhobenen Daten gilt § 107 Abs. 1 Satz 1 Nr. 2 und Satz 2 entsprechend.

Es werden z. B. folgende Maßnahmen der Qualitätssicherung im Zusammenhang mit § 80 SGB XI vom Medizinischen Dienst der Krankenversicherung überprüft:

- Träger- und Pflegeleitbild
- Hauskonzept
- Pflegekonzept
- Pflegemodell
- Pflege- und Qualitätsstandards
- Qualitätszirkel
- Dokumentation
- Stellenplan
- Stellenbeschreibungen
- Dienstpläne
- Einarbeitungskonzept
- Fortbildungskonzept

Ziele der Qualitätssicherung

Die „Gemeinsamen Grundsätze und Maßstäbe zur Qualität und Qualitätssicherung einschließlich des Verfahrens zur Durchführung von Qualitätsprüfungen nach § 80 SGB XI in vollstationären Pflegeeinrichtungen vom 21. Oktober 1996" nennen die Ziele, die der Gesetzgeber mit dem § 80 SGB XI verfolgt:

- „Die Pflege und Versorgung in einer vollstationären Pflegeeinrichtung orientiert sich an einer menschenwürdigen Lebensqualität und Zufriedenheit des Bewohners. Unter besonderer Berücksichtigung der Biografie und bisherigen Lebensgewohnheiten trägt sie zur Befriedigung der körperlichen, geistigen, sozialen und seelischen Bedürfnisse des Bewohners bei und bietet Hilfestellung bei der Bewältigung von Lebenskrisen."
- „Die Gestaltung eines vom Bewohner als sinnvoll erlebten Alltags sowie die Teilnahme am sozialen und kulturellen Leben sind zu ermöglichen."

Im Rahmen der Biografie und der bisherigen Lebensgewohnheiten sowie im „sozialen Leben" finden die Angehörigen, z. B. Verwandte, Freunde, ehemalige Nachbarn und andere Bekannte selbstverständlich, wenn auch nicht ausdrücklich, ihren Platz.

4.2 Vom Leitbild bis zum Fortbildungskonzept

Die meisten der oben genannten qualitätssichernden Maßnahmen betreffen direkt oder indirekt die Situation und Belange der Angehörigen.

Durch die sorgfältige Beobachtung und Reflexion der Dienstleistungsprozesse werden Qualitätsverbesserungen trotz knapper Ressourcen möglich, z. B. auch hinsichtlich des Umgangs mit und bezüglich der Einbindung von Angehörigen.

Leitbilder

Leitbilder drücken zentrale Ziele, Werte und Normen der Einrichtung und ihrer Mitarbeiter aus. Sie können z. B. ethischer, sozialer oder wirtschaftlicher Natur sein:

- Wer ist die Einrichtung?
- Was macht die Einrichtung?
- Welche Ziele liegen ihrem Tun zugrunde?
- Wie will die Einrichtung ihre Ziele erreichen?
- Wie fügt sich die Einrichtung mit ihrem Wollen und Handeln in die Gesellschaft und in ihr Umfeld ein?

Sinn von Leitbildern ist die **Transparenz** der Leistungen der Träger, der einzelnen Häuser und der in ihnen geleisteten Pflege, Betreuung und sonstigen Dienstleistungen für die potenziellen oder jetzigen Bewohner und deren Angehörigen. Auch für potenzielle und gegenwärtige Mitarbeiter soll mit ihrer Hilfe **Erwartungsklarheit** erreicht werden. Ein Leitbild macht Aussagen darüber, was die Kunden bzw. Mitarbeiter zu erwarten haben sowie darüber, was z. B. der Träger, das Haus, die Pflege und Betreuung an Grundhaltungen und Zielen wiederum von ihnen erwartet. Dadurch schafft es Identität, fördert Sicherheit, Stabilität, Orientierung und Kontinuität sowie die Zusammenarbeit der Beteiligten.

Um diese Ziele erreichen zu können, müssen Leitbilder in die **Realität** umsetzbar sein und umgesetzt werden, sonst machen sich Frust und Enttäuschung sowie Demotivierung bei Kunden und Mitarbeitern breit. Manche Einrichtungen benennen die Angehörigen, ihre Integration und (globale) Maßnahmen zu ihrer Umsetzung – z. B. die Einladung oder Aufforderung, „am Heimleben aktiv teilzunehmen" – ausdrücklich in ihrem Leitbild. In anderen Häusern fallen Angehörige unausgesprochen unter den Sammelbegriff „Umfeld des Bewohners".

Zu den Leitbildern gehört das

- **Trägerleitbild:** gilt für alle Einrichtungen eines frei-gemeinnützigen, privaten und kommunalen Trägers
- **Pflegeleitbild:** macht Aussagen zu allgemeinen Pflege- und Betreuungszielen.

Beispiele für **Aussagen** im Pflegeleitbild:

- „Die Mitarbeiter beziehen die Wünsche der Bewohner und ihrer Angehörigen in ihre Arbeit ein."
- „Die Mitarbeiter unterstützen das Recht der Bewohner und ihrer Angehörigen auf umfassende Information, auf Mitwirkung und Mitentscheidung in ihren Belangen durch verschiedene Maßnahmen wie regelmäßige Gesprächsangebote unterschiedlicher Ausrichtung und Zusammensetzung."
- „Die Mitarbeiter unterstützen die Bewohner und ihre Angehörigen bei der Bewältigung von Schmerz, Leid und Sterben."

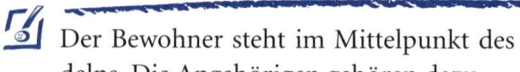

Der Bewohner steht im Mittelpunkt des pflegerischen Handelns. Die Angehörigen gehören dazu.

■ Hauskonzept

Das Hauskonzept entspricht einer **Leistungsdarstellung** des Hauses gegenüber den (potenziellen) Kunden und den gesetzlichen Instanzen. Insbesondere enthält es Angaben über

- das vorgehaltene Leistungsangebot und die dafür zu zahlenden Preise
- die räumliche und personelle Ausstattung
- Beratungsangebote
- Beteiligung an Qualitätssicherungsmaßnahmen
- das Pflegekonzept

Beispiele für **Aussagen** im Hauskonzept:

- „Der Umgang zwischen und mit den Bewohnern, Angehörigen und Mitarbeitern ist von Respekt der jeweiligen Person und Achtung der verschiedenen Bedürfnisse geprägt."
- „Zum Wohle der Bewohner und ihrer Angehörigen arbeiten die Mitarbeiter des Hauses interdisziplinär und bereichsübergreifend, z. B. in gemeinsam gestalteten Freizeitangeboten."

- „Die Strukturen in der Einrichtung und der Tagesablauf werden – soweit möglich – den individuellen Wünschen der Bewohner und ihrer Angehörigen angepasst (Essenszeiten, Aufsteh- und Zubettgehzeiten, aktivierende und unterhaltende Angebote)."
- „Als spezielle Angebote und Stärken der Einrichtung sind die häufigen kulturellen Veranstaltungen, die Gemeinwesenorientierung, eine intensive Angehörigenarbeit sowie Sterbebegleitung zu nennen."
- „Die Mitarbeiter der verschiedenen Bereiche sorgen für die Integration der Bewohner in das Leben in- und außerhalb der Einrichtung, z. B. durch Freizeit- und Therapieangebote, Einkaufsmöglichkeiten sowie Anschlüsse öffentlicher Verkehrsmittel auch mit dem Rollstuhl in erreichbarer Nähe. Wir begreifen Angehörige als wichtige Integrationshilfe und Normalisierung des Heimalltages für unsere Bewohner und möchten sie deswegen, so weit möglich, einbeziehen."

■ Pflegekonzept

Das Pflegekonzept ist Bestandteil des Hauskonzeptes der Einrichtung. Die Erstellung einer Pflegekonzeption hat zum Ziel, das angestrebte pflegerische und betreuerische **Qualitätsniveau** der Einrichtung sowie die notwendigen Rahmenvorgaben festzulegen, z. B. Aufgaben der an der Pflege beteiligten Berufsgruppen, personelle Voraussetzungen.

Das Konzept sollte zum Zweck der Werbung bzw. der externen und internen **Öffentlichkeitsarbeit** von der Einrichtung publik gemacht werden. Voraussetzung ist natürlich, dass das Konzept auch umgesetzt wird. Eine Übereinstimmung von Träger- und Pflegeleitbildern mit den Haus- und Pflegekonzepten muss bestehen.

Beispiele für **Aussagen** im Pflegekonzept:

- „Pflege und Betreuung findet in Gruppen mit fünf bis sieben Bewohnern pro Pflegekraft statt."
- „Die Mitarbeiter unterstützen die Bewohner in der Verrichtung der Aktivitäten sowie bei der Bewältigung der existenziellen Er-

fahrungen des täglichen Lebens (AEDL nach Monika Krohwinkel), sie arbeiten aktivierend und ressourcenerhaltend bzw. -fördernd."
- „Die Mitarbeiter beziehen die Angehörigen der Bewohner auf Wunsch in die Pflege und Betreuung der Bewohner ein."

Pflegemodelle

Pflegemodelle sind vereinfachte und anschauliche Darstellungen der gesamten **Pflegewirklichkeit** aus einer bestimmten Perspektive und sind deshalb zeit-, gesellschafts- und kulturabhängig. Sie beruhen jedoch auch auf wissenschaftlichen Erkenntnissen aus Medizin, Soziologie und Psychologie.

Die Altenpflege im deutschsprachigen Raum wird vor allem von den Pflegemodellen von **Liliane Juchli** (Aktivitäten des täglichen Lebens bzw. ATLs) und **Monika Krohwinkel** (Aktivitäten und existenzielle Erfahrungen des täglichen Lebens bzw. AEDLs) beeinflusst. Beide Pflegewissenschaftlerinnen betonen die Ganzheitlichkeit des Menschen und seinen lebenslangen Bezug auf den individuellen Lebenslauf und das eigene soziale Umfeld. Das schließt die Einbeziehung ihrer Angehörigen mit ein.

Nach Monika Krohwinkel beispielsweise umfassen die pflegerischen Grundziele folgende Aspekte:

- Fähigkeiten und Ressourcen erhalten
- Fähigkeiten und Ressourcen fördern
- Stabilisieren und Wiedererlangen von Autonomie und Wohlbefinden

Um mögliche **Ressourcen** des Pflegebedürftigen zu ergründen, sind Anamnese, Pflegeplanung und Dokumentation wichtige Hilfsmittel, auf die die Angehörigen in der Regel aufgrund ihrer Kenntnisse über und ihrer Erfahrungen mit dem Pflegebedürftigen einen großen Einfluss haben.

Bei einigen der AEDL bzw. ATL ist die Bedeutung von Angehörigen ohne weiteres nachvollziehbar, bei anderen weniger. Ist das Verhältnis zum Pflegebedürftigen gut, können Angehörige beruhigen, Trost spenden, Wärme und Vertrauen schenken. Ist das

Verhältnis hingegen schlecht und von Misstrauen geprägt, können Angehörige mit die Auslöser von psychischen und körperlichen Erkrankungen sein. Dieses zu erfassen und zu berücksichtigen, ist eine der Aufgaben der Mitarbeiter innerhalb der Pflege und Betreuung.

Die Pflege und Betreuung des Einzelnen ist individuell zu leisten unter Einbezug seiner Umgebung, der Bezugspersonen, der Lebensverhältnisse, der gesundheitlichen Situation sowie der persönlichen Fähigkeiten und Einschränkungen. Sollen diese – zunächst theoretischen – Ziele in die Praxis des Heimalltages erfolgreich umgesetzt werden, müssen die Angehörigen auch aus Gründen von **Zeit- und Personalmangel** einbezogen werden.

■ Qualitätszirkel

Qualitätszirkel sind Arbeitsgruppen innerhalb einer Einrichtung, die über einen begrenzten Zeitraum regelmäßig zusammenkommen, um Problemsituationen oder wichtige Themen, z. B. das Thema „Umgang mit Angehörigen der Bewohner", zu analysieren und **Lösungsstrategien** zu entwickeln und umzusetzen.

Es können Querschnittszirkel mit Teilnehmern aus verschiedenen Berufsgruppen gebildet werden oder es können **monodisziplinäre** Qualitätszirkel entstehen, bestehend z. B. aus den Pflegekräften des Hauses, wenn es um Themen geht, die nur sie betreffen. Angehörigenarbeit kann Thema von Querschnitts- und bzw. oder monodisziplinären Qualitätszirkeln sein: in der Pflege, in der Hauswirtschaft, in der Verwaltung, bei den verschiedenen Leitungskräften. Die Arbeit von Qualitätszirkeln kann in der Erstellung diverser Leitbilder, Konzepte sowie Standards münden.

> Informationsdefizite sind Folgen mangelhafter Qualitätssicherung. Ein geordnetes Besprechungswesen und eine sorgfältig geführte Pflegedokumentation beugen einem schlechten unprofessionellen Eindruck bei Angehörigen vor.

■ Pflegedokumentation

Nach dem SGB XI muss jede Pflegeeinrichtung sachgerecht und kontinuierlich ein **Pflegedokumentationssystem** führen. Dieses beinhaltet

- Pflegeanamnese
- Pflegeplanung
- Pflegebericht
- Angaben über durchgeführte Pflegeleistungen (Leistungsnachweis).

Aus den Unterlagen der Pflegedokumentation muss jederzeit der aktuelle Stand des **Pflegeprozesses** ablesbar sein. Zur Pflegeplanung wird im Gesetzestext ausgeführt: „Für jeden Bewohner ist eine individuelle Pflegeplanung unter Einbezug der Informationen des Bewohners, der Angehörigen oder anderer an der Pflege Beteiligter durchzuführen...."

Je größer die Pflegebedürftigkeit ist, je größer die kommunikativen und geistigen Probleme des (zukünftigen) Bewohners sind, desto mehr werden Angehörige bei der **Pflegeanamnese** eingebunden. Sie können den Mitarbeitern wertvolle Auskünfte geben. Bei der Pflegeplanung werden zurzeit nur in wenigen Heimen die Angehörigen systematisch einbezogen. Häufiger ist dieses der Fall, wenn spezielle Probleme auftreten, z. B. plötzliche gravierende **Verhaltensänderungen,** die sich die Mitarbeiter nicht erklären können und deren Ursachen sie im psychosozialen Bereich der Bewohner vermuten.

Bei Nahrungsverweigerung beispielsweise können Angehörige über Vorfälle wie dem Tod einer nahe stehenden Person des Bewohners Auskunft geben. Dieser Verhaltensänderung bzw. den ihnen zugrunde liegenden Gefühlen kann in einer gemeinsamen Pflegeplanung von Mitarbeitern und Angehörigen besser auf den Grund gegangen und einfühlsam begegnet werden.

■ Stellenplan

Die Stellenpläne sind in stationären Einrichtungen so zu erstellen, dass die Pflege- und Betreuungskräfte ihrer Aufgabe der Pflege,

Betreuung und Versorgung der Bewohner sach- und fachgerecht nachkommen können. Dafür schreibt die **Heimpersonalverordnung** einen 50 %igen Fachkräfteanteil vor. Dieser wird in sehr vielen Einrichtungen jedoch nicht erreicht. Häufig beträgt der Fachkräfteanteil kaum mehr als ein Drittel.

Die Anteile an **geringfügig Beschäftigten** bzw. der Fachkräfte haben Auswirkungen auf den Umgang mit Angehörigen. Geringfügig Beschäftigte bleiben für viele Angehörige „unpersönliche Gesichter". So kann sich keine von gegenseitigem Vertrauen geprägte Beziehung entwickeln.

Beschäftigte, die nur an ein bis zwei Tagen in der Woche im Wohnbereich arbeiten, bekommen darüber hinaus die Entwicklung der ihnen anvertrauten Bewohner nicht durchgängig mit. Demzufolge können sie nicht adäquat Auskunft geben auf Fragen von Angehörigen. Das kann auf beiden Seiten Frustrationen und Unzufriedenheit ergeben, der Ruf des Hauses leidet langfristig. Helfer und angelernte Kräfte können in der Pflegepraxis sehr gute Mitarbeiter sein, der theoretische Hintergrund, wie z. B. Kommunikation, Umgang mit Beschwerden, fehlt ihnen häufig.

■ *Stellenbeschreibungen*

Eine Stellenbeschreibung ist ein wichtiges **Organisations- und Führungsinstrument.** Sie gibt die Einordnung der Stelle in die Organisationsstruktur eines Unternehmens in schriftlicher, verbindlicher und einheitlicher Form wider. Die Stellenbeschreibung bietet eine verbindliche Abgrenzung des Handlungs- und Verantwortungsbereiches des Stellenträgers gegenüber anderen Bereichen und Funktionen. Damit bietet sie – besonders bei Antritt einer neuen Stelle – Orientierung und Sicherheit. Das Fehlen von Stellenbeschreibungen zieht Wissens-, Zeit- und Kompetenzverluste nach sich, die Arbeit erreicht nicht die Effektivität und Effizienz, die sie mit einer geeigneten Grundlage erlangen könnte. Dass der Umgang mit und der Einbezug von Angehörigen explizit Teil ihrer Stellenbeschreibungen ist, wissen viele – auch leitende – Mitarbeiter nicht.

Fallbeispiel

Stellenbeschreibung einer Pflegefachkraft

Stellenbezeichnung: Pflegefachkraft
Einsatzbereich: Heimintern und heimübergreifend
Instanzen: Vorgesetzte ist die jeweilige Leitung des Wohnbereichs

Ziele der Stelle:
- Die Kunden erwarten eine umfassende Pflege und Betreuung (s. Hauskonzeption)
- Die Mitarbeiter unseres Hauses arbeiten als Team zusammen und zwar ungeachtet der spezifischen Aufgabenstellung, z.B. als „Mitarbeiter im Begleitenden Dienst" oder „Pflegefachkraft"

Besondere Aufgaben der Pflegefachkraft:
- Eigenverantwortliche Erfüllung der anfallenden pflegerischen Betreuungsaufgaben
- Mitarbeit an der Erstellung und der bewohnergerechten Ausführung der Pflegeaufgaben, d.h. auch Anpassung vereinbarter Pflegetechniken und -ziele an die aktuellen Defizite bzw. Erwartungen der Bewohner
- Unterstützung des Pflegeteams, der Leitung und Überwachung der Gestaltung der Arbeitssituation auf dem Wohnbereich
- Zusammenarbeit mit dem „Begleitenden Dienst"

Bewohnerbezogene Aufgaben
- Mitarbeit bei der Erstellung von Pflegeplänen (somatische Pflege und psycho-soziale Betreuung) in Zusammenarbeit mit Ärzten, Seelsorgern und dem pflegerisch-therapeutischen Team auf dem Wohnbereich
- Körperpflege bzw. Hilfe bei der Körperpflege unter Beachtung der Regeln der aktivierenden Pflege bei Bewohnern aller Pflegestufen
- Beratung der Bewohner und ihrer Angehörigen hinsichtlich sozialer Fragen und Vermittlung in Konfliktsituationen (gilt für alle Mitarbeiter)
- Kontakthaltung zu Bewohnern durch Einzelbesuche und Gespräche (gilt für alle Mitarbeiter)
- Teilnahme an den Sitzungen des Heimparlamentes

Gemeinwesenorientierte Aufgaben
- Kontaktpflege zu Angehörigen der Bewohner
- Mitwirkung an der Öffentlichkeitsarbeit der Einrichtung, z.B. Veranstaltungen innerhalb und außerhalb des Hauses

Personalbezogene Aufgaben
- Zusammenarbeit mit Kollegen bei der Durchführung von pflegerischen und betreuerischen Aktivitäten
- Teilnahme an Teamgesprächen

Kommunikationsbild
Kontakte und Beziehungen zu:
- Bewohnern
- Angehörigen
- Ehrenamtlichen Mitarbeitern

Funktionelle Beziehung und Zusammenarbeit mit:
- Pflegedienstleitung
- Kollegen
- Ärzten, Seelsorgern oder anderen externen Stellen nach Rücksprache mit der Leitung

Besetzungsbild
Abgeschlossene Ausbildung in der Alten- oder Krankenpflege

Persönliche Eignung
- positive Einstellung zur Arbeit mit alten Menschen
- ausgeprägte Fähigkeit und Bereitschaft zur Kommunikation und Kooperation mit Bewohnern, Kollegen und Vorgesetzten
- Entscheidungsfreudigkeit und Verantwortungsbereitschaft
- Einfühlungsvermögen, pädagogisches Geschick und Fähigkeit, motivierend zu wirken
- Organisationstalent
- Bereitschaft zur ständigen und umfassenden eigenen Fortbildung
- Einsatzbereitschaft und persönliche Stabilität, d.h. insbesondere Ruhe, Ausgeglichenheit und zielorientierte Geduld im Umgang mit Bewohnern und Mitarbeitern
- Verschwiegenheit und Vertrauenswürdigkeit

(Quelle: Stiftung Haus „Zuflucht", Soltau, leicht abgewandelt)

Eine Stellenbeschreibung für **Mitarbeiter des Begleitenden Dienstes** deckt sich in großen Teilen mit der der Pflegefachkraft. Die „besonderen Aufgaben des Begleitenden Dienstes" sind auf tagesstrukturierende Maßnahmen, Orientierungsprogramme und anderes ausgerichtet. Entsprechend fallen die „bewohnerbezogenen Aufgaben" teilweise anders aus. Aber auch sie haben Berührungspunkte mit Angehörigen von Bewohnern, beispielsweise wenn diese sich über ausfallende Veranstaltungen beschweren oder z. B. bei Lesungen, Filmvorführungen, Diavorträgen, Sitztanz, Ausflügen dabei sind; Letzteres ist besonders in der Eingewöhnungsphase nicht ungewöhnlich.

Berührungspunkte mit Angehörigen weist auch die Arbeit von **Pflegedienst-, Hauswirtschafts- und Heimleitung** auf. Daher erscheinen Angehörigenkontakte auch in ihren Stellenbeschreibungen, z. B. in der folgenden Form:

- Sorge für Planung und Fortschreibung einer auf die Angehörigen der Bewohner abgestimmten Begleitung durch die Mitarbeiter aller Bereiche
- Vertretung des Pflegekonzeptes sowie seiner praktischen Umsetzung gegenüber den Angehörigen, z. B. Information, Erläuterung, Beschwerdemanagement
- Kommunikation und Kooperation mit Angehörigen der Bewohner
- Gemeinwesenarbeit allgemein

■ *Dienstpläne*

Die Dienstplanung hat zu gewährleisten, dass immer eine **Fachkraft** anwesend ist, die kompetent handeln, anleiten und Auskunft geben kann – gegenüber den Bewohnern, ihren Angehörigen, den übrigen Mitarbeitern und der Gesamteinrichtung. Ist dieses nicht der Fall, verstößt das nicht nur gegen gesetzliche Vorschriften, sondern lässt das Heim zudem schnell in einen zweifelhaften Ruf geraten: „Da ist nie jemand Ausgebildetes da, die wissen gar nicht, was sie tun; das ist Billig- und Verwahrpflege."

Ist der Dienstplan zu eng gerechnet, arbeiten die Mitarbeiter immer mit dem Besetzungsminimum (oder darunter), es kommt erstens zu **gefährlicher Pflege**, zweitens können Vorgesetzte dann nicht erwarten, dass die Pflegekräfte sich „auch noch" mit Fragen, die außerhalb der direkten Bewohnerbetreuung liegen, befassen, sich z. B. mit Fragen und Kritik von Angehörigen ruhig und sachgerecht auseinander setzen. Gespräche brauchen Zeit, Ruhe und Sicherheit.

■ Einarbeitungskonzept

Neue Mitarbeiter müssen wissen, „wo es langgeht". Diese – oder auch z. B. durch Krankheit oder Jahresurlaub lange Zeit abwesende Mitarbeiter – müssen also eingearbeitet werden. Grundsätzlich gilt: je geringer die Fachkenntnisse der neuen Mitarbeiter, desto länger wird die Einarbeitung dauern und desto wichtiger ist eine durchdachte Einarbeitung, die auch wirklich Orientierungs- und „Haltepunkte" bieten kann. Das Einarbeitungskonzept bietet den Rahmen, in der eine Einarbeitung stattfindet.

Bestandteile eines Einarbeitungskonzeptes
- Einsatz eines „**Paten**", der die Einarbeitung in den ersten zwei Wochen übernimmt und auch danach noch bevorzugt als Ansprechpartner zur Verfügung steht
- Freistellung des Paten und der einzuarbeitenden Person in der unmittelbaren Einarbeitungszeit
- Erläuterung der **räumlichen Bedingungen**, z. B. wo befinden sich Bewohnerzimmer, Dienstzimmer?
- Erläuterung der **zeitlichen Bedingungen**, z. B. wie sind die Dienstzeiten inklusive Pausenzeiten?
- Erläuterung der **personellen Bedingungen**, z. B. wer ist für was zuständig in der Gesamteinrichtung?
- Erläuterung der **organisatorischen Bedingungen**, z. B. nach welchen Pflege- und Betreuungsformen wird gearbeitet?
- Erläutert von Fragen, die mit Angehörigen zusammenhängen, z. B.
  - Welche regelmäßigen und unregelmäßigen Angebote gibt es im Haus und im eigenen Arbeitsbereich für Angehörige?
  - Wer organisiert bzw. leitet diese, wie ist insgesamt die Resonanz auf die Angebote?

- Welche Angehörigen sind in welchem Ausmaß in den Wohnbereichen, in die Pflege und Betreuung ihrer Familienmitglieder integriert?
- Wie wird mit Wünschen und Beschwerden von Angehörigen umgegangen?

Der Umgang mit den Angehörigen in den Einrichtungen ist unterschiedlich in ihrer Ausrichtung und Intensität. Insgesamt gilt: je hilfsbedürftiger die Bewohner sind, desto enger muss der Kontakt zwischen Einrichtung und Angehörigen gestaltet werden.

So werden in der Regel in gerontopsychiatrisch spezialisierten Häusern Angehörigen unterschiedliche **Gesprächsangebote** gemacht. Den unterschiedlichen Voraussetzungen entsprechend müssen die Einarbeitungskonzepte und die Bestandteile, die auf Angehörigenarbeit eingehen, **zielgruppenspezifisch** ausgerichtet sein. So kann beispielsweise die Einarbeitung in die Leitung einer Gesprächsgruppe für Angehörige von Alzheimererkrankten bedeuten, dass die vorgesehene Kraft zunächst einschlägige Fortbildungen (psychologisch in Gesprächsführung, fachlich zur Alzheimerspezifik) besucht. Sie wird von der jetzigen Leitung in die Methoden und die Gruppe eingeführt, nimmt zunächst einige Male als Co-Leitung teil und übernimmt dann ganz die Gruppe. Auf diese Weise entstehen Sicherheit für beide Seiten und Kontinuität in der Angehörigenarbeit.

■ *Fortbildung*

Fortbildung ist betriebliche Bildungsarbeit, die auf Sicherung geeigneter, ausreichend qualifizierter, in ihrem Beruf motiviert und engagiert arbeitender Menschen ausgerichtet ist.

Zur Erhebung des **Fortbildungsbedarfs** hinsichtlich der Angehörigenarbeit in der Einrichtung stellt die Pflegedienstleitung in Kooperation mit den Wohnbereichsleitungen sowie den Leitungen der Hauswirtschaft und des technischen Dienstes fest, welche Mitarbeiter in welcher Form an der Angehörigenarbeit teilnehmen sollen. Es folgt ein **Soll-Ist-Vergleich** hinsichtlich der Fähigkeiten und Fertigkeiten, die die Mitarbeiter der verschiedenen Arbeitsbereiche für eine erfolgreiche Angehörigenarbeit benötigen bzw. die sie schon vorweisen. Den Möglichkeiten entsprechend werden die Form und die Inhalte der Fortbildungsmaßnahmen geplant und organisiert.

Fortbildungsangebote mit Titeln wie „Umgang mit Angehörigen" oder „Beschwerdemanagement" haben unmittelbaren Bezug zum Thema. Aber auch Ausschreibungen wie „Sterbebegleitung", „Kommunikation in der Altenhilfeeinrichtung", „Pflegeplanung" oder „Pflege als heilsame Beziehung" haben Berührungspunkte mit der Angehörigenarbeit.

Erfolge der Fortbildungen (und der Multiplikation durch die Teilnehmer) können an verschiedenen Parametern gemessen werden, z. B.:

- Rückgang der Beschwerden von Angehörigen
- anerkennende und verständnisvolle Äußerung seitens der Angehörigen
- mehr Gesprächskontakte zwischen Angehörigen und Mitarbeitern
- zufriedenere Mitarbeiter

Die **Evaluation** kann über Abfragen des allgemeinen Eindrucks bei allen Beteiligten erfolgen, über schriftliche Befragungen, durch eigenes oder externes Personal – je nach den Möglichkeiten und Bedürfnissen der Einrichtung.

4.3 Verantwortung der Leitungskräfte

Fallbeispiel

Auf dem Wohnbereich gab es wiederholt massive Beschwerden einer Angehörigen wegen mangelnder Körperpflege bei ihrem Vater. Die Wohnbereichsleitung wird zur Heimleitung gerufen. Die Pflegedienstleitung ist ebenfalls da. Der Heimleiter will von der Wohnbereichsleiterin wissen, wie es zu diesen Zuständen kommen konnte. Die Pflegekraft verteidigt sich: die Vorwürfe träfen so nicht zu, der Bewohner sei nur zweimal erst am Nachmittag gewaschen worden und zwar mit seinem Einverständnis. Das wollte die Angehörige aber wohl nicht wahr haben. Diese komme sowieso immer mit allerlei Wünschen, die nicht zu realisieren seien. Der Heimleiter mahnt: Der gute Ruf des Hauses gerate in Gefahr, die Pflegekräfte müssten sich mehr anstrengen, ihre Arbeit besser organisieren. Die Wohnbereichsleiterin sagt nichts. Sie hat schon einige Male die Erfahrung gemacht, dass ihre Argumentation der Unterbesetzung nicht angenommen wird. Die Pflegedienstleitung sagt auch nichts, sie will lieber ihre Ruhe haben und nicht auch noch vom Chef angegriffen werden. Die Wohnbereichsleitung geht zurück an ihren Arbeitsplatz, erzählt den Kollegen empört und frustriert von der Besprechung. Alle sind sauer auf die beiden Leitungskräfte, die sie im Stich lassen, und machen ihren Dienst weiter wie gehabt.

In diesem Beispiel wird das Haus **autoritär** geführt. Den Mitarbeitern der verschiedenen Hierarchieebenen wird kaum Raum gewährt für eigenes Wollen, eigene Gedanken und Konzepte. „**Dienst nach Vorschrift**" und Stillstand ist die Folge. Der autoritäre Führungsstil lässt auch die Einbeziehung der Angehörigen nicht zu; sie wirken nur als zusätzlich fordernde, negative Faktoren im Arbeitsalltag der Pflegekräfte. Leitungskräfte sind **Vorbilder** für die nachgeordneten Mitarbeiter. Würde der Heimleiter offener und kooperativer leiten, hätten die Pflege- und Wohnbereichsleiterinnen sowie die übrigen Mitarbeiter mehr Mut, eigene Ideen zu entwickeln und zu äußern. Sie könnten kreativer und flexibler sein, was dem Haus gesamtwirtschaftlich nur nützen würde. Auch der Umgang mit den Angehörigen könnte dann anders aussehen:

Fallbeispiel
Heute erfolgt die sechswöchentliche Pflegeplanung für Herrn Lorrach. Herr Lorrach und seine Tochter sitzen auf Einladung der Pflegekräfte mit im Dienstzimmer des Wohnbereichs. Die Wohnbereichsleitung leitet die Besprechung soweit dies nötig ist. Herr Lorrach hat vor zwei Monaten einen Schlaganfall gehabt. Er war in der Klinik und anschließend zur Rehabilitation. Doch das Laufen mit dem Rollator fällt ihm immer noch schwer, außerdem ist er deprimiert über seine Verfassung. Die Mitarbeiter überlegen, wie sie ihn fachlich unterstützen können. Sie beschließen, dass jeden Tag jemand

aus der Frühschicht mit ihm eine Viertelstunde lang über den Flur gehen wird. Eine Ergotherapeutin kommt zusätzlich jeden Tag. Seine Tochter wird zudem alle zwei bis drei Tage nachmittags mit ihm gehen, wenn sie zu Besuch kommt. Sie will ihn weiterhin motivieren, wieder aktiv am Leben teilzunehmen, indem sie ihn mindestens einmal im Monat übers Wochenende mit zu sich nimmt.

In diesem Beispiel wird dem Bedürfnis der Angehörigen, „auch weiterhin wichtig zu sein", für das pflegebedürftige Familienmitglied und nach Eingebundensein in die Pflege berücksichtigt. Ähnliches gilt auch für die Behandlung der Mitarbeiter durch ihre Vorgesetzte, die Wohnbereichsleitung: Die Meinung aller ist wichtig, wird gehört, jeder hat Anteil an der **Entscheidungsfindung** – auch wenn manchmal am Ende die Stichentscheidung des Vorgesetzten stehen sollte. Dieser Leitungsstil ist **kooperativ,** Entscheidungen beruhen auf den fachlichen, „amtlichen" und persönlichen Kompetenzen und Autoritäten der Beteiligten. Beim ersten Beispiel war das nicht so: der Heimleiter fällt seine Entscheidung aufgrund seiner „amtlichen" Autorität, nicht weil er mehr Kenntnisse über die Arbeitsmöglichkeiten und -bedingungen auf dem Wohnbereich als die Wohnbereichs- bzw. Pflegedienstleitung hätte.

In beiden Beispielen werden die Qualitätsanforderungen, die auch an Leitungskräfte zu stellen sind – und denen sie sich selber stellen müssen, deutlich: hinsichtlich der eigenen Führungseigenschaften und Flexibilität, des Verlassens eingefahrener Gleise und der Entwicklung bzw. Arbeit mit neuen Konzepten, hinsichtlich der Personalauswahl und -förderung, z. B. Einstellung von motivierten Fachkräften, Organisation von Fortbildungen.

5

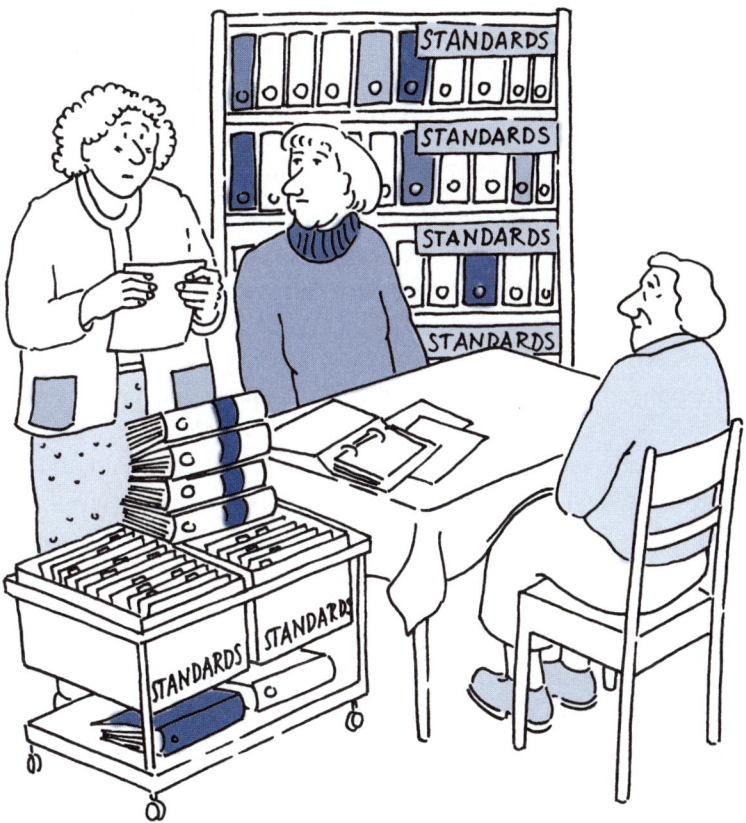

Angehörigenarbeit nach Standards

Fallbeispiel
Altenpflegerin Corinna Kahle kommt ins Zimmer von Frau Schmidt. Deren Sohn ist gerade zu Besuch. Frau Kahle verrichtet ihre pflegerische Arbeit. Beim Hinausgehen ruft ihr der Sohn hinterher „Ach, Schwester, hier könnte auch mal wieder geputzt werden!" und weist auf den Fernseher von Frau Schmidt, der mit einer feinen Staubschicht bedeckt ist. Corinna Kahle entgegnet, dass Staubwischen nicht ihr Job sei, er solle sich bei der Hauswirtschaft beschweren.
Sie verlässt den Raum und beklagt sich bei ihrer Kollegin über den – wiederholt – unfreundlichen Herrn Schmidt. Dieser ärgert sich über die „patzige und faule Schwester"; seine Mutter ist verwirrt und versucht die Schwester als „sonst sehr nett" zu verteidigen.

Oftmals zeigen Angehörige und Mitarbeiter wenig Verständnis füreinander. Schnell heißt es: „die sitzen immer nur und machen Pause" oder „der kommt viel zu selten, um seine Mutter zu besuchen". Beide Seiten meinen, die andere tue nicht genügend für den Bewohner, beide haben Ansprüche gegenüber dem Anderen.

■ Sorge um den Bewohner

Die Pflegekräfte sind diejenigen Mitarbeiter einer Einrichtung, denen die Angehörigen am häufigsten begegnen. Aber auch hauswirtschaftliche Kräfte, das Personal der Verwaltung und des technischen Dienstes sowie die Leitungskräfte (Pflegedienst-, Hauswirtschafts- und Heimleitung) haben innerhalb ihrer Tätigkeiten mit Angehörigen zu tun.

Alle beteiligten Gruppen bringen ihre ureigensten Bedürfnisse und Interessen mit (☞ Kap. 1). Der gemeinsame Nenner ist der Bewohner, ist die Sorge um ihn und die Arbeit an und mit ihm (**„Bewohnerarbeit"**). Die Angehörigen sind für die Bewohner von großer Bedeutung und müssen dieses entsprechend auch für die Professionellen in den Einrichtungen sein. Sie sind mehr oder minder häufig im Heim präsent, werden als Störenfriede oder als hilfreich, als nett oder unfreundlich empfunden: sie sind da und können nicht ignoriert werden.

Angehörigenarbeit mit **konzeptionellem Hintergrund** steuert die Begegnung von Angehörigen und Mitarbeitern.

■ Angehörigenarbeit

Angehörigen*arbeit* ist etwas anderes als die (zufällige) **„Begegnung mit Angehörigen"**; der Begriff meint Arbeit für, an und mit Angehörigen. Dazu zählen z. B.:

- Ausrichtung von Festen wie jahreszeitlichen Feiern, Geburtstage und Jubiläen
- Tage der offenen Tür
- Einrichtung einer öffentlichen Cafeteria oder einer anderen Begegnungsstätte
- Herausgabe von Broschüren und die Einbindung der Zielgruppen bei deren Erstellung
- Informations- und Diskussionsveranstaltungen (regelmäßige, unregelmäßige)
- Befragungen von Angehörigen, Bewohnern

Neben diesen Maßnahmen, die nach **außen,** in das örtliche Umfeld der Einrichtung gerichtet sind, bestehen spezifisch nach **innen** gerichtete Angebote für Angehörige (also Angebote, die nur für die Angehörigen der Bewohner gedacht sind, nicht für andere Teile der externen Öffentlichkeit):

- Einrichtung von Angehörigensprechzeiten auf den Wohnbereichen und bzw. oder bei den verschiedenen Leitungskräften
- Initiierung und Unterstützung von Angehörigenbeiräten (☞ 6.10)
- Einrichtung von Angehörigengruppen mit und ohne Beteiligung von Mitarbeitern (☞ Kap. 6)
- Maßnahmen der Einbeziehung von Angehörigen in Pflege- und Betreuungstätigkeiten
- Eingehen auf Wünsche, Kritik, Anregungen und Anfragen von Angehörigen

Angehörigenarbeit heißt einerseits, dass die Angehörigen (ein) Ziel der Arbeit der Einrichtungsmitarbeiter sind: sie arbeiteten **für** sie und „**an**" ihnen. Andererseits arbeiten die Mitarbeiter **mit** ihnen: ungleiches Wissen, ungleiche Tätigkeiten, ungleiche Rollen, aber gleichrangig und partnerschaftlich und einander unterstützend.

5.1 Merkmale standardisierter Angehörigenarbeit

Begegnungen wie die zwischen Corinna Kahle und dem Sohn von Frau Schmidt sind in Altenhilfeeeinrichtungen Alltag. Das heißt, sie sind voraussehbar. Absehbare Begegnungen sind (in einem gewissen Maße) planbar und in einen Standard zu „gießen".

Ein Standard bildet eine konkrete **Ausführungsbestimmung** des Haus- bzw. Pflegekonzeptes der Gesamteinrichtung bzw. der verschiedenen Einrichtungsbereiche in einer bestimmten Situation.

■ Angehörigenarbeit nach Standards

Angehörigenarbeit nach Standards bedeutet:

- nicht dem Zufall überlassen, ob ein gutes oder schlechtes oder nicht vorhandenes Verhältnis mit Angehörigen besteht
- Voraussetzungen für ein konstruktives Verhältnis schaffen
- allgemein gültige Verhaltensmaßregeln aufstellen und befolgen
- bewusst planen und handeln
- theoretisches Hintergrundwissen in die Praxis einbauen – Austausch und Kooperation von Theorie und Praxis bzw. Soll und Ist

Standardisierte Angehörigenarbeit ist das Gegenteil von zufälliger, ungeplanter Angehörigen-Begegnung. Arbeiten nach einem Standard heißt geplant, mit Voraus-Sehung, vorbereitet, organisiert und strukturiert arbeiten. Standards enthalten die mit ihnen verknüpften Wertvorstellungen der bearbeitenden Gruppe in Bezug auf ihre Arbeit. Sie werden schriftlich niedergelegt und sind für alle einsehbar.

■ Was sind Standards?

Der Begriff Standard beschreibt ein gemeinsam bestimmtes Zielniveau der Arbeit einer Gruppe in einem bestimmten Themenbereich, z. B. die Arbeit der Pflegekräfte mit den Angehörigen ihrer Bewohner. Standards stellen gültige und für alle verbindliche **Definitionen** der Pflege- und Betreuungsqualität dar. Es wird unterschieden zwischen

- **Universalstandards,** z. B. ethische Richtlinien, die sich im Hauskonzept niederschlagen können
- **Richtlinienstandards,** z. B. gesetzlich vorgegebene Rahmenbedingungen (☞ § 80 SGB XI sowie Kap. 4)
- **allgemeine Standards,** z. B. typische Pflegesituationen
- **spezielle Standards,** z. B. Aussagen zur ausgehandelten Pflege (MDK)

Aufgrund der großen Bandbreite ihrer Bedeutung und Anwendungsmöglichkeiten können Standards zur Angehörigenarbeit als „**Querschnittstandard**" bezeichnet werden.

Standards werden vorgegeben oder von den Einrichtungen selbst entwickelt. Die daran Mitwirkenden sind variabel: je nach Ausrichtung können Pflegekräfte, hauswirtschaftliche und andere Mitarbeiter, Leitungskräfte, Angehörige oder Bewohner oder eine „Abordnung" von allen an ihrer Entwicklung teilnehmen.

■ Vorteile von Standards

Die Erstellung von Standards ist kein Selbstzweck, sondern soll Vorteile für alle Beteiligten bringen. Diese Vorteile (☞ 4.2, 4.3) sind:

- Steigerung der Pflege- und Betreuungsqualität
- Vereinheitlichung und Vereinfachung der Arbeit – individuell ausgerichtet
- Kontinuität der Arbeit
- Selbstbewusstsein der Beteiligten durch Handlungssicherheit: ein Standard gibt spezifische Informationen zu Alltagsproblemen
- Nachweisbarkeit geleisteter Arbeit
- Reduzierung der Arbeitsbelastungen durch durchdachtes und gezieltes Arbeiten
- effektives und effizientes Arbeiten durch gezielten Einsatz von Mitteln und Techniken
- Unterstützung der Gesamtleistungen einer Einrichtung innerhalb der Qualitätssicherung

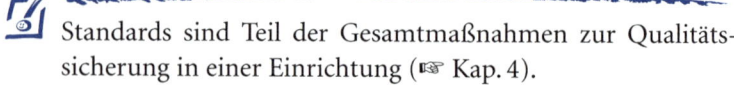

Standards sind Teil der Gesamtmaßnahmen zur Qualitätssicherung in einer Einrichtung (☞ Kap. 4).

■ *Kriterien für Standards*

Standards müssen beobachtbar, erreichbar und messbar sein. Um dieses zu gewährleisten, werden Kriterien festgelegt. Diese beziehen sich auf die Strukturen, innerhalb derer die Arbeit stattfindet, auf prozessuale Faktoren der Angehörigenarbeit sowie auf deren Ergebnisse. Die Kriterien enthalten:

- **Strukturkriterien:** Diese enthalten Aussagen darüber, welche Voraussetzungen (Organisation, Strukturen, Ausstattung) gegeben sein müssen, um das angestrebte Qualitätsniveau in der Angehörigenarbeit erreichen zu können.
- **Prozesskriterien:** Welche Handlungen sind notwendig, um das angestrebte Niveau zu erreichen? Hierzu zählen Handlungsabläufe, Verhaltenstechniken, Methoden, Informationswege, Dokumentation, Maßnahmen zur Freisetzung von Ressourcen und zur Kompetenzförderung im Umgang mit Angehörigen.

- **Ergebniskriterien:** Welche Wirkungen soll die Maßnahme zeigen? Ziel kann die Reduzierung der Beschwerden von Angehörigen im Pflegebereich um die Hälfte innerhalb eines Jahres sein.

5.1.1 Standard „Gesprächsführung mit Angehörigen in alltäglichen Situationen im Wohnbereich"

Die Gesprächsführung mit Angehörigen ist ein elementarer Bestandteil der gesamten Angehörigenarbeit in einer Einrichtung. Die Aktivität von Mitarbeitern (und Angehörigen) besteht in der Führung eines – geordneten – Gespräches.

Ziel des Gespräches ist es, dass der Angehörige durch ein Interesse an seinen Fragen und Wünschen zufrieden gestellt wird, sich in der Einrichtung wohl fühlt und die Voraussetzungen dafür geschaffen werden, dass er sich in den Betreuungs- und Wohnbereichsalltag konstruktiv einbringen kann. Weiteres Ziel ist die umfassende Information des Mitarbeiters, um die Qualität seiner Arbeit mit dem Bewohner zu verbessern. Seine Arbeitszufriedenheit soll ebenfalls gesteigert werden. Ein diesbezüglicher Standard enthält die folgenden Kriterien.

■ *Strukturkriterien*

- Ruhiger Ort mit angenehmer Gesprächsatmosphäre, keine Unterbrechungen
- Möglichkeiten, Gespräche im laufenden Schichtbetrieb zu führen (Personal- und Zeitplanung)
- Materialien, um Gesprächsverläufe und -ergebnisse aufzuzeichnen (Dokumentation)
- Kompetenz der Mitarbeiter durch eine angemessene Aus- und Fortbildung, die notwendigen Informationsgrundlagen sowie durch ihnen eingeräumten Befugnisse
- Bestand von schriftlich niedergelegten Kooperationsgrundsätzen und Kommunikationswegen (Organigramm) zwischen den Mitarbeitern der verschiedenen Bereiche, die mit Angehörigen in Kontakt kommen; diese sind allen Mitarbeitern bekannt

- Einbettung der Angehörigenarbeit in ein Haus- bzw. Pflege- und Betreuungskonzept (☞ 4.2)

■ *Prozesskriterien*

- Mitarbeiter informiert Angehörige bei Heimaufnahme ihres Familienmitgliedes über die sie betreffenden Kommunikationsgepflogenheiten und die Anwendung eines entsprechenden Standards in der Einrichtung und fordert dazu auf, sich bei Fragen, Wünschen und Kritik möglichst bald an die zu benennende zuständige Kraft zu wenden.
- Mitarbeiter steht auf Anfrage der Angehörigen zu einem Gespräch zur Verfügung bzw. er spricht sie an, wenn ein Bedarf dazu besteht oder vermutet wird.
- Mitarbeiter stellt sich mit Namen und Funktion vor (soweit dies den Angehörigen nicht bekannt ist).
- Mitarbeiter leitet die Angehörigen bei Bedarf an andere Zuständige weiter.
- Mitarbeiter beschließt zusammen mit dem Angehörigen, ob das Gespräch jetzt geführt bzw. fortgesetzt werden soll (kann) oder später und wo.
- Mitarbeiter nutzt Möglichkeiten der Atmosphärengestaltung, indem er z. B. einen entsprechenden Gesprächsort vorschlägt oder Rituale wie das anfängliche Angebot von Kaffee oder Tee anwendet.
- Mitarbeiter kennt die Grundregeln der Kommunikation und beachtet sie (☞ Kap. 2). Das heißt unter anderem, dass er die Äußerungen des Angehörigen anhört, ihn aussprechen lässt, seine Beweggründe zu ergründen versucht und diese akzeptiert; er geht z. B. mit Informationen auf den Angehörigen ein und erwartet das umgekehrt auch von ihm.
- Mitarbeiter leitet Informationen und offene Fragen an andere Zuständige weiter (Kollegen, Vorgesetzte, Mitarbeiter anderer Bereiche).
- Mitarbeiter fertigt eine Gesprächsnotiz für die Bewohnerakte an.

Ergebniskriterien

- Gespräch findet zeitnah statt, damit Fragen, Probleme oder Konflikte sich nicht über einen längeren Zeitraum entwickeln und dabei vergrößern.
- Mitarbeiter erhält ein umfassendes Bild der Situation des Angehörigen; er geht zufrieden aus der Gesprächssituation heraus.
- Angehöriger erhält eine umfassende Beantwortung seiner Fragen; er ist zufrieden.

5.1.2 Standard „Begleitung von Angehörigen im Sterbeprozess des Bewohners"

Der Sterbeprozess des Bewohners bedeutet auch für seine Angehörigen eine **Krise:** viele Sterbende haben ein starkes Bedürfnis nach Zwie- und Aussprache, nach Gesprächen über den Sinn ihres Lebens und ihres Todes, über die gelungenen und die misslungenen Ereignisse in ihrem Leben. Diese Themen sind eng mit den Angehörigen, d. h. den Söhnen, Töchtern und Ehegatten, verbunden.

Sterbeprozess als Krise für Bewohner und Angehörige

Angehörige sind also selbst Betroffene, oft ohne einen schützenden inneren Abstand wie ihn die Pflegekräfte in der Regel haben. Und für viele von ihnen ist das Sterben dieses Familienmitgliedes die erste Begegnung mit dem Tod eines nahe stehenden Menschen überhaupt. Vater oder die Mutter werden bald der erste Tote sein, den man sieht, den man eventuell sogar anfassen soll.

Beim Sterbeprozess des Bewohners handelt es sich demnach für die Angehörigen um eine stark **angstbesetzte Situation,** weil

- dieses Geschehen sie selbst betrifft
- sie sich dem Sterben und Leiden hilflos ausgesetzt fühlen
- die Situation neu und unvertraut ist
- Sterben und Tod mit gesellschaftlichen Tabus besetzt sind und in vielen Familien darüber bislang nicht gesprochen wurde
- sie nicht wissen, was sie tun sollen

- jetzt sichtlich die letzte Möglichkeit gekommen ist, vergangene Fehler beider Seiten anzusprechen und damit aus dem Weg zu räumen, um sich zu versöhnen. Und eigentlich wollen alle Menschen, die Sterbenden und die Angehörigen, im Einverständnis auseinander gehen.

Manchmal kann man auch nichts mehr besprechen, weil der Sterbende körperlich oder geistig dazu nicht mehr in der Lage ist. Dann bleiben nur noch „Einbahnstraßen"-Gespräche oder das schweigende Beieinandersitzen, um die Hand des anderen zu halten. In vielen Familien war das zeitlebens nicht üblich, wie sollen es die Angehörigen jetzt hinbekommen? Und würden das die Sterbenden denn auch wollen? Die Angehörigen können ihn nicht mehr fragen (meinen sie zumindest), **Hilflosigkeit** breitet sich aus. Bei relativ vielen Angehörigen führt das dazu, dass sie gerade in der Sterbephase den Bewohner meiden und erst wieder kommen, „wenn es vorbei ist." Was viele Pflegekräfte – oft vernehmlich – kritisieren: weil sie es moralisch nicht in Ordnung finden, weil sie selbst nun stellvertretend die Sterbebegleitung übernehmen sollen und ihnen die (persönlichen, zeitlichen) Kapazitäten fehlen.

Die meiste Begleitung durch Mitarbeiter benötigen in der Regel die Kinder des Sterbenden. Ist noch ein Ehegatte da, hat dieser aufgrund des engen früheren Zusammenlebens meist weniger Ängste, sich den Fragen zu stellen oder selbst welche zu stellen und die Begleitung zu übernehmen, es wird als moralische Pflicht und Selbstverständlichkeit gesehen.

■ *Situation der Pflegekräfte*

Auch die Pflegekräfte als die unmittelbaren Betreuer des Sterbenden sind nicht frei von **Ängsten**: der häufig mit langem Leiden verbundene Sterbeprozess des Bewohners ruft Gedanken an die **eigene Sterblichkeit** und die möglichen Umstände des eigenen Todes wach, der Bewohner bedrängt sie mit existenziellen Fragen, die

5.1 Merkmale standardisierter Angehörigenarbeit

Angehörigen reagieren häufig hilflos, aggressiv, regressiv und leiten Gefühle, die ihnen selbst oder ihrem Familienmitglied gelten, auf die Mitarbeiter ab.

Die Mitarbeiter können sich jedoch besser auf die Sterbesituation vorbereiten und sie sollten dies auch im Interesse des Sterbenden, dessen Angehörigen und in ihrem eigenen Interesse tun, weil sie auch immer wieder damit konfrontiert werden. Ausgangsüberlegung ist, dass sich der Sterbende lebenslang mit seinen nahen Angehörigen verbunden gefühlt hat – entweder größtenteils positiv oder negativ, entweder nur innerlich oder äußerlich und innerlich. Wie auch immer das Verhältnis geartet gewesen sein mag, gleichgültig wird man einander kaum gewesen sein. **Sterbebegleitung** im Heim kann dazu beitragen, den Beteiligten die Gelegenheit zu geben, noch offene Fragen („alte Rechnungen") anzusprechen und zu klären. Deswegen sind die Angehörigen die „erste Wahl" für die Sterbebegleitung.

Begleitung durch die Mitarbeiter heißt also vor allem Begleitung und Befähigung der Angehörigen zu deren Sterbebegleitung des alten Vaters oder der alten Mutter. Dazu können so genannte Sterbebegleitungs- oder „Hospizhelfer"-Kurse und Standards für das Verhalten in der Altenhilfeeinrichtung hilfreich sein.

■ Sterbebegleitungs- oder Hospizhelfer-Kurse

Sinn von Kursen zum Thema Sterbebegleitung oder Hospiz ist die **Sensibilisierung** der Teilnehmer für das Thema Sterben und Tod und ihre Befähigung zu einem hilfreichen Umgang mit Sterbenden und deren Angehörigen. In den Veranstaltungen werden in einem zeitlichen Umfang von etwa 15 bis 20 Stunden Themen behandelt wie

- eigene Sterblichkeit
- Gesprächsführung

- Wahrnehmung
- physische und psychische Bedürfnisse des Kranken und Sterbenden (Schmerztherapie)
- Bedürfnisse des Helfers und seine Kraftquellen
- Rolle des Helfers im sozialen Umfeld des Kranken bzw. Sterbenden
- geistliche Bedürfnisse des Kranken bzw. Sterbenden
- Umgang mit Angehörigen
- Trauerarbeit

■ Wünsche der Bewohner

Längst nicht alle Angehörigen benötigen eine intensive Begleitung und Hilfestellung durch die Mitarbeiter. In vielen Familien sind die Beziehungen intakt, sodass die Begleitung durch Unterstützungsmaßnahmen wie dem Angebot, im Heim an den Mahlzeiten teilzunehmen oder dort zu übernachten, völlig ausreicht. Grundsätzlich bestimmen der Bewohner und seine Angehörigen den Sterbeprozess bzw. die Sterbebegleitung. Es gelten ihre Wünsche und nicht die Vorstellungen der Mitarbeiter oder die eines Fortbildungskurses. Aber die Mitarbeiter können unterstützend und informierend, begleitend und unterstützend „da sein": die Pflegekräfte für die Bewohner und Angehörigen, die Vorgesetzten für die Pflegekräfte.

■ Es lohnt sich

Auch wenn Sterbebegleitung eine kurzfristig flexible und personell ausgedehnte Dienstplanung erfordert, ist sie für die Einrichtung lohnend: die Kunden sind zufriedener und teilen dieses durch Mund-zu-Mund-Propaganda anderen potenziellen Bewohnern und Angehörigen mit. Die Mitarbeiter fühlen sich von ihren Vorgesetzten unterstützt, sind weniger belastet und damit arbeitsfähiger. Andere Bewohner wissen, wenn sie dereinst selbst sterben, werden sie ähnlich gut begleitet und können dieser Phase ruhiger entgegensehen. Auch sie werden dann tendenziell weniger Arbeits-

und Nervenaufwand erfordern, weil sie weniger ängstlich oder aggressiv sein werden.

Tipps für die Praxis

- Angehörige moralisch nicht verurteilen, wenn sie sich aus der Sterbebegleitung zurückziehen
- Anschuldigungen von Angehörigen nicht persönlich nehmen, sondern als Ausdruck ungelöster Konflikte bewerten, dabei immer ein offenes Gespräch anbieten
- Im Besonderen den Kindern des Sterbenden Unterstützung anbieten
- Sich auf bereits zu erwartende Sterbesituationen ausreichend vorbereiten
- Sterbebegleitungs- und Hospizseminare besuchen
- Externe ehrenamtliche Sterbebegleiter nicht als Konkurrenz wahrnehmen, sondern ergänzend unterstützen
- Angehörige informieren und begleiten, nicht bevormunden
- Sterbebegleitung in der Dienstplanung berücksichtigen

■ Strukturkriterien

- Sterbebegleitung wird in das Haus- bzw. Pflege- und Betreuungskonzept eingebettet.
- Das Bewohnerzimmer kann im Sterbeprozess alleine genutzt werden, es weist eine angenehme, vom Bewohner gestaltete Ausstattung und Atmosphäre auf.
- Es steht ein Gästezimmer zur Verfügung.
- Es gibt Rituale rund um das Sterben im Heim, z. B. Kerze im Zimmer, Duftlampe, leise, angenehme Musik, Gebete für den Sterbenden im Gottesdienst, gemeinsame Aussegnung, Abschiedsraum. Diese sind allen bekannt, ihre Anwendung erfolgt auf Wunsch.
- Es besteht die Möglichkeit, Sterbebegleitung im laufenden Schichtbetrieb durchzuführen (Dienst- und Zeitplanung).
- Sterbebegleitung hat in der akuten Situation ausdrücklich Vorrang für die Pflegekräfte und die sie unterstützenden Leitungskräfte.

■ *Prozesskriterien*

- In Informationsbroschüren und in Erst- und Heimaufnahmegesprächen wird den Bewohnern und ihren Angehörigen das Leitbild und die Konzeption der Einrichtung bzw. Wohnbereiche hinsichtlich der Sterbebegleitung erläutert.
- In Bewerbungsgesprächen wird den zukünftigen Pflegekräften das Leitbild und die Konzeption der Einrichtung bzw. Wohnbereiche hinsichtlich der Sterbebegleitung erläutert.
- Mitarbeiter stehen auf Anfrage des Bewohners oder seiner Angehörigen zu Informationen und Gesprächen über Sterben und Tod bzw. die individuelle Sterbebegleitung zur Verfügung bzw. sie sprechen diese behutsam an, wenn sie einen Gesprächsbedarf vermuten.
- Alle Mitarbeiter absolvieren Kurse in Sterbebegleitung; diese werden innerhalb der Fortbildungen der Einrichtung angeboten. Ihre Inhalte werden bei Bedarf und so weit möglich an die Angehörigen weitergegeben.
- Pflegedienstleitung, Wohnbereichsleitung und Pflegekräfte machen Angehörige behutsam auf die Möglichkeit aufmerksam, ihrerseits im Vorfeld des Sterbeprozesses an solchen Kursen teilzunehmen. Gelegenheit zu diesem Angebot bietet beispielsweise die Frage nach einem bevorzugten Bestattungsunternehmen in vielen Heimaufnahmeformularen.
- Die Mitarbeiter kennen die Grundregeln der Kommunikation und beachten sie (☞ Kap. 2). Das heißt unter anderem, dass sie die Äußerungen des Angehörigen anhören, ihn aussprechen lassen, seine Beweggründe zu ergründen versuchen und diese akzeptieren.
- Mitarbeiter leiten Informationen und offene Fragen an andere Zuständige weiter (Kollegen, Vorgesetzte, Mitarbeiter anderer Bereiche) und dokumentieren diese.
- Mitarbeiter unterstützen die Angehörigen bei der Sterbebegleitung, z. B. durch
  - Übernachtungsmöglichkeiten im Bewohnerzimmer oder in einem Gästezimmer
  - Angebot, im Heim zu essen und zu trinken

- Anbieten von Ritualen
- logistische und organisatorische Unterstützung, z. B. auf Wunsch vorübergehende Verlegung des Mitbewohners in ein anderes Zimmer, für Ungestörtheit sorgen, Angebote von Informationen zum Bestattungsprozedere.
• Dienstplanung in der eigentlichen Sterbephase wird flexibel gehandhabt, d. h. es werden zusätzliche Zeiten personell eingeplant.

■ *Ergebniskriterien*

• Der Bewohner bestimmt sein Sterben weitestgehend selbst, seine Wünsche haben Priorität, nicht das Kurswissen oder die Wünsche der Angehörigen oder der Mitarbeiter.
• Der Sterbende und seine Angehörigen können für sie wichtige Angelegenheiten und Fragen ordnen und ansprechen.
• Angehörige übernehmen den größten Teil der Sterbebegleitung.
• Mitarbeiter unterstützen und entlasten die Angehörigen bei der Sterbebegleitung.
• Dem Sterbenden und seinen Angehörigen sind die Sterberituale im Haus bekannt, sie können sich auf Wunsch ihrer „bedienen".
• Der Sterbende, seine Angehörigen und die Mitarbeiter sind mit der Begleitung zufrieden, sie unterstützen sich gegenseitig, niemand fühlt sich überlastet oder allein gelassen.
• Der Arbeitsablauf im Wohnbereich bleibt gewährleistet, andere Bewohner werden höchstens zeitweise, im kleinen Ausmaß und mit ihrem Einverständnis beeinträchtigt.

5.1.3 Standard „Einbeziehung von Angehörigen in die direkte Pflege ihres Familienmitgliedes"

Viele Angehörige haben ihr Familienmitglied lange Zeit in der eigenen Häuslichkeit gepflegt und darin ein beträchtliches **Expertentum** entwickelt. Oftmals möchten beide Teile nach dem Heimeinzug diese Pflege in Teilen beibehalten. Dieses ist besonders bei Ehepaaren der Fall. Manchmal bedarf es auch der **Ermutigung** durch die Mitarbeiter, damit Angehörige pflegerische Tätigkeiten übernehmen können und wollen – wenn z. B. der Bewohner ein „mehr Kümmern" in dieser Form möchte, aber Übersetzungshilfen und Anleitung durch die Pflegekräfte benötigt werden.

Die Mitarbeit der Angehörigen – beispielsweise beim Essen anreichen oder der kleinen Abendtoilette – kann durchaus im Sinne der Pflegekräfte sein, wenn die Pflege fachgerecht durchgeführt wird. Dazu kann der Umgang mit den pflegenden Angehörigen nach dem folgenden Standard verhelfen.

Tipps für die Praxis

▶ Angehörige ermutigen, pflegerische Tätigkeiten zu übernehmen
▶ Fachgerechte Anleitung geben

Strukturkriterien

- Die Möglichkeit für die Angehörigen, an der direkten Pflege teilzunehmen, ist in der Pflegekonzeption vermerkt und allen – Bewohnern, Angehörigen und Mitarbeitern – bekannt.
- Die Dienst-, Zeit- und Fortbildungsplanung berücksichtigt die Anleitung pflegender Angehöriger.
- Es besteht die Möglichkeit, im laufenden Schichtbetrieb pflegende Angehörige anzuleiten.
- Mitarbeiter sind kompetent im Umgang und der Anleitung pflegender Angehöriger (☞ Kap. 2).
- Angehörige nehmen grundsätzlich an der Pflegeplanung teil.

Prozesskriterien

- Bei Erst- und Heimaufnahmegesprächen werden die Angehörigen über die Möglichkeit der Teilnahme an der direkten Pflege informiert und dazu eingeladen.
- Pflegenden Angehörigen werden die Pflegestandards zur Verfügung gestellt und erläutert.
- Pflegekräfte leiten die Angehörigen auf Wunsch in der direkten Pflege an; in regelmäßigen Abständen und nach Information der

Angehörigen überprüfen sie behutsam die Qualität der Durchführung.
- Pflegekräfte stehen den pflegenden Angehörigen jederzeit bzw. nach Absprache für Informationen und Gespräche zur Verfügung.
- Mitarbeiter beachten in Gesprächen und der Anleitung die Regeln der Kommunikation (☞ Kap. 2).
- Pflegekräfte laden die pflegenden Angehörigen zur regelmäßigen gemeinsamen Pflegeplanung ein.
- Mitarbeiter achten auf die Dokumentation der durch die Angehörigen durchgeführten pflegerischen Tätigkeiten.

■ Ergebniskriterien

- Ein „Bruch" in der Pflege des Bewohners wird bei dessen Heimeinzug vermieden, eine kontinuierliche Betreuung gewährleistet, der Übergang in die stationäre Pflege psychisch erleichtert.
- Die Pflege des Bewohners wird fachgerecht durchgeführt.
- Der Bewohner fühlt sich wohl.
- Pflegende Angehörige fühlen sich anerkannt und ins Heimleben integriert.
- Pflegekräfte fühlen sich durch die Angehörigen entlastet.
- Pflege findet gemeinsam und zur allseitigen Zufriedenheit statt.

5.1.4 Standard „Einbeziehung von Angehörigen in außerhäusliche Aktivitäten"

Ausflüge – sei es in den Zoo oder zu einem Theaterbesuch – sind für die Bewohner wichtige und wertvolle Unterbrechungen des Heimalltags. Ein die Angehörigen einbeziehender Standard zum Thema kann wie folgt aussehen:

■ Strukturkriterien

- Angehörigenarbeit ist im Haus- bzw. Pflege- und Betreuungskonzept eingebettet.

- Mitarbeiter sind kompetent im Umgang mit Angehörigen, es gibt ein entsprechendes Angebot an Fortbildung und Unterstützungsmaßnahmen.
- Zeitliche und personalplanerische Möglichkeiten für Ausflüge mit Bewohnern sind gegeben.
- Versicherungsrechtliche Fragen sind abgeklärt.

Prozesskriterien

- Bei der Heimaufnahme ihres Familienmitgliedes werden die Angehörigen über die Erwartung der Einrichtung aufgeklärt, dass sie die Verantwortung für den Betreuungsbedürftigen nicht „an der Haustür abgeben", sondern dass sie sich weiterhin in einem gewissen Rahmen beteiligen.
- Mitarbeiter informieren alle Angehörigen frühzeitig über geplante Ausflüge, z. B. durch Aushang am „schwarzen Brett" des Wohnbereichs.
- Mitarbeiter klären unter sich, welche Angehörigen gezielt um Mitwirkung gefragt werden sollen, sprechen diese Angehörigen an und begründen ihr Anliegen, z. B. spezielle Bewohnerinteressen, spezifische Kenntnisse des Angehörigen.
- Aufgabenverteilung wird im Vorfeld des Ausfluges zwischen Mitarbeitern und mitwirkenden Angehörigen abgesprochen und in der Praxis durchgeführt.
- Es findet eine gemeinsame „Nachlese" des Ausfluges statt.
- Mitarbeiter bzw. die Einrichtung honorieren die Mitwirkung der Angehörigen, z. B. durch Danksagung, Einladungen zum gemeinsamen Kaffeetrinken.

Ergebniskriterien

- Mitarbeiter erfahren Unterstützung von Seiten der Angehörigen.
- Angehörige sind in das Geschehen im Wohnbereich besser integriert; sie wissen um die Leistung der Mitarbeiter und erkennen diese an.
- Zufriedenheit von Angehörigen und Mitarbeitern steigert sich.

- Möglichkeiten der Einrichtung, außerhäusliche Aktivitäten mit den Bewohnern durchzuführen, erweitern sich.

 Zwischen den verschiedenen Standards bestehen Ähnlichkeiten und Überschneidungen. Ein weiterer Standard muss nicht jedes Mal ganz neu geschaffen werden, es können Teile „verwandter" Standards und Abwandlungen übernommen werden.

5.1.5 Kriterien brauchen Kriterien

Die zu verwendenden Kriterien müssen bestimmte Bedingungen erfüllen, um in der Praxis hilfreich zu sein. Sie können nach den so genannten „**RUMBA-Regeln**" überprüft werden. Kriterien müssen

- **R**elevant sein, d. h. zu diesem Thema gehören
- **U**nderstandable, d. h. für alle Beteiligten verständlich sein
- **M**easurable, d. h. messbar, objektivierbar sein
- **B**ehavioral, d. h. wahrnehmbares Verhalten ausdrücken
- **A**ttainable, d. h. innerhalb des Arbeitsbereiches bzw. den beruflichen Anforderungen erreichbar sein.

 Gute strukturelle plus gute prozessuale Bedingungen gleich **gute** Aussicht auf Erfolg. Schlechte strukturelle plus schlechte prozessuale Bedingungen gleich **schlechte** Erfolgsaussichten.

Um herauszufinden, ob in der Einrichtung bzw. im jeweiligen Arbeitsbereich die Kriterien erfüllt werden oder erfüllbar wären, ist die Beantwortung folgender Fragen – bezogen auf den dargestellten Standard „Gesprächsführung mit Angehörigen in alltäglichen Situationen im Wohnbereich" – hilfreich:

Strukturkriterien	Ja	Nein
Ist ein Raum zur Gesprächsführung vorhanden?		
Hat dieser Raum eine förderliche Ausstattung (Atmosphäre)?		
Gibt es genügend Personal, um Gespräche führen zu können?		
Sind die Mitarbeiter ausreichend qualifiziert?		
Nehmen Mitarbeiter an einschlägigen Fortbildungen teil?		
Gibt es flexible, kundenorientierte Sprechzeiten (zeitlich eingeplante und bzw. oder ungeplante Gelegenheiten)?		
Besteht ein allen Mitarbeitern bekanntes Kommunikations- und Informationssystem innerhalb der Einrichtung?		

Prozesskriterien	immer	häufig	selten	gar nicht
Gehen die Mitarbeiter auf die Angehörigen zu?				

5.1 Merkmale standardisierter Angehörigenarbeit

Prozesskriterien	immer	häufig	selten	gar nicht
Sind die Mitarbeiter spontan ansprechbar für Angehörige?				
Beachten die Mitarbeiter die Kommunikationsregeln?				
Wenden die Mitarbeiter Gesprächsrituale an?				
Drücken sich die Mitarbeiter eindeutig und unmissverständlich aus (kein „Fachchinesisch")?				
Fordern die Mitarbeiter Angehörige zur Teilnahme auf?				
Sind die Angehörigen über die Möglichkeiten der Mitarbeiter informiert?				

Ergebniskriterien	Ja	Nein
Verlaufen die Gespräche und Begegnungen zwischen Angehörigen und Mitarbeitern für beide Seiten zufrieden stellend?		

Ergebniskriterien	Ja	Nein
Berücksichtigen die Mitarbeiter die individuellen Wünsche und die Kritik (das Feed-Back) von Angehörigen?		
Fördern die Atmosphäre und die Arbeit der Mitarbeiter das Wohlbefinden und das Engagement der Angehörigen?		
Nehmen die Angehörigen aktiver am Geschehen im Wohnbereich teil?		
Steigt die Arbeitszufriedenheit der Mitarbeiter?		
Werden Effektivität und Effizienz der Arbeit gesteigert?		

5.1.6 Wer mit Standards arbeitet, „macht" Standards

In der Regel erarbeiten die Mitarbeiter vor Ort die Standards für ihren Arbeitsbereich, weil

- sie mit den Standards arbeiten und sie mit Leben erfüllen müssen
- die Beteiligung bei der Erarbeitung die Motivation und Identifikation mit den Zielen der Standards erhöht
- bei „von oben" verordneten Standards die Gefahr besteht, dass sie an der Arbeitsrealität vorbeigehen und in der Schublade verstauben und dass die Mitarbeiter sich als nicht-kompetent in ihrer Arbeit beurteilt und übergangen fühlen.

5.1 Merkmale standardisierter Angehörigenarbeit

Standards sind auch käuflich zu erwerben. Diese Standards sparen Zeit und Energien, sind jedoch nicht auf die individuelle Einrichtung zugeschnitten. Die **Feinanpassung** muss vor Ort ergänzt werden.

Leute mit entsprechender Vorbildung und Erfahrung in **Kommunikation** und **Moderation** sowie mit dem Blick für die Bedürfnisse der Gesamteinrichtung begleiten die Standarderarbeitung bzw. -anpassung. Sie fungieren als Anleitung im Sinne von „Strukturen und Hilfstechniken anbietend". Diese Aufgabe können Qualitätsbeauftragte, die Pflegedienstleitung, Wohnbereichsleitung oder andere **Leitungskräfte** der entsprechenden Bereiche der Einrichtung übernehmen. Unter manchen Bedingungen, wenn innerhalb der Einrichtung niemand mit den entsprechenden Kenntnissen zur Verfügung steht oder wenn das Klima gegenüber den Leitungskräften durch Misstrauen oder Parteilichkeit geprägt ist, ist es sinnvoller, diese Funktion Personen von außerhalb zu übertragen, z. B. Mitarbeitern von Bildungsinstitutionen mit Moderatorenausbildung. (☞ Kap. 4)

 Tipps für die Praxis

- Standards auf einzelne Individuen innerhalb der Zielgruppe abstimmen
- Standards in regelmäßigen Abständen überprüfen und bei Bedarf verändern
- Auf käufliche Standards verzichten oder diese fein an die Gegebenheiten in der Einrichtung anpassen
- Bei der Erarbeitung der Standards Fachleute hinzuziehen, z. B. Qualitätsbeauftragte
- Standards „hart an der Realität" orientieren, Utopien und Fernziele als solche kennzeichnen, nah- und mittelfristige Ziele sowie Wege zu deren Umsetzung ergänzen
- Standards für alle Mitarbeiter zugänglich und möglichst in stabilen Folien aufbewahren
- Schritt für Schritt mit der Einführung einzelner Standards beginnen

5.2 Ziele standardisierter Angehörigenarbeit

Auf etwas Absehbares kann man sich vorbereiten, das heißt die Begegnung mit Angehörigen vorausplanen und sie in einem Standard formulieren. Ein solches Vorgehen hat für alle Beteiligten Vorteile.

5.2.1 Professionelles Handeln

Die Pflegekräfte kommen am häufigsten mit Angehörigen in Kontakt, mit deren Wünschen, Forderungen und Kritik. Sie sind meist nicht in **Kommunikationstechniken** und **Beschwerdemanagement** vorgebildet (☞ Kap. 2); das gilt besonders für Hilfskräfte und Mitarbeiter, bei denen die Ausbildung schon länger zurückliegt. Der hektische und belastende Arbeitsalltag tut ein Übriges: man weiß nicht, wo einem vor lauter Arbeit der Kopf steht und dann kommt da noch so ein Angehöriger. Kein Wunder, wenn man da nicht ruhig und überlegt reagiert, sondern den Stress in einer ungeduldigen Antwort herauslässt.

■ *Pflege nach Standards*

Arbeit nach Standards bietet Pflegekräften:

- Hilfsmittel, wie mit Angehörigen in kritischen Situationen freundlich, bestimmt, selbstbewusst, fach- und sachgerecht umgegangen werden kann
- Hilfen im Umgang mit kritischen und rhetorisch versierten Angehörigen für weniger redegewandte Kräfte
- Verhaltenssicherheit
- Unterstützung für unsichere Mitarbeiter
- Möglichkeiten, spontanen Überreaktionen vorzubeugen (Affekthandlungen)
- Vorbeugung atmosphärischer Verschlechterungen
- Hilfe, bestehende Konflikte zu verstehen und aufzulösen
- Bestätigung, dass es „schwierige" Angehörige gibt und nicht nur Personal, das nicht mit ihnen umgehen kann

- Entlastungsmöglichkeiten durch Mitwirkung der Angehörigen bei verschiedenen Tätigkeiten und Aktivitäten (☞ Kap. 3 und 5)
- psychische Entlastung durch mehr Verständnis und Anerkennung von den Angehörigen
- sachliche Rückmeldungen zur Pflege- und Betreuungstätigkeit
- Steigerung der Arbeitszufriedenheit und Ausgeglichenheit durch ein Mit- statt Gegeneinander (Nebeneinander)

■ Mehr Wertschätzung

Manche Angehörige sehen in Mitarbeitern sozialer Berufe keine eigenständigen professionellen Kräfte, sondern etwas „Dienstmädchenähnliches" und schätzen ihre Arbeit überwiegend als keine denkende, sondern als eine nur Anweisungen ausführende Arbeit ein. Dementsprechend behandeln sie diese auch wie Hilfskräfte. Das **gesellschaftliche Ansehen** pflegerischer Berufe ist zudem berufsständisch bedingt: bis in die jüngste Vergangenheit hinein firmierte z. B. der Beruf der Krankenschwester unter der Bezeichnung „medizinische Hilfskraft". Die **Altenpflegeausbildung** ist im Herbst 2000 immer noch nicht bundeseinheitlich geregelt, die Inhalte und Bedingungen variieren von Bundesland zu Bundesland. Im Ausland ist der deutsche Ausbildungsabschluss nicht anerkannt.

Manche Angehörige benehmen sich arrogant aufgrund ihres mangelnden Einblicks in die Abläufe in der Einrichtung. Sie wollen so (unbewusst) eine gewisse **Hilflosigkeit** innerlich ausgleichen (wie der im Fallbeispiel beschriebene Sohn von Frau Schmidt). So gibt es auch hier verschiedene Möglichkeiten von Verhaltensursachen (☞ Kap. 2). Durch die Arbeit nach Standards können die Pflegekräfte besser auf diese reagieren.

5.2.2 Vertrauensgrundlage

Die meisten Angehörigen kommen beruflich nicht aus dem sozialen Bereich. Sie haben keinen Einblick in die Arbeitsabläufe, den Arbeitsumfang und die Arbeitsaufteilung in einer Altenhilfeeinrichtung. Viele sehen nur den Teil der Arbeit in der Altenpflege, der direkt im Zimmer ihres Familienmitgliedes verrichtet wird. Und sie wollen in der Regel „das Beste" für ihre Mutter, ihren Vater, ihren Partner. (☞ Kap. 1). Das Arbeiten nach **Konzepten** und Standards hat für Angehörige den Vorteil, dass

- Standards und die dahinter stehenden Strukturen in der Einrichtung erklär- und verstehbar sind
- die Angehörigen eine bestimmte Grundhaltung der in der Einrichtung Tätigen erwarten können
- das Verhalten der Mitarbeiter grundsätzlich voraussehbar und nachvollziehbar wird
- sie sich und ihre Bedürfnisse wahr- und ernstgenommen sehen
- durch Standards eine gewisse Vertrauensgrundlage für die gemeinsame Sorge um die Bewohner aufgebaut werden kann
- man sich auf sie berufen kann.

Die Bewohner sind der **gemeinsame Nenner** von Mitarbeitern, Angehörigen und der Gesamteinrichtung, auf sie kristallisiert sich alles Tun. Die erfolgreiche Einbeziehung der Angehörigen in das Leben in der Einrichtung durch die Arbeit nach Standards hat für sie zur Folge, dass

- die Angehörigen entspannter mit der Situation im Heim umgehen können und das auch Auswirkungen auf das Verhältnis zwischen Bewohner und Angehörigen hat
- Angehörige mehr Verständnis für ihre Probleme und für körperliche, geistige und psychische Veränderungen entwickeln können
- die Angehörigen sich lieber und häufiger in der Einrichtung aufhalten als vorher
- Zeit und zusätzliche (ehrenamtliche) Kräfte gewonnen werden für Aktivitäten
- die Atmosphäre im Wohnbereich sich allgemein verbessert
- sie nicht mehr im Konfliktfeld zwischen Angehörigen und Personal stehen.

5.2.3 Aktueller Informationsstand für Hauswirtschaft und -technik

In vielen Häusern sind es ausgebildete oder angelernte Mitarbeiter aus der Hauswirtschaft (oder ihnen zugeordnete Zivildienstleistende), die z. B. das Essen auf den Wohnbereichen verteilen, die Bewohnerwäsche auf die Zimmer bringen und einordnen, die Zimmer reinigen. Sie haben dabei **Kontakt** zu den Bewohnern und zu anwesenden Angehörigen. Das Verhalten der Bewohner ihnen gegenüber ist zuweilen offener als gegenüber den Pflegekräften: Letztere überschreiten zwangsläufig **Intimgrenzen,** da werden ihnen oftmals andere persönliche Dinge nicht so anvertraut wie den in einer „gesünderen" Distanz agierenden hauswirtschaftlichen Kräften. Dazu ist z. B. beim Gardinenaufhängen Gelegenheit vorhanden. Das Gleiche gilt beim Reinigen der Zimmer. Angehörige können diese **Vertrautheit** bemerken und eifersüchtig reagieren (☞ Kap. 1)

Angehörige gehen meist auf hauswirtschaftliche Mitarbeiter zu, wenn ihrer Meinung nach etwas nicht richtig funktioniert: wenn Wäsche verloren geht oder defekt aus der Wäscherei zurückkommt, wenn das Essen nicht gut ist, wenn nicht genügend geputzt wird. Lob gibt es auch, aber wesentlich seltener.

■ *Pflegekräfte als Vermittler*

Oftmals werden Wünsche, Kritik und Lob nicht direkt von den Angehörigen an die Hauswirtschaftskräfte gegeben. Dafür werden Leitungskräfte oder Pflegepersonal zwischengeschaltet. Diese übermitteln die Äußerungen an die Zuständigen weiter oder handeln „an ihrer statt", z. B. wenn die Pflegerin Corinna Kahle aus dem Eingangsbeispiel den Staub selbst wegwischen würde („damit schnell Ruhe ist" oder um nicht eine weitere Auseinandersetzung mit der Hauswirtschaft führen zu müssen). Die Hauswirtschaft erfährt in diesem Fall nichts von der Beschwerde. Angehörigenarbeit nach Standards überlässt diese **Informationsweitergabe** und anderes nicht dem Zufall. Sie hat grundsätzlich für die Mitarbeiter der Hauswirtschaft die gleichen Vorteile der Entlastung wie für die

Pflegekräfte (☞ Kap. 1). Ausgerichtet auf hauswirtschaftliche Tätigkeiten ist die Mitwirkung von Angehörigen bei kleineren Arbeiten wie dem Gießen der Blumen auf dem Wohnbereich und der Mitwirkung als „Bufetthilfen" beim Tag der offenen Tür möglich.

■ Haustechnik im Hintergrund

Die Mitarbeiter der Haustechnik agieren überwiegend im Hintergrund; sie kommen bei der Betreuung von Veranstaltungen oder bei Reparaturen seltener und unregelmäßig in Kontakt mit Angehörigen. Dementsprechend ist ihre Arbeit kaum durch Konflikte mit diesen belastet. Bei Kontakten müssen aber natürlich auch sie in der Lage sein, sich den Angehörigen gegenüber angemessen zu verhalten. Standards bieten auch ihnen ähnliche Vorteile wie den Pflege- und Hauswirtschaftskräften.

5.2.4 Entlastung für die Verwaltung

Die Mitarbeiter der Verwaltung (Sekretariat, Buchhaltung) haben ebenfalls Kontakt mit Angehörigen. Besonders häufig ist das der Fall bei der Abwicklung der **Aufnahme- und anderer Formalitäten** oder bei der Ausgabe des **Barbetrages**, den die Angehörigen in Vertretung der Bewohner entgegen nehmen. Finanzielle Fragen bilden eine häufige Grundlage von Diskussionen mit Angehörigen. Angehörigenarbeit nach Standards kann den Verwaltungsmitarbeitern

- Hilfsmittel an die Hand geben, wie sie mit Angehörigen in Alltags- sowie in kritischen Situationen angemessen umgehen können
- Hilfen bieten, das Verhalten von Angehörigen besser einordnen zu können
- helfen, bestehende Konflikte zu verstehen und aufzulösen
- Bestätigung geben, dass es „schwierige" Angehörige gibt und nicht nur Personal, das nicht mit ihnen umgehen kann
- psychische Entlastung verschaffen durch das Wecken von Verständnis und Anerkennung bei den Angehörigen für die geleistete Arbeit

- mehr und sachliche Rückmeldungen zur geleisteten Arbeit einbringen
- Verhaltenssicherheit bieten.

5.2.5 Kundenzufriedenheit – Oberstes Ziel der Einrichtungsleitung

Heimträger und -leitung haben zwei Grundziele: zufriedene **Kunden** und wirtschaftlich effiziente Arbeit. Der Ruf und die Auslastung der Einrichtung hängen entscheidend vom Umgang aller Mitarbeiter mit den Kunden ab, also mit den Bewohnern und deren Angehörigen. Dieser Umgang kann durch Standards so beeinflusst werden, dass

- Unzufriedenheit bei den Angehörigen minimiert wird
- zufriedene Angehörige zu Werbeträgern der Einrichtung werden
- Effektivitäts- und Effizienzeinbußen durch Reibungsverluste infolge von (latenten oder offenen) Auseinandersetzungen weitgehend vermieden werden
- die Mitarbeiterzufriedenheit steigt
- das Finanzbudget der Einrichtung durch ehrenamtliche Einsätze der Angehörigen sowie infolge der gesteigerten Arbeitszufriedenheit und -motivation der Mitarbeiter geschont wird bzw. Mittel breiter verwendet werden können.

 Konzeptionelle Angehörigenarbeit kann auch Anlass sein, um die **Vereinzelung** der Bereiche im Haus aufzulösen und Konflikte zwischen Pflege-, Hauswirtschafts-, Verwaltungs-, Betreuungs- und technischem Personal durch persönliche Begegnungen in Arbeitskreisen anzugehen. Das ist auch im Interesse der Einrichtungsleitung, weil Absprachen **Effektivitäts- und Effizienzsteigerungen** nach sich ziehen.

Aufgabe der Leitungskräfte des **mittleren und unteren Managements** ist es, den nachgeschalteten Mitarbeitern den Rücken frei zu halten, damit diese ihre Arbeit angemessen erbringen können. Dazu sind organisatorische Tätigkeiten notwendig und daneben psychologische Kenntnisse sowie ein psychologisch geschicktes Vorgehen, um die Mitarbeiter vom Stress ihres Arbeitsalltages und von unerfreulichen Begegnungen mit Angehörigen zu entlasten. Diese Verbesserung ist auch Ziel für die eigene Arbeit, für die eigene Begegnung mit Angehörigen. Angehörigenarbeit nach Standards trägt im Interesse der Leitungskräfte dazu bei, dass

- Energien, die in überflüssige Auseinandersetzungen verloren gingen, für die eigentliche Arbeit der Mitarbeiter freigesetzt werden
- die Arbeit der Mitarbeiter durch die Einbeziehung der Angehörigen bei der Pflegeplanung und allgemein durch deren Informationen wirkungsvoller wird
- Zeit-, Energie- und Motivationsverluste bei den Mitarbeitern durch unnötige Auseinandersetzungen reduziert werden
- durch die Mitwirkung von Angehörigen besondere Aktivitäten wie z. B. ein Zoobesuch mit mehreren Bewohnern oder ein ausgedehntes Kaffeetrinken mit Gästen auf dem Wohnbereich erst möglich werden (begrenzte Personaldecke)
- die Personalplanung für besondere Anlässe durch die Mitwirkung von Angehörigen vereinfacht wird
- die Mitarbeiter durch Angehörige entlastet werden, z. B. durch vielfältige Formen der Mitwirkung und Verständnis und Anerkennung für ihre Arbeit.

5.3 Zuständigkeiten im Umgang mit Angehörigen

Alle in der Einrichtung vertretenen Berufsgruppen haben Kontakte zu den Angehörigen: die einen häufiger, die anderen seltener, die einen aus erfreulicheren Anlässen, die anderen oft aus unerfreulichen, den einen begegnen Angehörige fast immer mit **Respekt** (den Leitungskräften), den anderen nicht immer. Form und Inhalte der Begegnungen hängen vom **Arbeitsbereich** der Beteiligten ab sowie von **individuellen Fähigkeiten,** z. B. Kommunikation (☞ Kap. 1). Demzufolge variieren die Aufgaben und Besonderheiten, die die einzelnen Mitarbeiter und Bereiche zu berücksichtigen haben.

Alle Beteiligten – sei es als Einzelperson, als Team oder als Gesamteinrichtung, als einfacher Mitarbeiter oder als Leitungskraft – haben Einfluss auf den Umgang mit Angehörigen.

5.3.1 Ohne Pflegekräfte geht es nicht

Die Pflegekräfte sind die **Hauptbeteiligten** bei der Angehörigenarbeit: sie arbeiten auf den Wohnbereichen, wo die Familienmitglieder der Angehörigen leben und von ihnen betreut und gepflegt werden, sie haben die meisten Berührungspunkte. Sie sind der größte Faktor, ohne ihre Mitarbeit ist Angehörigenarbeit nicht möglich – sei das Konzept auch noch so schön. Aufgabe der Pflegekräfte im Wohnbereichsalltag ist die **Einschätzung** der konkreten und individuellen Situation von Bewohnern und Angehörigen, die **Reaktion** darauf innerhalb ihrer Fähigkeiten und Zuständigkeiten sowie die **Weitergabe** spezifischer Informationen an die entsprechenden Leitungskräfte – der Informationsweg muss allen Mitarbeitern bekannt sein. Fortbildungen z. B. in allgemeiner Kommunikation, in Beschwerdemanagement können dieses nach und nach ergänzen (☞ Kap. 4).

Angehörigen muss bewusst sein bzw. bewusst gemacht werden, dass sie die **Verantwortung** für ihr Familienmitglied nicht bei dessen Heimaufnahme abgeben können. Sie sollten prinzipiell offen und ansprechbar sein für die **Bedürfnisse** der Betreuungsbedürftigen und für diesbezügliche **Vorschläge** von Einrichtungsmitarbeitern. Nicht alle Angehörigen sind das und nicht alle sind für dieselben Angebote offen (☞ Kap. 5).

 Tipps für die Praxis
- Sprechstunden einführen, in denen einzelne Mitarbeiter zur Verfügung stehen
- Sich besonders für gemeinsame Aktivitäten mit Angehörigen und Bewohnern engagieren (in- und außerhalb des Hauses, regel- oder unregelmäßig)
- Gesprächskreise anbieten und leiten

- An Gesprächskreisen teilnehmen
- An Publikationen für Angehörige mitarbeiten
- Sich für ein Engagement entscheiden, was den eigenen Neigungen und Fähigkeiten entspricht
- Zuständigkeiten für Angehörigenangelegenheiten genau festlegen
- Möglichst alle Mitarbeiter in die Angehörigenarbeit einbeziehen, auch wenn sie sich nicht alle gleich und gleich intensiv einbringen wollen
- Akzeptieren, dass Angehörige für das Engagement von Mitarbeitern nicht immer offen und ansprechbar sind
- Mit Angeboten, Anregungen und Anfragen mit der Zeit Interesse, Vertrauen, Motivation und Initiative schaffen und ausbauen

5.3.2 Die Rolle der Hauswirtschaft

Wünsche und Beschwerden von Angehörigen zu hauswirtschaftlichen Belangen sind zum Teil berechtigt und erfüllbar. Zum Teil kommen auch Klagen und Forderungen, die auf **Missverständnissen** seitens der Angehörigen über das Machbare begründet liegen: Wäsche ohne Namensschilder ist nun einmal schwierig wieder zu finden. Das hat mit der vermeintlichen Unlust der Mitarbeiter nichts zu tun.

Hilfreich ist es, wenn die Mitarbeiter offen gegenüber den Kunden sind und sich bei Anfragen Zeit nehmen, z. B. bei der Suche nach einem namenlosen Nachthemd in einem großen „Berg" von Nachthemden. Dabei müssen sie den Rückhalt ihrer Vorgesetzten haben. Die gemeinsame Suche bestätigt den Angehörigen zum einem die Richtigkeit der Aussagen der Mitarbeiter. Zum anderen werden ihr sicherlich – egal ob erfolgreich oder nicht – Dank und Anerkennung folgen.

Tipps für die Praxis
- Offen für die Fragen von Angehörigen sein und sich Zeit nehmen
- Auf Bedürfnisse der Bewohner und Angehörige innerhalb der eigenen Fähigkeiten und Zuständigkeiten reagieren

5.3 Zuständigkeiten im Umgang mit Angehörigen

- Spezifische Informationen an die entsprechende Leitungskraft weitergeben
- Kommunikationsseminar besuchen (☞ Kap. 4)

5.3.3 Erste Ansprechpartner in der Verwaltung

Die Mitarbeiter der Verwaltung sind in der „**Nachhut**" der Leitungskräfte sowie verbindend zwischen Pflege- und Hauswirtschaftskräften tätig. Die Hemmschwelle, sich an Leitungskräfte zu wenden, ist für viele Angehörige recht hoch, bei Sekretärinnen und Buchhaltern ist das kaum der Fall. Die Pflegekräfte „sind ja immer nicht zu finden" bzw. „haben nie Zeit", die Hauswirtschaft befindet sich meistens im Keller während die Verwaltungskräfte in der Regel innerhalb der Bürozeiten anwesend und leicht erreichbar sind. Sie sind oftmals zwischen die anderen Mitarbeitergruppen geschaltet, das heißt, sie leiten Beschwerden, Anfragen und Wünsche weiter und bekommen diese als Erste (und manchmal einzige) zu hören. Oft werden sie auch mit Fragen z. B. zu finanziellen Angelegenheiten konfrontiert. Dementsprechend müssen die Verwaltungsmitarbeiter mit Kompetenzen ausgestattet sein, d. h. mit dem notwendigen Wissen und Befugnissen.

 Tipps für die Praxis
- Alle Fragen von Angehörigen und die entsprechenden Adressaten sofort notieren und schnellstmöglich weiterleiten
- Notwendige Befugnisse und Kenntnisse erlangen zu allen Angehörigenbelangen in Bezug auf z. B. Verwaltung, Finanzierung, Rechtsgrundlagen

5.3.4 Organisatorische Voraussetzungen

Angehörigenarbeit hat viel mit der **Aufbau- und Ablauforganisation** der jeweiligen Einrichtung zu tun. Heimträger und Heimleitung müssen die personellen, finanziellen, strukturellen und organisatorischen Voraussetzungen dafür schaffen, dass die nachgestellten Leitungs- und anderen Kräfte ihre jeweilige Arbeit leisten können. Organisatorische Fragen wie beispielsweise das **Outsourcing** (Auslagern, Fremdvergeben) von Dienstleistungen können unmittelbar Auswirkungen auf die Zufriedenheit der Angehörigen (sowie der Mitarbeiter) in der Einrichtung haben.

In vielen Häusern sind hauswirtschaftliche Tätigkeiten „outgesourct" worden, z. B. die Pflege der Bewohnerwäsche. Kleidungsstücke wie ein Nachthemd ohne Namensschild sind in diesem Fall unwiederbringlich verloren. Einige Heime gehen inzwischen dazu über, Tätigkeiten wie diese oder die Reinigung wieder „einzusourcen". Hauseigene Kräfte werden als motivierter und infolge dessen auch gründlicher und sorgsamer beschrieben. Grund ist die Integration dieser Aufgabe ins Hauskonzept und in die Arbeitsabläufe der Einrichtung. In der Regel werden eigene Reinigungskräfte von den anderen Mitarbeitern in der Hauswirtschaft und Pflege mehr geschätzt als die „Fremden". Die Pflegekräfte nehmen hauseigene Kräfte eher in Schutz gegen Kritik (☞ Kap. 4).

Tipps für die Praxis
▶ Im Zweifelsfall lieber ein- statt outsourcen
▶ Alle Mitarbeiter in das Hauskonzept integrieren und sie damit vertraut machen
▶ Für Angehörigenarbeit notwendige arbeitsorganisatorische Strukturen schaffen, z. B. flache Hierarchien, Ausbau und schriftliche Fixierung der Kommunikationsstrukturen

5.3.5 Management von Angehörigenarbeit

Ein reibungsarmer Arbeitsablauf und die Zusammenarbeit mit Angehörigen innerhalb der Arbeitsbereiche und der einzelnen Bereiche untereinander setzen gewisse Strukturen und Verhaltensweisen auf den Leitungsebenen voraus. Die Übernahme von **Managementaufgaben** gehört zunehmend zum Tätigkeitsbereich auch der Wohnbereichsleitungen. Dazu müssen sie ausreichend qualifiziert sein, beispielsweise durch Maßnahmen der Aus- und Fortbildung (☞ Kap. 4). Die Leitungskräfte müssen von ihrer persönlichen und fachlichen Kompetenz und ihrer **Stellenautorität** her in der Lage sein, die Verhaltensweisen der Mitarbeiter zu bemerken, zu beurteilen und auf sie Einfluss zu nehmen.

■ Organisation der Rahmenbedingungen

Aufgabe der Leitungskräfte ist es, den Mitarbeitern den Rücken frei zu halten, damit diese ihre Arbeit leisten können. Sie müssen die materiellen und personellen Bedürfnisse der Mitarbeiter und die Möglichkeiten von Träger und Heimleitung miteinander abstimmen. Sie organisieren die Rahmenbedingungen von Angehörigenarbeit im jeweiligen Bereich, übernehmen die **Ausarbeitung** und **Anleitung** von konkreten Maßnahmen und stehen bei Problemen und Fachfragen zur Verfügung.

Die Beschwerden von Angehörigen geben sie entweder in sachlicher Form auf dem **kurzen Dienstweg** an die zuständigen Kollegen weiter, fordern die betroffenen Mitarbeiter dazu auf oder sprechen es auf den Wohnbereichsleitungstreffen, in den **„Leitungskreisen"** an – je nach Inhalt und Bedeutung der Beschwerde.

■ Zusammenarbeit der Arbeitsbereiche

Leitungskräfte wirken auf die Zusammenarbeit innerhalb und unterhalb der Arbeitsbereiche der Einrichtung hin. Ziel ist es, das **Konkurrenz- und Abgrenzungsverhalten** der Mitarbeiter zu minimieren, sodass Absprachen reibungslos funktionieren. Dann reduziert sich ebenfalls für unzufriedene Angehörige die Möglichkeit, Mitarbeiter gegeneinander auszuspielen. Animositäten zwischen einzelnen Mitarbeitern werden durch die Einschaltung der jeweiligen Leitungskräfte in ihren möglichen Auswirkungen auf die Arbeit entschärft. Mangelnde kommunikative bzw. allgemeinmenschliche Fähigkeiten werden so ausgeglichen.

■ Freiräume für Angehörigenarbeit

Leitungskräfte haben Kompetenzen, die „einfache" Mitarbeiter in der Regel nicht haben (Weisungs- und Wissenskompetenzen).

Diese werden gebraucht, um das **Projekt Angehörigenarbeit** anzuschieben und am Leben zu erhalten: die Heimleitung muss das Projekt gegenüber dem Träger vertreten (und die Pflegedienst- und Hauswirtschaftsleitung der Heimleitung gegenüber), dem Projekt den Rücken freihalten und Ressourcen frei bekommen (personelle, finanzielle). Aufgabe aller Leitungskräfte ist es, die Rahmenbedingungen für die Durchführung des Projektes insgesamt zu schaffen und den jeweils nachgeschalteten Mitarbeitern Freiräume zu sichern, sie zu unterstützen. Die Pflegedienst- bzw. Heimleitung klärt viele Fragen mit den Angehörigen bereits bei Erst- und Aufnahmegesprächen.

■ *Begleitung der Mitarbeiter*

Leitungskräfte sind viel im **Vorfeld** tätig, machen in der laufenden Angehörigenarbeit idealerweise zunehmend **Begleitarbeit** für die Mitarbeiter. Das heißt, dass die Angehörigen mit dem Gros ihrer Beschwerden und Wünschen zunehmend nicht mehr zu ihnen, sondern zu den betroffenen Mitarbeitern selbst kommen. Die Leitungskräfte begleiten die Belange der Mitarbeiter und stehen für schwerwiegendere Probleme und Beschwerden bereit.

Tipps für die Praxis

▶ Ärger der Mitarbeiter über Beschwerden bzw. unfreundliches Verhalten von Angehörigen bei den täglichen Rundgängen über die Bereiche aufnehmen und diese somit gefühlsmäßig entlasten
▶ Als Vorbild für die nachgeordneten Mitarbeiter fungieren und innerhalb der Abteilung ein offenes Verhältnis und eine konstruktive Diskussionskultur pflegen
▶ Bei zögerlichen Mitarbeitern leichten Nachdruck ausüben
▶ Möglichst viele Fragen und Unsicherheiten von Angehörigen schon in den Erst- und Aufnahmegeprächen ansprechen
▶ Auch die Hauswirtschaftsleitung bereits beim Einzug vorstellen, um so die Hemmschwelle zu senken, mit Wünschen und Kritik zu ihr zu kommen

5.3.6 Angehörigenarbeit im Team

In vielen Einrichtungen haben die Angehörigen für die Heimleitung bzw. für die übrigen Leitungskräfte **„immer Recht"**. Eine solche Haltung benachteiligt oftmals ungerechtfertigt die nachgestellten Mitarbeiter, demoralisiert und demotiviert, lässt Eigeninitiative nicht aufkommen bzw. lässt sie versiegen. Das gilt auch für das Verhalten der Leitungskräfte der verschiedenen Hierarchieebenen untereinander. Das entstehende **Misstrauen** und der mangelnde Rückhalt für die eigene Arbeit führen dazu, dass negative Strukturen sich verhärten, kurze Dienstwege nicht beschritten werden und eher Dienst nach Vorschrift geschoben wird, auch aus Angst vor Fehlern, Kritik und Spott und arbeitsrechtlichen Folgen.

■ *Teil einer „Dienstgemeinschaft"*

Oftmals fehlt es den Angehörigen an Informationen, um die **Arbeitsinhalte und -abläufe** in der Einrichtung besser nachvollziehen und annehmen zu können sowie die Erfüllbarkeit bzw. Unerfüllbarkeit von Wünschen einzuschätzen. Diese Informationen zu liefern, ist Pflicht aller Beteiligten in ihrem jeweiligen Arbeitsbereich. Ferner müssen alle Beteiligten bereit sein, die **Beweggründe** der anderen für ihr Verhalten zu erfragen, sie zu akzeptieren bzw. sich damit konstruktiv auseinander zu setzen.

Insgesamt sollten alle die Einrichtung als „Dienstgemeinschaft" für die Bewohner betrachten und sich selbst als einen Teil davon. Zu den Voraussetzungen dafür zählt, dass jeder von jedem als **gleichrangig** und wichtig auf seinem Platz anerkannt wird.

Der Grad der **Zusammenarbeit** ist abhängig von

- den Kompetenzen, die den jeweiligen Bereichen zugeschrieben werden, z. B. Tätigkeits- und Stellenbeschreibungen
- der Aufbau- und Ablauforganisation der Einrichtung (☞ Kap. 4)
- den Persönlichkeiten, die die Stellen bzw. Schlüsselpositionen besetzen.

■ **Formen begrenzter Kooperationen**

Dass eine optimale Wirkung bei der Kooperation aller Beteiligten zum Tragen kommt, schließt nicht aus, dass einzelne Arbeitsbereiche der Einrichtung nicht an der Angehörigenarbeit beteiligt sind. Dafür gibt es unterschiedliche Ursachen. Sie reichen von unterschiedlich ausgerichteten **Unterprojekten und -aufgaben,** über verschiedene Auffassungen, über Sinn und Inhalte von Angehörigenarbeit bis zu persönlichen Vorbehalten gegeneinander. Einzelne Kooperationsprojekte können in Einrichtungen aber auch positiven **Modell- und Vorbildcharakter** haben.

5.4 Lust auf Angehörigenarbeit

Motive sind die persönlichen Beweggründe, etwas zu tun („Bewegungs-Gründe") – oder zu unterlassen – **persönliche Interessen.** Hat eine Person ein persönliches Interesse an etwas (einer Sache, einer Person, einem Zustand, einer Veränderung), so geht sie engagierter, ehrgeiziger, zielorientierter, ausdauernder in einen solchen Prozess als wenn es ihr „egal" wäre. Es gibt eine **extrinsische** und eine **intrinsische** Motivation: erstere beruht darauf, dass man etwas macht oder nicht macht, weil es so von außen („ex-") gefordert, angeordnet oder per Abmahnung oder per Unterlassungsaufforderung initiiert wird. Bei der intrinsischen Motivation „will man etwas wirklich", es ist einem etwas „ein inneres („in-") Bedürfnis", man steht mit seiner gesamte Person dahinter.

> Durch die Förderung (Motivierung) der Mitarbeiter von Seiten der Vorgesetzten kann sich extrinisische in intrinsische Motivation verwandeln. Letztere ist wesentlich effektiver.

5.4.1 Fördermaßnahmen durch Leitungskräfte

Damit die Mitarbeiter statt aus extrinischen aus intrinsischen Motiven handeln, können Leitungskräfte wirksame Maßnahmen ergreifen. Diese orientieren sich teilweise an den in Kapitel 4.1 beschriebenen Struktur-, Prozess- und Ergebniskriterien. Sie gehen aber über diese hinaus, indem sie stark den **emotionalen Aspekt** der Tätigkeit der Mitarbeiter in einer Altenhilfeeinrichtung betonen. Vor allem bei den Pflegekräften stehen heute noch gefühlsmäßige Gründe an erster Stelle bei der Berufswahl. Zur Motivationsforderung:

- lange **Vor- und Anlaufzeiten** einplanen: eine effektive Vorbereitung ist ein wichtiger Erfolgsfaktor (anfängliche Misserfolge auszugleichen ist sehr schwierig)
- **kleine Schritte** machen, nichts überhasten, besser im „3-Schritt" denken und handeln: kurz-, mittel- und langfristige Ziele und Schritte. Nicht zu viel erwarten vom Team, den anderen Mitarbeitern, auch nicht von den Angehörigen, sonst ist die Wahrscheinlichkeit von Enttäuschung recht groß. Gerade im Wohnbereichsalltag kommen viele ungeplante Geschehnisse dazwischen, die die anfangs hoch eingeschätzten Möglichkeiten (und entsprechend großen Erwartungen) schrumpfen lassen, z. B. Personalausfall, Krankheit, Urlaub, Arbeitsbeendigung
- „richtigen" **Zeitpunkt** für die Einführung von Maßnahmen der Angehörigenarbeit wählen, d. h. halbwegs stabile Verhältnisse im Wohnbereich: fester Mitarbeiterstamm, wenig Wechsel, nicht in Urlaubszeiten oder anderen stressigen Zeiten wie umfangreichen Renovierungsmaßnahmen, Abwesenheit von größeren offenen oder verdeckten Konflikten, möglichst nicht erst in Zeiten, in denen sowieso gravierende Konflikte mit Angehörigen bestehen. Angehörigenarbeit zu integrieren ist dann wesentlich schwieriger, die Vertrauensschwelle ist wesentlich höher
- **Initiative** weitgehend den Mitarbeitern überlassen: ihre Ideen erfragen und berücksichtigen, sie so weit wie sie wollen selbst organisieren lassen, aber immer im Hintergrund da sein und Sicherheit vermitteln. Die Mitarbeiter steuern das Geschehen, ihre Bedeutung und ihre Kompetenz (jedes Mitarbeiters, und des Teams insgesamt) muss herausgehoben, ihr professionelles Selbstbewusstsein unterstützt und gefördert werden
- **Begleitung** anbieten bzw. garantieren, die Mitarbeiter nicht alleine lassen: viele der Mitarbeiter haben Probleme, Angehörigen außerhalb des gewohnten, d. h. ihres ureigenen „Terrains" und „außerhalb" ihrer Rolle, ohne ihre schützende Berufsbekleidung,

zu begegnen. Außerdem sind es viele nicht gewohnt, „geplant" und „offiziell" zu reden, stellen diesbezüglich Ansprüche an sich selbst, die unnötig und überhöht sind. Anleitung vor allem in der Vor- und Anfangsphase, später mehr und mehr Zurücknahme zugunsten einer Begleitung

- nötigen **Aufwand** realistisch darstellen, aber nicht in den Vordergrund rücken (Motto: „Es lohnt sich dafür!")
- **Gewinn** für den einzelnen Mitarbeiter, für das Team, für die Bewohner, für die Angehörigen und die Beziehungen untereinander aufzeigen
- **Verständnis** für Unmöglichkeiten (objektive und subjektive: Unsicherheit) und Rückzieher der Mitarbeiter zeigen, aber auch gegensteuern und neu ermutigen und anleiten
- **Perspektiven** und gangbare Wege aufzeigen
- **Lob** und sonstige immaterielle und materielle Belohnungen aussprechen
- Mitarbeiter an z. B. **Fortbildungen,** Tagungen teilnehmen lassen
- **Mitarbeitergespräche** führen: teamintern und hierarchieübergreifend, Zweier- und Gruppengespräche
- förderliche **Rahmenbedingungen** schaffen
- durch persönliche Präsenz und Einsatz als **Vorbild** wirken. Ziehen Vorgesetzte nicht mit, sondern schieben Verantwortung und Durchführung auf andere ab, erlahmt Motivation ebenfalls schnell.

Das Wohlbefinden der Mitarbeiter in der Einrichtung ist das „A und O" von fortschrittlicher und stabiler Arbeit und damit von Erfolg und Misserfolg des Hauses.

■ „Aufs und Abs"

Motivation kann wellenförmig, in „Aufs und Abs", verlaufen. Bei **Erfolgserlebnissen** müssen die Mitarbeiter durch Belobigungen und weitere Unterstützung stabilisiert und gefördert werden. Bei **Misserfolgen** müssen die Leitungskräfte zusammen mit den Mitarbeitern nach Ursachen fahnden und diese versuchen aufzulösen. Ursachen können z. B. in den Rahmenbedingungen der Arbeit liegen, in Konflikten im Team bzw. unterhalb der Arbeitsbereiche.

■ Transparente Erfolge

Motivierung ist Psychologie. **Mitarbeiterführung** hat viel mit Kommunikation, Freiwilligkeit und Überzeugung, Teambewusstsein, gegenseitiger Anerkennung und Akzeptanz zu tun. Nicht förderlich sind **hierarchisches** Denken und Handeln und hierarchische Strukturen in der Einrichtung. Diese unterdrücken eigenes Denken, Eigeninitiative und Innovationen. Sie fördern stattdessen „Dienst nach Vorschrift". Klare Strukturen und Kompetenzen, stabile und flexible Organisationsformen sind förderlich für die Motivation der Mitarbeiter. Nicht förderlich sind Chaos und unklare Zuständigkeiten. Dann fühlt sich niemand richtig zuständig, Aufgaben werden hin- und hergeschoben und es besteht keine Transparenz. Damit sind auch die Erfolge nicht transparent und klar zuzuordnen – wenn denn überhaupt unter diesen Bedingungen welche entstehen.

■ Hohe Beteiligungsrate

Die Motivation und Beteiligung möglichst vieler Mitarbeiter ist unbedingt nötig. Die Mehrheit von ihnen muss vom Sinn des Projektes und von seiner inhaltlichen Ausgestaltung überzeugt sein. Ein bis zwei Personen pro Arbeitsbereich können neutral („egal") eingestellt sein, müssen aber bereit sein, im Sinne von Teamarbeit mitzuziehen. Bei diesen besteht die Chance, sie durch Engagement, Begeisterung und erste Erfolge der anderen ins Boot „nachzuholen".

5.4.2 Wie kann Motivation abgefragt werden?

Motivation äußert sich in Aussagen und Handlungen der Mitarbeiter

- bei den täglichen Rundgängen „nebenbei" innerhalb der Gesamtatmosphäre im Arbeitsbereich
- in individuellen Mitarbeitergesprächen

- in Gruppengesprächen zum Thema oder zu Angehörigen allgemein
- in Fragebögen und anderen Erhebungsmitteln.

Ein **Erhebungsbogen** zum Thema „Umgang mit Angehörigen" kann die folgenden offenen und geschlossenen Fragen enthalten:

Inwiefern können Sie den folgenden Aussagen zustimmen?	Überwiegend	Teilweise	Wenig oder gar nicht
Die meisten Angehörigen kümmern sich kaum um ihr Familienmitglied.			
Die meisten Angehörigen erkennen unsere Arbeit nicht an.			
Die Angehörigen kritisieren uns meist zu Unrecht.			
Ich begegne Angehörigen stets freundlich und aufgeschlossen.			
Die Mithilfe von Angehörigen macht unsere Arbeit oft einfacher.			
Die Angehörigen sind für die Bewohner die wichtigsten Bezugspersonen.			
Für Angehörigenarbeit haben wir nicht genug Personal.			

Ergänzende Fragen	
In welchen Themenbereichen würden Sie Angehörige gerne mehr in Ihre Arbeit einbeziehen?	
In welchen Themenbereichen hätten Angehörige Ihrer Meinung nach „nichts zu suchen"?	
Sollten sich die Mitarbeiter in Ihrem Bereich intensiver um Angehörige kümmern?	

Die **schriftliche Erhebung** beinhaltet die Möglichkeit für die Mitarbeiter, anonym zu bleiben und sich frei zu äußern. Hemmschwellen wären bei einem Gespräch höher. Dafür können im Gespräch Fragen präzisiert und Antworten erläutert werden.

Die Fragen können auch in einem **mündlichen Gespräch** aufgegriffen werden. In Anbetracht des Zeitmangels der Leitungskräfte kann diese Arbeit innerhalb eines Projektes von der vorhandenen hauseigenen Qualitätsbeauftragten, einem Heimleitungspraktikanten und innerhalb eines gemeinsamen Projekts mit einem pflegewissenschaftlichen Studiengang von einem Studierenden durchgeführt werden.

5.4.3 Das Motivationsgeflecht

Das Verhalten der einzelnen Mitarbeiter und der Arbeitsbereiche beeinflussen das Interesse, das Engagement und die Motivation der übrigen Kräfte und Bereiche im Haus. Das entstehende Geflecht der Kräfte ist fragil und geprägt von gegenseitiger Abhängigkeit. Ist es aber erst einmal etabliert, entwickelt es – bzw. seine Teilnehmer – eine Dynamik, die sich immer wieder gegenseitig steigert:

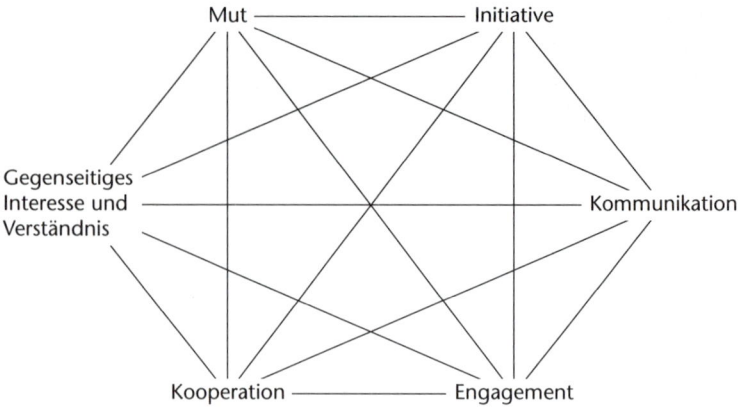

Abb. 5.1: Das Motivationsgeflecht. [M228]

Veranstaltungen und andere Angebote für Angehörige   6

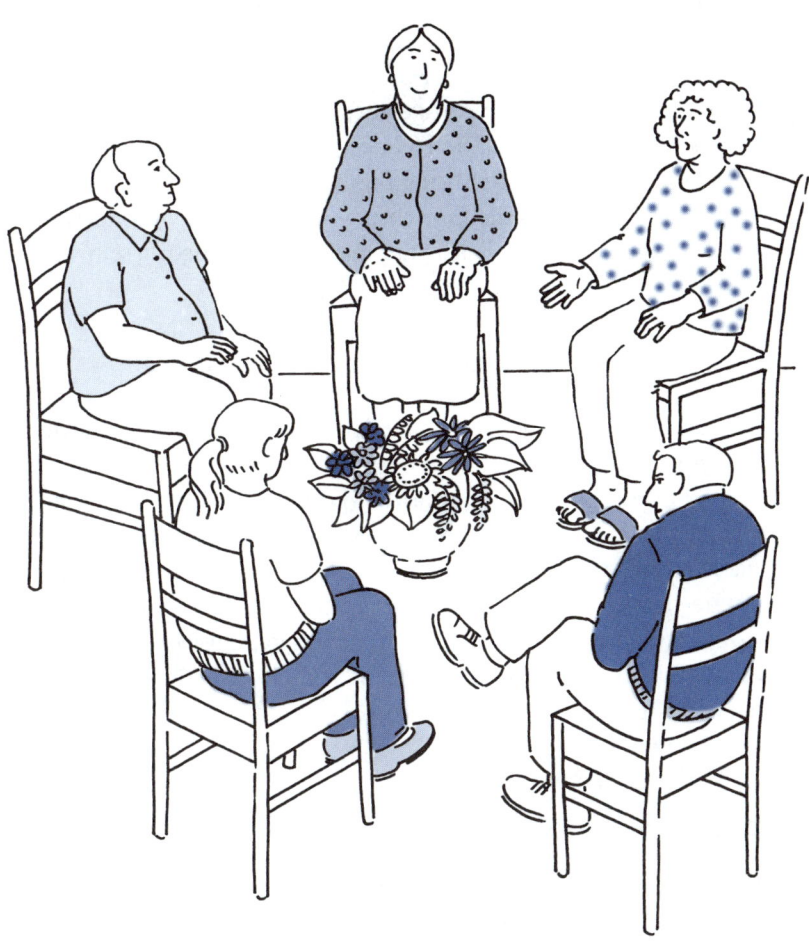

In vielen Fällen suchen Angehörige die Heime auf, wenn der Pflegebedürftige geistig, körperlich oder psychisch dazu nicht mehr in der Lage ist oder nicht die persönliche Kraft oder Kenntniss mitbringt, um seine Wünsche zu entwickeln und zu äußern. Angehörige sind also erstens häufig **Hauptansprechpartner** der Heime und zweitens sind sie deren **Kunden**. Auch als „normale" **Begleitpersonen** spielen sie eine große Rolle für die Pflegebedürftigen, für die Einrichtung und ihre Mitarbeiter.(☞ Kap. 1 und 3).

Die Kunden von Altenhilfeeinrichtungen sind heute anspruchsvoller geworden als noch vor etwa 20 Jahren. Sie wollen gute Heime für sich bzw. ihr Familienmitglied, d. h. Sicherheit, Komfort, umfassende kulturelle und soziale Angebote; die (zukünftigen) Bewohner wollen sich wohl fühlen. Die Heime sollen **individuelle Wünsche** berücksichtigen; eine Unterbringung „nach der Stange" wird abgelehnt. Gleichzeitig soll die Einrichtung **kostengünstig** sein, private Zuzahlungen sollen möglichst ganz entfallen bzw. niedrig sein.

6.1 Warum wird Angehörigen etwas geboten?

Die Bedeutung der Angehörigen endet nicht mit der Aufnahme der Bewohner. Angehörige kommen zu Besuch, beteiligen sich mehr oder weniger an der Pflege und Betreuung des Hilfsbedürftigen, sprechen Mitarbeiter an, äußern Wünsche, Kritik, manchmal Lob. Die Mitarbeiter müssen sich mit den Angehörigen und ihren gerechtfertigten oder nicht gerechtfertigten Äußerungen auseinander setzen; zwischen ihnen und den Angehörigen entwickelt sich ein **Verhältnis**. Dieses kann nichtssagend, durch Auseinandersetzungen bestimmt und negativ oder von Verständnis geprägt und positiv sein (☞ Kap. 1).

■ Verständnis für Angehörige

Auch zwischen den Bewohnern und ihren Angehörigen bestehen Beziehungen. Diese sind geprägt vom früheren Verhältnis, vom Zusammenleben, der vielleicht jahrelangen Pflege vor dem Heimeintritt, durch positive und negative Erlebnisse miteinander und nicht zuletzt durch die Umstände der **Heimübersiedlung**. Fand diese freiwillig statt oder auf Drängen der Angehörigen? Welche **Motive** auf beiden Seiten standen der Entscheidung bevor, sind diese offen ausgesprochen worden, fühlt sich der jetzige Bewohner abgeschoben, „über den Tisch gezogen", betrogen? Haben die Angehörigen ein – berechtigtes oder unberechtigtes – **schlechtes Gewissen?**

Die Beziehungen zwischen Angehörigen und Bewohnern können vielfältig sein. Das Verhalten der Mitarbeiter und die Angebote der Einrichtung für Angehörige müssen diese Verhältnisse berücksichtigen, denn Probleme zwischen Angehörigen und Bewohnern werden tendenziell Auswirkungen auf das **Auftreten** der Angehörigen im Heim haben und damit auf die Mitarbeiter. (☞ 1.3.2)

■ *Gesetzliche Forderungen*

Die Einbeziehung der Angehörigen in das Handeln der Heime ist gesetzlich vorgeschrieben. Gemäß den „**Gemeinsamen Grundsätzen und Maßstäben zur Qualität und Qualitätssicherung einschließlich des Verfahrens der Durchführung von Qualitätsprüfungen nach § 80 SGB XI in vollstationären Einrichtungen**" vom 7. März 1996 soll:

- der Umzug in die Einrichtung mit dem zukünftigen Bewohner und seinen Angehörigen vorbereitet werden (☞ 3.2.2)
- die Pflegeplanung unter Einbezug der Informationen der Angehörigen durchgeführt werden; das Ergebnis der Überprüfung durch den MDK ist mit den an der Pflege und Versorgung Beteiligten und dem Bewohner, auf Wunsch des Bewohners unter Beteiligung der ihm nahe stehenden Personen, zu erörtern und zu dokumentieren (☞ 3.3.1)
- „die vollstationäre Pflegeeinrichtung (...) den Kontakt des Bewohners zu den ihm nahe stehenden Personen" (☞ 3.2.6) insgesamt fördern.

Dieses sind die **gesetzlichen Mindestanforderungen;** sie sind vielen Heimbetreibern und -mitarbeitern nicht bekannt oder nicht bewusst. Einige dieser Vorgaben werden aus nahe liegendem Eigeninteresse umgesetzt (Informationserlangung), manches wird in vielen Häusern nicht eingehalten, so z. B. die Weitergabe der Ergebnisse der **MDK-Prüfungen**.

 Systematische Angehörigenarbeit geht über die Erfüllung der gesetzlichen (Mindest-) Anforderungen hinaus.

■ Gezielte Information für Angehörige

Aufgrund ihrer bisherigen Erfahrungen halten Mitarbeiter von Altenpflegeheimen die gezielte Information von Angehörigen für wichtig: Diese haben viele Fragen und Wünsche (die zum Teil auf falschen Vorstellungen beruhen). Deswegen gibt es in den meisten Einrichtungen zwei bis drei Mal jährlich **Informationsabende** für die Angehörigen des gesamten Hauses. An ihnen hält zumeist die Heimleitung einen Vortrag, beispielsweise zu Neuerungen der Pflegeversicherung und deren Auswirkungen auf die Bewohner und Angehörigen. Die Angehörigen können Fragen stellen, zu deren Beantwortung meist auch Pflegedienst- und Hauswirtschaftsleitung bereitstehen.

Diese Fragemöglichkeiten werden erfahrungsgemäß wenig genutzt, mehr Angehörige kommen hinterher mit individuellen Fragen und dem Wunsch nach **Einzelgesprächen**. Deshalb hat es sich in jüngerer Zeit in einigen Häusern als vorteilhaft herausgestellt, Angehörigentreffen auf **Wohnbereichsebene** zu organisieren. Man verspricht sich eine niedrigere Hemmschwelle und einen individuelleren Zugang zu den Angehörigen sowie den direkten Kontakt zwischen ihnen und den für die Bewohner zuständigen Pflegekräften. **Großveranstaltungen** in größeren Zeitabständen als bisher sollen diese Treffen flankieren.

■ Ziele von Veranstaltungen für Angehörige

Alle Veranstaltungen für Angehörige, egal ob auf Wohnbereichsebene, im gesamten Haus oder in anderen Bereichen (die im weiteren Verlauf hier vorgestellt werden), haben mehrere Ziele:

- **Aufklärung** der Angehörigen über die für sie wichtigen Angelegenheiten
- positive **Beeinflussung** des Verhältnisses zwischen Bewohnern und ihren Angehörigen
- Steigerung der **Arbeitserleichterung** und der **Mitarbeiterzufriedenheit** durch den Wegfall von Reibungen
- **Informationsaustausch** zwischen Angehörigen und Mitarbeitern
- „**Entkrampfung**" des oftmals gespannten Verhältnisses zu den Angehörigen
- Beitrag zum **guten Ruf** der Einrichtung und deren Auslastung
- **Bindung** der Angehörigen an die Einrichtung, positive Mund-zu-Mund-Propaganda durch Angehörige in der Öffentlichkeit, Unterstützung z. B. im Fall eines öffentlichen Konfliktes (☞ Kap. 7)
- möglichst frühzeitiges Bemerken, Auffangen und Bearbeiten von **Kritik** von Angehörigen
- weitgehende Vermeidung von **Unzufriedenheit** bei den Angehörigen mit den Leistungen des Anbieters (sowie dem Auszug von Bewohnern als deren Folge)
- Aufbau von **Konkurrenzvorteilen** für die Einrichtung, damit sie im Wettbewerb bestehen kann

■ *Checkliste zum Konzept von Angehörigenarbeit*

Bei der Erstellung eines Konzepts für die Angehörigenarbeit müssen folgende Fragen bedacht werden:

- Welche **Ziele** verfolgt die Einrichtung als Ganzes, welche die Mitarbeiter in den verschiedenen Arbeits- und Wohnbereichen? Welche Angebote würden zu welchen Zielen passen? Welche Ziele und Bedürfnisse haben die Angehörigen? Wie können diese in Erfahrung gebracht werden? Mit welchen Angeboten kann auf sie geantwortet werden? Gibt die Einrichtung z. B. von den Räumlichkeiten und den technischen und finanziellen Möglichkeiten die Voraussetzungen dazu her bzw. wie können diese hergestellt werden und welche Alternativmöglichkeiten

gibt es? Stimmen die Ziele von Einrichtung und Angehörigen überein?
- Welche **Formen von Angehörigenarbeit** gibt es bereits, vielleicht ohne, dass sie als solche erkannt und benannt wurden? Sind sie erfolgreich, wie viele und welche Angehörigen erreichen sie mit welchen Konsequenzen? Kann auf sie in modifizierter Form aufgebaut werden?
- Wie viele und welche **Angehörige** besuchen wie oft ihre Familienmitglieder? Warum kommen manche so selten? Gibt es Möglichkeiten, durch Angebote darauf einzuwirken? In welchen Bereichen und in welchem Ausmaß sollen sich Angehörige an Aufgaben in der Einrichtung beteiligen? Wie groß ist ihre Bereitschaft dazu und die der Mitarbeiter, Angehörige in „ihre" Bereiche hineinzulassen? Welche Angehörigen können für aktive Angehörigenarbeit gewonnen werden? Wie kann auf sie zugegangen werden?
- Inwieweit ist die Einrichtung nach außen offen, z. B. in den Stadtteil, in die Kirchengemeinde? Kann in diesen Zusammenhängen ein Angebot für Angehörige in **Kooperation** entworfen werden?
- Welche **Kapazitäten** hat die Einrichtung (Personal, Kompetenzen, Räume, Zeit)? Welche Angebote soll es geben? Wie groß wird die Motivation eingeschätzt aufseiten der Angehörigen sowie der Mitarbeiter? Wie sind die Zuständigkeiten zu verteilen? Wer macht was: auf Einrichtungs- und Wohnbereichsebene, leitende oder nachgestellte Mitarbeiter? Wie verläuft deren Koordination und Zusammenarbeit?

6.2 Wann setzt Angehörigenarbeit ein?

Angehörigenarbeit beginnt mit der **ersten Anfrage** nach einem Heimplatz. Hier bedeutet Angehörigenarbeit **Informationsgabe.** Hier sollte der Umgang mit den Angehörigen bewusst gestaltet werden. Das beinhaltet auch, dass die Angehörigen erfahren, wer von den Mitarbeitern wofür zuständig sowie wo und wann zu erreichen ist.

■ Beschwerdemanagement

Im Heimalltag bedeutet Angehörigenarbeit vielfach Beschwerdemanagement (☞ Kap. 7). Dieses sollte möglichst frühzeitig einsetzen, wenn sich eine **Verbitterung** um vermeintlich schlecht „laufende" Vorgänge aufseiten der Angehörigen bzw. um vermeintlich „immer nur nörgelnde" Angehörige aufseiten der Mitarbeiter noch nicht festgesetzt hat. Bestehendes Misstrauen abzubauen, kostet sehr viel Zeit und Energien und bedarf mehr persönlicher Fähigkeiten als Gespräche „auf niedrigerer Ebene" mit einer niedrigeren Hemmschwelle für beide Seiten. Und die negativen Auswirkungen auf den Ruf der Einrichtung ist nicht zu unterschätzen, wenn das offene Gespräch mit unzufriedenen Angehörigen nicht geführt wird.

 Um „Nörgelei" zu verhindern, wird in Aufnahmegesprächen, bei der Unterzeichnung des Heimvertrages und bzw. oder bei Einzug der neuen Bewohner ausdrücklich darauf hingewiesen, dass die Einrichtung insgesamt und jeder Mitarbeiter nicht perfekt ist und dass Kritik ausdrücklich erlaubt, ja sogar erwünscht ist.

■ Bereitschaft zum Entgegenkommen

Erfahrungen zeigen, dass alleine die Absicht und das Bemühen, Angehörige ernst zu nehmen, ihnen entgegenzukommen, ihre Sorgen und Wünsche anzuhören und auf sie einzugehen, sich um Dinge zu kümmern und wenn möglich Abhilfe zu schaffen, das Verständnis der Angehörigen gegenüber den Mitarbeitern und die Bereitschaft zum Entgegenkommen ihrerseits sehr erhöht und wesentlich mehr Erfolg verspricht, als wenn Dinge vertuscht oder Angehörige hingehalten und abgewehrt werden. Auch wenn etwas nicht zur Zufriedenheit der Angehörigen geregelt werden kann, ist es günstiger, die Gründe hierfür zu erklären und Einblicke in die Einrichtungsabläufe zu ermöglichen, als Wünsche und Kritik abzuwehren.

> Zuständigkeiten, Formen und Zeitpunkt von Angehörigenarbeit sind schriftlich festzulegen und allen Mitarbeitern zur Kenntnis zu bringen – in Vorstellungsgesprächen, innerhalb der Stellen- und Arbeitsplatzbeschreibung, in Rundschreiben, in Gesprächen zwischen Leitungskräften und den ihnen unterstellten Mitarbeitern. Kritik, Wünsche und Anregungen an die Angehörigenarbeit sind ausdrücklich erwünscht.

6.3 Wer führt Angehörigenarbeit durch?

Grundsätzlich sind alle Mitarbeiter, die mit Angehörigen in Kontakt kommen, für die Durchführung von Begegnungen und Veranstaltungen zuständig. Natürlich können nicht alle alles machen.

■ Jeder nach seinen Fähigkeiten

Der eine Mensch hat für dieses mehr **Talent, Motivation** und **Kompetenzen**, der andere für etwas anderes. Letztlich muss sich jeder an seinem Platz um die Angehörigen bemühen, d. h. die Pflegekräfte in ihrer täglichen Arbeit mit den Bewohnern und ihrem überwiegend alltagsbezogenen Kontakt mit deren Angehörigen, sowie je nach ihren ausbildungsbezogenen und rhetorischen Fähigkeiten in kritischen Situationen. Ansonsten sind – in aufsteigender Reihenfolge – die Wohnbereichsleitung, Pflegedienstleitung bzw. Heimleitung für Klagen und Wünsche zuständig, je nach Themenbereich und Ausmaß.

Liegt die zu bearbeitende Thematik im hauswirtschaftlichen Bereich, sind in erster Linie die Mitarbeiter zuständig, die sich gerade vor Ort befinden, beispielsweise Gardinen aufhängen, und dabei angesprochen werden. Diese verweisen bei Bedarf an ihre Vorgesetzten weiter. Das Gleiche gilt für die Mitarbeiter aus der Verwaltung und der Haustechnik sowie des Sozialen Begleitenden Dienstes.

Angehörigenarbeit kann auch von externen Kräften durchgeführt werden, z. B. im Rahmen einer Teilnahme von Angehörigen an volkshochschulähnlichen Angeboten.

■ *Auswirkung der Hierarchie*

Auch die **Organisationsstruktur** und die Hierarchie in einer Einrichtung hat Auswirkungen darauf, wer von den Mitarbeitern in welchen Fragen mit Angehörigen umgeht. In einem streng hierarchisch geführten Haus werden die „einfachen" Mitarbeiter kaum dazu in der Lage und bereit sein, in **„demokratischen"** Strukturen ist selbstständiges, selbstbewusstes und kompetentes Handeln eher möglich. Die Zuständigkeit hängt also auch davon ab, inwieweit die Leitungskräfte bereit sind, „abzugeben" und andere zu befähigen, zu ermuntern, zu fördern und zu fordern.

■ *Kompetenz und Überblick*

Für die Konzeption und Organisation von verschiedenen Angeboten der Angehörigenarbeit sind – vor allem in der Phase der Implementierung im Haus – die **Leitungskräfte** zuständig: Sie haben den notwendigen Überblick und die nötigen Kompetenzen (Kenntnisse und Autorität): Sie leiten die Mitarbeiter an bei der Erstellung von **Leitbildern** hinsichtlich der Angehörigenarbeit und der Erarbeitung von entsprechenden **Standards.** Meist sind sie auch kommunikativ versierter im Umgang mit Gesprächspartnern. Gerade in der Anfangsphase eines Projektes aber ist gelingende Kommunikation besonders wichtig. Beispielsweise bei der Organisation des ersten wohnbereichsbezogenen Angehörigentreffens wären die einfachen Mitarbeiter und auch manche Wohnbereichsleitung leicht überfordert und unsicher.

Die Pflegedienstleitung hat in der Regel Erfahrungen in Gruppenarbeit, im Vortragen und im Moderieren von Diskussionen. Sie wirkt als **Vorbild,** Lehr-Beispiel, „Orientierungspunkt" und Anleiterin. Anzustreben ist nichts desto trotz, dass die Wohnbereichsleitungen und die nicht leitenden Mitarbeiter eine immer aktivere Rolle übernehmen: Sie haben ja den meisten Kontakt mit den Angehörigen und sie müssen miteinander auskommen und dafür direkt miteinander reden und Kompromisse suchen.

■ Rolle der Pflegedienstleitung

Bei der Vorbereitung der ersten Veranstaltungen ist die Rolle der Pflegedienstleitung relativ stark: Sie fragt nach den Vorstellungen des Teams, bringt aber ihre Vorstellungen und die Erfahrungen anderer in die Angehörigenveranstaltungen mit ein. Die relativ starke Führung kann aber auch darauf beruhen, dass die Wohnbereichsleitung noch recht neu ist und die Mitarbeiter insgesamt ziemlich unsicher und unerfahren sind. Außerdem spielt der „Energiehaushalt" des Wohnbereichs eine Rolle: sind die Mitarbeiter wegen Krankheiten und hoher Arbeitsbelastung stark in der Bewältigung des Alltags involviert, haben sie in der Regel wenig Energie, Zeit und Motivation für außergewöhnliche Anforderungen übrig.

6.4 Angebote für spezielle Typen von Angehörigen

Angehörige sind keine homogene Masse. Sie agieren und reagieren unterschiedlich: einige lassen sich kaum im Heim sehen, einige sind „ständig" da, einige **pflegen** ihr Familienmitglied auch im Heim zu großen Teilen weiter, einige nehmen ihre alten Angehörigen mit zu Ausflügen, gehen mit ihnen spazieren, ins Cafe, unterhalten sich ausführlich mit ihnen, lassen sie so weiterhin am Familienleben oder dem Leben im Stadtteil teilhaben. Wieder andere kümmern sich überwiegend um **organisatorische Fragen,** z. B. regeln sie finanzielle Angelegenheiten, Versicherungsfragen oder erledigen die Wäsche.

Die **Pflegewissenschaft** hat eine Einteilung in verschiedene Gruppen vorgenommen: delegierende und pflegende Angehörige mit ihren jeweiligen Untergruppen. Diese Einteilung kann als Hilfsmittel für die Konzeptionierung diverser Angebote im Rahmen der Angehörigenarbeit dienen.

6.4.1 Delegierende Angehörige

 So verschieden wie die Angehörigen sind, so verschieden sind auch die für sie zu konzipierenden Angebote vonseiten der Einrichtung.

6.4.1 Delegierende Angehörige

„Delegierende Angehörige" sehen das Heim als Service-Einrichtung und sich selbst als **Überwachungs- und Bewertungsinstanz** von Pflegeleistungen. Sie denken (und sagen): „Für das viele Geld kann ich eine Rund-um-Pflege erwarten. Ich gebe mein Familienmitglied ja gerade ins Heim, weil es anders nicht mehr geht, weil ich bzw. meine Familie die Versorgung nicht übernehmen können. Hier sind professionelle, bezahlte Kräfte, die sollen das nun mal ordentlich machen."

■ *Ursachen für Konflikte*

Zu den delegierenden Angehörigen wird nach aktueller Forschung rund ein Viertel aller Angehörigen gezählt. Der Umgang mit ihnen ist für die Mitarbeiter mitunter schwierig: die Angehörigen wollen die Leistungen des Heimes kontrollieren und bewerten, besitzen aber zumeist nur **wenig Kenntnisse** und Einblick in die Arbeit des Personals. Sie kennen die Arbeitsabläufe nicht, wissen nicht, was außerhalb der Bewohnerzimmer getan wird, wie zeitintensiv Dokumentations- und andere Qualitätssicherungsmaßnahmen sind, welche Vorbereitung und Organisation zur Pflege und Betreuung der Bewohner gehört; auch die hauswirtschaftlichen und technischen „Zuarbeiten" sind zeit- und kostenintensiv. Sie werden schnell zu so genannten **„notorischen Nörglern"** und bei den Mitarbeitern herzlich unbeliebt. Die Angehörigen meinen, die Pfleger seien doch „höchstens eine Stunde täglich bei meiner Mutter und sitzen ansonsten in der Küche und unterhalten sich". Konflikte entstehen, Fronten verhärten sich, man redet nur noch das Nötigste miteinander, dafür umso mehr übereinander.

■ *Umgang mit deligierenden Angehörigen*

Für den Umgang mit dieser Gruppe von Angehörigen sind folgende Angebote besonders wichtig und geeignet:

- **Informationen** über die Arbeitsinhalte der Mitarbeiter in der Pflege und der Einrichtung insgesamt (☞ unten). Diese können in Einzelgesprächen, innerhalb von Veranstaltungen des Wohnbereiches oder der gesamten Pflege im Haus gegeben werden. Veranstaltungen mit mehreren Angehörigen haben den Vorteil, dass in ihnen andere Angehörige eine **Korrektivfunktion** übernehmen können, beispielsweise indem sie Vorwürfen gegen die Pflegekräfte ihre Meinung entgegenstellen: „Das meine ich aber gar nicht. Ich habe den Eindruck, dass die Pflegenden harte Arbeit leisten: sie bringen meine Mutter häufig zur Toilette, bringen das Bett immer wieder in Ordnung, müssen sie manchmal mehr als einmal am Tag ganz waschen, sie trösten, wenn es ihr schlecht geht, bieten Ansprache und Aufmunterung. Ich bin sehr zufrieden und froh, dass meine Mutter hier eine so gute Betreuung erhält." Gruppenveranstaltungen bergen aber auch die Gefahr, dass sich unzufriedene Angehörige gegensätzlich „hochschaukeln" bzw. eher „neutral" eingestellte „anstacheln". Die Veranstaltungen müssen deshalb gut vorbereitet und von kommunikativ versierten und in der Moderation erfahrenen Mitarbeitern geleitet werden (☞ Kap. 8).
- Einladung der Angehörigen zur aktiven Teilnahme an der **Pflegeplanung** für ihr Familienmitglied (mit Einverständnis des Bewohners). So sehen, hören, erfahren sie die Arbeit der Pflegekräfte und bemerken, dass diese mit viel nicht unmittelbar sichtbarer „Arbeit" verbunden ist, welche sich nachher positiv am Bewohner auswirkt.
- **Führungen** durchs Haus mit allen seinen Bereichen. Der Besuch der Küche wird aus hygienerechtlichen Gründen schwierig, man kann aber „hineingucken" und die Hauswirtschaftsleitung befragen lassen und im Übrigen auf Bereiche wie die Wäscherei ausweichen. Die Führungen sollten möglichst fakultativ oder regelmäßig in den Kernarbeitszeiten durchgeführt werden. Auch die Dokumentation als Video ist denkbar. Die Filme könnten beispielsweise auf wohnbereichs- oder hausweiten Angehörigentreffen vorgeführt werden.

6.4.2 Pflegende Angehörige

Zu den „Pflegenden Angehörigen" zählen rund drei Viertel aller Angehörigen. Diese Gruppe unterteilt sich in drei Untergruppen mit jeweils etwa gleichen Anteilen:

- „distanzierende" Angehörige
- „aktiv pflegende" Angehörige
- „psycho-sozial stabilisierende" Angehörige

■ Sich distanzierende Angehörige

Sich „distanzierende Angehörige" beschäftigen sich weniger mit den Bewohnern selbst, mit ihrer Persönlichkeit und ihrem Wohlbefinden. Sie kümmern sich vor allem um die hauswirtschaftliche Zusatzversorgung, verwalten z. B. die Finanzen oder halten die Wäsche in Ordnung.

Diese Angehörigen zeichnen sich oft durch **gespannte Beziehungen** zum Bewohner aus, sie wollen (oder können) deren Wünsche, Bedürfnisse und Probleme nicht hören, sich mit ihnen nicht auseinander setzen. Das kann unterschiedlichste Ursachen haben:

- Das Elternteil wollte schon ihren noch jungen Kindern die eigenen Probleme aufhalsen und diese mussten sich distanzieren.
- Das Elternteil konnte noch nie eigene Probleme zeigen und darüber reden.
- In der Familie war nie ein offener, zärtlicher und fürsorglicher, sondern ein eher sachbetonter Umgang miteinander üblich.
- Zerwürfnisse sind zu einem späteren Zeitpunkt eingetreten, z. B. Uneinigkeit über die Heimübersiedlung (der Bewohner fühlt sich abgeschoben).

Häufig leiden beide Teile unter dem distanzierten Verhältnis, möchten „eigentlich" mehr voneinander, eine bessere, nähere Beziehung, dem Anderen von sich selbst erzählen können, seine Anerkennung und Liebe erfahren. Die Beteiligten können „nicht richtig miteinander reden", wissen nicht, was sie sagen sollen, weichen deswegen lieber auf Sachthemen aus.

In der Regel sind sich distanzierende Angehörige ebenfalls eher selten im Heim anwesend und haben keinen Einblick in die dortigen Arbeitsabläufe. Sie sehen nur, was nicht funktioniert: an der Bluse fehlt ein Knopf, die Mutter bekommt keinen Kuchen zum Kaffee, aber das Heim will „mal wieder" mehr Geld haben. Ihnen können folgende **Angebote** gemacht werden:

- Information über die **hauswirtschaftliche Versorgung** im Heim. Beispiel: Wenn die Bewohnerwäsche fremdvergeben ist und vom Vertragsunternehmen schrankfertig zurückgebracht wird, haben die Mitarbeiter des Heimes beispielsweise nur bei notwendiger Anziehhilfe überhaupt die Chance, einen Schaden zu bemerken und zu monieren. Sie trifft hier für Mängel keine Schuld, das wissen viele Angehörige aber gar nicht
- Informationen über die **Pflegesatzentwicklungen** und andere finanzielle Bedingungen und von wem diese bestimmt werden
- Informationen zum **Krankheitsbild** der Mutter, z. B. lässt ein stärkerer Diabetes oft keinen („normalen") Kuchen zu
- Aufklärung über die **pflegerischen und betreuerischen Arbeitsabläufe**
- Einladung, sich z. B. an der **Pflegeplanung** zu beteiligen (mit Einverständnis des Bewohners), um
  - die Arbeit der Pflegekräfte zu verdeutlichen
  - eine Arbeits- und Verständnisgrundlage zwischen Angehörigen und Mitarbeitern zu schaffen
  - Interesse bei den Angehörigen für die Belange und Probleme ihres Familienmitgliedes zu fördern
- Aufforderung, an Veranstaltungen wie dem **Sommerfest** oder der **Weihnachtsfeier** des Hauses zusammen mit dem Familienmitglied teilzunehmen: bei diesen Gelegenheiten gibt es meistens ein Programm seitens der Einrichtung, der Angehörige „muss" sich nicht die ganze Zeit mit dem Hilfsbedürftigen unterhalten, das Programm liefert Gesprächsstoff, die Hemmschwelle wird insgesamt abgesenkt
- Behutsame **Aufklärung** über die Bedürfnisse des Bewohners in Bezug auf seine Erkrankung und die dafür notwendigen Pflegemaßnahmen durch die Mitarbeiter

- Ermunterung und Aufforderung, z. B. mit dem Familienmitglied einen Spaziergang zu machen oder ihn zu einer Lesung zu begleiten („Ihre Mutter würde sich bestimmt freuen, wenn ..." „Meinen Sie? Na ja, ich kann sie ja mal fragen.")

Diese Angebote können teilweise in Gruppenveranstaltungen, teilweise als Einzelgespräche gemacht werden.

 Sich distanzierende Angehörige können für Mitarbeiter ebenfalls schwierig im Umgang sein: sehen sie, dass Pflegekräfte und ihr Familienmitglied liebevoller miteinander umgehen als es zwischen ihnen und dem Bewohner üblich ist, reagieren viele Angehörige mit Eifersucht (oft unbewusst).

■ Aktiv pflegende Angehörige

Hierbei handelt es sich zumeist um Angehörige, die bereits in der **häuslichen Umgebung** den Bewohner gepflegt haben. Sie kennen seine diesbezüglichen Wünsche sehr genau, seine gesundheitlichen Probleme und sind durch die oft jahrelange Tätigkeit zu **Experten** der Pflege und Betreuung dieses Bewohners geworden – oder meinen es zumindest: „Ich muss doch wohl wissen, was für meinen Mann das Beste ist. Er hat sich die ganzen Jahre nicht beschwert, hat es immer gut bei mir gehabt. Ich habe für seine Pflege Jahre meines Lebens geopfert."

Viele dieser Angehörigen können die **Verantwortung** für den Hilfsbedürftigen nach der Heimübersiedlung nicht abgeben und sind fast täglich bis mehrmals täglich im Heim pflegend tätig. Damit entlasten sie die Mitarbeiter zwar von vielen zum Teil zeitraubenden Tätigkeiten wie dem Essenanreichen oder der Körperhygiene, aber die Art und Weise, in der dieses passiert, lässt manchen **Konflikt** entstehen. Diese Angehörigen kommen häufig ins Dienstzimmer oder passen die Pflegekräfte auf dem Flur ab, weil z. B. etwas fehlt oder sie etwas für ihre Art der Pflege zusätzlich benötigen. Mit diesen Wünschen müssen sich die Mitarbeiter auseinander setzen, was häufig **energie- und zeitintensiv** ist und zu der Meinung führt, „da waschen wir den Bewohner doch lieber gleich selbst." Diesen Angehörigen kann die Einrichtung anbieten:

- **Bestätigung,** dass die Pflege und Verantwortung der Angehörigen in der Vergangenheit und jetzt durch die Mitarbeiter grundsätzlich anerkannt wird
- **Erfahrung,** dass sie nicht alles wissen, können und tun müssen, damit sie wichtig für ihr Familienmitglied sind und von den Mitarbeitern anerkannt werden
- **Aufklärung** über das Krankheitsbild ihres Familienmitgliedes und den damit einhergehenden körperlichen, geistigen und seelischen Veränderungen
- **Anleitung** in pflegerischen Tätigkeiten. Diese muss in verständlicher Form und wiederholt stattfinden. Eine „Instruktion" kann man geschickt in einem „Frau Schmidt, könnten Sie mir wohl helfen, Ihren Mann zu betten?" und in einer „Nebenbei-Information" verkleiden, etwa: „Wir wenden ihn alle zwei Stunden von Rücken- in Links- bzw. Rechtsseitlage, nehmen diese und jene Hilfsmittel in dieser und jener Weise hinzu, damit die Knochen nicht aufeinander liegen und sich kein Druckgeschwür bildet ..." Eine Anleitung kann häufig besser in einem netten, entspannten Gespräch und „verpackt" angenommen werden, als wenn die Pflegekraft sagen würde: „Frau Schmidt, wir finden das ja sehr nett, dass Sie Ihren Mann jeden Tag waschen. Aber achten Sie doch bitte mal darauf, dass ... Sonst müssen wir nämlich immer noch hinterher ..." Auch hier kommt also der Gesprächsführung eine besondere Bedeutung zu (☞ Kap. 2)
- **Ermunterung,** die direkt pflegerischen Aufgaben zu reduzieren – „Sie haben sich ja gerade für das Heim entschieden, weil Sie sich kräftemäßig überfordert fühlten und Sie brauchen Ihre Kraft ja auch um ihm ansonsten beizustehen und um nicht Ihrerseits vor Erschöpfung krank zu werden". Damit kann die Anregung verbunden werden, sich verstärkt auf **betreuerische Aufgaben** zu konzentrieren (die meisten aktiv pflegenden Angehörigen übernehmen beide Aufgaben: aktive Pflege und seelische Betreuung) „weil Sie ihn ja doch viel besser kennen als wir und wissen, was

er seelisch braucht. Sie sind für ihn die wichtigste Vertrauensperson, der er seine Sorgen anvertrauen kann"
- Möglichkeit, über ihre Gedanken und Sorgen und über ihre Wünsche an die Mitarbeiter in **Einzelgesprächen** mit den Pflegekräften zu sprechen und sich in Gruppengesprächen auszutauschen – diese Gruppen können nur mit Angehörigen besetzt sein oder gemischt: Angehörige – Personal. Es können Angehörige aus dem Wohnbereich dabei sein oder es wird eine **Angehörigengruppe** gebildet, in der alle Teilnehmer aus dem gesamten Haus ähnliche Voraussetzungen mitbringen, z. B. jahrelang zu Hause den dementiell erkrankten Ehemann gepflegt haben

In der Regel haben pflegende Angehörige keine einschlägige Ausbildung vorzuweisen, nur wenige haben einen mehrwöchigen Pflegekurs bei der Volkshochschule oder anderen Anbietern absolviert. Sie kennen die Erkenntnisse der Pflegewissenschaft nicht und wollen sie oftmals auch nicht anerkennen, wenn sie ihnen unterbreitet werden.

■ Psycho-sozial stabilisierende Angehörige

Diese Gruppe von Angehörigen konzentriert sich auf die **psychische Betreuung** ihres Familienmitglieds, d. h. bemühen sich um sein seelisches Wohlergehen. Die Angehörigen

- gehen mit dem Bewohner spazieren, machen **Ausflüge** mit ihm alleine oder nehmen an wohnbereichsbezogenen Veranstaltungen teil, nehmen ihn übers Wochenende über eine Nacht oder an Feiertagen mit zu sich nach Hause oder mit in den Urlaub
- sorgen für die Aufrechterhaltung der **Kontakte** zu den Enkelkindern und anderen näheren und ferneren Verwandten und Bekannten
- tauschen sich mit dem Hilfsbedürftigem über die jeweiligen **Alltagsprobleme** aus: sie erzählen vom Geschehen in Familie und Nachbarschaft und Bekanntenkreis, der Bewohner erzählt von

seinem Tagesablauf, von Problemen oder Freuden z. B. mit dem Mitbewohner des Zimmers bzw. im Wohnbereich, von Begegnungen mit den Mitarbeitern oder gesundheitlichen Gegebenheiten
- führen mit dem Familienmitglied Gespräche über jeweilige Belastungen und Probleme körperlicher oder seelischer Art und geben sich hierin gegenseitig **Unterstützung.** Diese Gespräche können schwerwiegendere gesundheitliche Probleme thematisieren, Veränderungen im Rahmen des Alterungsprozesses, Abhängigkeitsprobleme im Heim, bedeutende Streitigkeiten in der Einrichtung, Erziehungsprobleme und Familienprobleme in der weiteren und engeren Familie sowie zwischen den Beteiligten selbst. Auch Differenzen aufgrund der Heimübersiedlung können Thema sein.

Die Angehörigen sorgen so insgesamt für die Aufrechterhaltung eines möglichst **normalen Lebens** und möglichst umfassenden Erlebens im Heim.

Die Beziehungen zwischen psycho-sozial stabilisierenden Angehörigen und ihren hilfsbedürftigen Familienmitgliedern sind von **Offenheit** und menschlicher Nähe geprägt. Nähe setzt aber Möglichkeiten der Distanz sowie Freiwilligkeit und eine gewisse Unabhängigkeit voraus. Körperliche Nähe und Abhängigkeit sind oft nicht zuträglich oder förderlich.

Psycho-sozial stabilisierende Angehörige pflegen ihr Familienmitglied selten aktiv körperlich, z. T. haben sie sie ja aus der häuslichen Pflegesituation gegeben, weil diese überhand nahm und kräftemäßig nicht mehr zu leisten war. Für manche hat auch die Erwägung eine Rolle gespielt, dass durch die körperliche Abhängigkeit und Nähe, die manchmal zur Berufsaufgabe oder -einschränkung der Angehörigen geführt hat, psychische Probleme auf beiden Seiten sowie Unzufriedenheit und Streit miteinander gefördert wurden. Die eine gesündere **Distanz** ermöglichende Heimübersiedlung kann so als Lösung betrachtet werden, im Idealfall von allen Beteiligten.

Im Heim wird die Pflege im engeren Sinne gerne dem Pflegepersonal überlassen. So entstehen in dieser Hinsicht seltener Probleme zwischen Angehörigen und Mitarbeitern: die Angehörigen sind froh über die professionelle Pflege und die Mitarbeiter ihrerseits sind erleichtert, dass die Bewohner die nötige Ansprache und psychische Begleitung bekommen, die auch sie für wichtig halten, aber im nötigen Ausmaß zeitlich oft nicht leisten können. Das seelische Wohlergehen wiederum hat Auswirkungen auf die körperliche und geistige Gesundheit und Beweglichkeit und die „**Pflegeleichtigkeit**" bzw. „**-intensität**" der Bewohner. Diesen Angehörigen kann die Einrichtung anbieten:

- **logistische Unterstützung** bei ihren Vorhaben (Räume, Sachmittel oder Transportmöglichkeiten zur Verfügung stellen)
- **psychische Unterstützung**: Gesprächsangebote, um sich die Belastungen von der Seele reden zu können. Diese Gespräche können spontan oder geplant, mit Mitarbeitern oder anderen Angehörigen, einzeln oder in Gruppen geführt werden. Gleich gesinnte Angehörige können sich auch zeitweilig gegenseitig in der Betreuung vertreten

Bei psycho-sozial stabilisierenden Angehörigen besteht eine gegenseitige Anerkennung und Schätzung zwischen ihnen und den Mitarbeitern der Einrichtung.

■ *Fließende Grenzen*

Angehörige können selten eindeutig einer dieser Gruppen zugeordnet werden – in der Realität sind die **Grenzen** untereinander fließend. Angehörige tendieren zu bestimmten Zeiten mehr zu einem beispielsweise distanzierenden Verhalten, mal zu einem psycho-sozial stabilisierenden. Ihr Verhalten ist veränderlich genau wie die Bewohner in ihrem Verhalten veränderlich sind – je nach Lebensphase, Tagesform und momentaner Befindlichkeit. Die Kategorisierung von Angehörigen ist ein Hilfsmittel für die Mitarbeiter, damit diese hinter den Handlungen **verborgene Motive** besser erkennen sowie das Verhalten besser einordnen, nachvollziehen und darauf adäquat reagieren können. Je nach der Hauptzuordnung von Angehörigen zu einer dieser Gruppen können gezielt Angebote gemacht werden.

6.5 Hausweite Informationsveranstaltungen

Bei hausweiten Veranstaltungen werden die Angehörigen aller Bewohner der Einrichtung gleichzeitig eingeladen. Es handelt sich also ihrem Wesen nach um **Großveranstaltungen** – auch wenn die Anzahl der Gäste oftmals relativ gering ist. Diese Tatsache deutet bereits an, dass den Vorteilen Nachteile gegenüber zu stehen scheinen.

■ *Vorteile*

- größerer Verbreitungsgrad von allgemein gültigen Informationen
- in der Regel gleichzeitige Anwesenheit und Ansprechbarkeit aller Leitungskräfte
- Zeit- und Personalersparnis

■ *Nachteile*

- Begegnung als „Einbahnstraße": Heimleitung erzählt, anwesende Angehörigen hören zu
- Möglichkeit, nur allgemein gültige Fragen zu diskutieren, die alle betreffen
- fehlende Gelegenheit, Personenspezifka anzusprechen (Datenschutz)
- größere Anonymität
- größere Hemmschwelle für den Einzelnen, eigene Belange anzusprechen
- in der Regel nur geringe Präsenz der Mitarbeiter von den Pflegebereichen oder aus den sonstigen Arbeitsbereichen, sie können also nicht Auskunft geben
- in der Regel prozentual geringere Teilnahme von Angehörigen als bei kleineren Veranstaltungen, es kommen meist nur die, die sich sowieso im Heim engagieren

Themen und Inhalte

- Regelungen im Rahmen von **Pflegeversicherung** oder **Bundessozialhilfegesetz** und sich daraus für die Bewohner bzw. Angehörigen ergebene Konsequenzen und Änderungen, z. B. Erläuterung zur gesetzlich geforderten Auflösung von „Taschengeldkonten" der Bewohner oder Erklärung, wann und wie die Befreiung von den Rundfunk- und Fernsehgebühren beantragt werden kann
- Erläuterung der **Aufbau- und Ablauforganisation** im Heim, soweit das zur Orientierung der Angehörigen notwendig oder sinnvoll erscheint
- Erläuterungen zu Erbringung, Umfang und Abrechnung der verschiedenen **Heimleistungen,** zu Leistungen, die in den Pflegesätzen inbegriffen sind und solchen, die Wahl- bzw. Zusatzleistungen sind
- Erläuterung, welche Tätigkeiten **Aufgabe der Einrichtung** sind und was zu den Obliegenheiten der Angehörigen gehört, beispielsweise die Besorgung von Toilettenartikeln für die Bewohner. Einkäufe für die Bewohner durch die Mitarbeiter können als Zusatzleistungen abgerechnet werden
- Erklärung einzelner wichtiger **Arbeitsbereiche** im Heim, z. B. Umsetzung der gesetzlichen Forderung nach qualitätssichernden Maßnahmen
- Bekanntgabe von und Einladung zu **Veranstaltungsterminen,** die für das ganze Haus gelten
- Bericht über durchgeführte Veranstaltungen
- Nachrichten aus der Fundstelle des Hauses
- immer wiederkehrende Hinweise für die Angehörigen, z. B. Wichtigkeit der Namensschilder in der Bewohnerbekleidung
- **Vorstellung** neuer Mitarbeiter
- **Bekanntgabe** von Veränderungen der Bürozeiten der Verwaltung
- **Informationsvermittlung** zwischen externen Anbietern, z. B. Frisör oder Fußpflege, und den Angehörigen bzw. Bewohnern als deren Kunden und Zahlende
- Nutzung als **politische Plattform,** beispielsweise zur Erläuterung der Unterschriftenlisten im Haus gegen die geplante Streichung

von Sondennahrung aus den Richtlinien zur Verordnung von Arzneimitteln 1999

■ Organisation

Häufigkeit: nach Bedarf und je nach dem, ob die hausweiten Treffen die einzigen Angehörigenveranstaltungen sind oder ob sie durch wohnbereichsbezogene ergänzt werden. Im ersten Fall bieten sich Treffen alle drei Monate an, im letzteren reicht einmal jährlich meist aus – außer in einer Zeit vieler Neuerungen, z. B. der Einführung der Pflegeversicherung mit ihren Auswirkungen auf die Heime, die Bewohner und die Angehörigen
Anwesenheit: zumindest alle Leitungskräfte
Veranstaltungsort: Speisesaal oder anderer großer Raum
Begrüßung: Heimleitung, dann Beiträge je nach Thema und Zuständigkeit, z. B. werden hauswirtschaftliche Themen von Mitarbeitern der Hauswirtschaft geklärt
Ablauf: Die ca. 1,5 Stunden dauernden Begegnungen sind überwiegend durch **Vorträge** der Leitungskräfte geprägt, die Angehörigen können dazu Fragen stellen und sonstige Anmerkungen machen (☞ 6.5).

Tipps für die Praxis

▶ Viele Angehörige mit einer umfangreichen Ankündigung, z. B. Briefe, Hauszeitung, Aushänge, persönliche Ansprache, zum Kommen bewegen
▶ Trotz des Charakters einer „Frontalveranstaltung" die Angehörigen einbinden, eine positive Atmosphäre und Verbindlichkeit herstellen

6.6 Wohnbereichsbezogene Veranstaltungen mit Angehörigen und Mitarbeitern

Ob die Bildung von **gemischten Gesprächsgruppen,** also mit einer Zusammensetzung aus Mitarbeitern und Angehörigen in Wohnbereichen dringlich ist, kann – aufseiten der Mitarbeiter – durch die

Beantwortung mit „Ja" bzw. „Häufig" von Fragen bzw. Aussagen wie den Folgenden bestimmt werden:

- „Ich höre dem mich ansprechenden Angehörigen kurz zu und übernehme dann die Kontrolle über den Gesprächsverlauf."
- „Ich fühle schnell Ungeduld, wenn Angehörige mich ansprechen."
- „Ich verteidige mich."
- „Wenn Angehörige mich ansprechen, überlege ich häufig, was ich dazu sagen soll, anstatt zuzuhören."

Wenn Sie eine dieser Fragen mit „ja" beantworten müssen, ist davon auszugehen, dass der Aufbau bzw. Ausbau von gegenseitigem **Verständnis** und **Vertrauen** in der Einrichtung gefördert werden sollte. Bei wohnbereichsbezogenen Veranstaltungen werden alle Angehörigen der Bewohner des Wohnbereiches eingeladen. Auch möglichst alle Mitarbeiter der Abteilung nehmen teil.

■ Vorteile

- weniger Anonymität als in Großveranstaltungen
- „familiärere" Atmosphäre
- günstige Möglichkeit zum Kennenlernen
- Ansprache von persönlichen Dinge (in Absprache miteinander, weil der Datenschutz natürlich auch hier gilt)
- Anwesenheit und damit Ansprechbarkeit der meisten Mitarbeiter
- teilweise Kenntnis der Angehörigen untereinander – zumindest vom Sehen, können einander nunmehr zuordnen
- Entstehung und Intensivierung von Kontakten
- niedrigere Hemmschwelle
- größere Verbindlichkeit und Motivation des Einzelnen
- Möglichkeit, wohnbereichsspezifische Fragen zu besprechen
- günstige Möglichkeit, in kleineren Gruppen Unzufriedenheit und Probleme anzusprechen und gemeinsam zu lösen
- in der Regel prozentual größere Anwesenheit von Angehörige gegenüber hausweiten Veranstaltungen, aber tendenziell auch hier vor allem diejenigen, die sich sowieso engagieren

■ Nachteile

- zeit- und personalaufwendiger als hausweite Veranstaltungen
- relativ niedriger Verbreitungsgrad von allgemein gültigen Informationen
- fehlende Möglichkeit, alle persönlichen Dinge anzusprechen (Datenschutz)
- Hemmschwelle für viele Angehörige, zu sprechen

■ Themen und Inhalte

Themen können grundsätzlich die gleichen wie in den hausweiten Veranstaltungen sein. Sie können hier aber **detaillierter** und **spezifischer** sowie mit den ausführenden Mitarbeitern vor Ort diskutiert werden. Weitere mögliche Themen:

- Klagen von Angehörigen über die Wasserversorgung: Flaschen stehen wochenlang im Zimmer und Angehörige bitten, die Verschlüsse aufzudrehen, es wird diskutiert, ob den Bewohnern grundsätzlich auch eingegossen werden soll
- Problem, dass immer wieder Wäsche verschwindet: Hinweis auf Zusammenhang zwischen Scham bei Inkontinenz und dem „Verschwindenlassen" von Wäscheteilen
- Zimmerbelegung (Bettnachbar passt nicht immer; es gibt Unstimmigkeiten oder Zurückziehen einzelner Bewohner wegen der Lautstärke des Radios; Vorschlag eines anderen Angehörigen nach Kopfhörern)
- Frage Baden oder Duschen des Bewohners, Häufigkeit und Berücksichtigung individueller Wünsche dabei.

Die Mitarbeiter erklären bei beiden Themen die Gründe und die Schwierigkeiten, die zu den Sachverhalten führen (oftmals sind die Handlungsweisen ja organisatorisch oder gesundheitlich zu begründen). Sie werben dabei auch um Verständnis, wenn etwas nicht klappt und um Geduld (Umstrukturierung der Zimmerbelegung).

Die Leitung führt insgesamt die Bitte nach Verständnis für z. B. Zeitverzögerungen an, bittet (vor allem wenn auf Nachfrage hier keine Kritik und Wünsche geäußert werden sollten) um Offenheit

("Offenheit kann nur helfen, die Qualität zu verbessern, das wollen ja alle") und – wenn es passend erscheint – auch um Lob ("ist wichtig für die Mitarbeiter").

> Auf Wohnbereichsebene können auch Fortbildungen für Angehörige angeboten werden zu Themen wie z. B. Informationen zu altersspezifischen Problemen oder Hilfen für den Umgang mit veränderten Lebenssituationen.

■ *Organisation*

Bei den Angehörigen, die die Angehörigenveranstaltungen besuchen, handelt es sich erfahrungsgemäß anfangs vor allem um diejenigen, die sich sowieso im Heim engagieren und für die Mitarbeiter positiv ansprechbar sind. Aber durch **Mund-zu-Mund-Propaganda** und durch die **Berichterstattung** hinterher (Protokolle, Hauszeitung) kann sich das ja noch ändern und die Motivation steigen. Gerade bei den ersten Veranstaltungen muss zwar damit gerechnet werden, dass die Stimmung während der Veranstaltung in Ordnung ist und z. B. keine Aggressionen aufkommen und es vielleicht sogar herzliche Einzelgespräche gibt. Insgesamt sind diese anfänglichen Begegnungen aber häufig eher unpersönlich: jeder bleibt in seiner Rolle als "Angehöriger von ..." bzw. "Pflegekraft". Mit der Zeit entwickelt sich aber oft etwas **Gemeinsames,** so etwas wie ein "wir zusammen für die Bewohner".

> Die Angehörigen legen zunächst oft eine eher **konsumtive** Haltung an den Tag. Diese Tendenz besteht vor allem bei größeren Veranstaltungen (erst recht dann bei hausweiten Veranstaltungen).

Häufigkeit: je nach Bedarf (Problemanfall). In der Regel sind Treffen alle drei bis vier Monate zu empfehlen, bei längeren Abständen können keine persönlichen Kontakte entstehen, die Treffen bleiben unverbindlich. Kürzere Abstände überfordern das Zeitbudget aller Beteiligten.

Anwesende: alle Mitarbeiter des Wohnbereichs (außer Urlauber, Kranke, Notbesetzung)

Veranstaltungsort: Aufenthaltsraum des Wohnbereichs oder einem anderen, der Teilnehmerzahl angemessenen Raum (zur Planung mit der Einladung um Anmeldung bitten)

Raumgestaltung: Raum ca. 25 qm groß, Aufteilung an Gruppentischen mit 1–2 Mitarbeitern und jeweils 2–4 Angehörigen (bei weniger Teilnehmern sollten alle an einem gemeinsamen Tisch sitzen, bei mehr Teilnehmern ist für intensivere Gespräche die Aufteilung in Kleingruppen sinnvoll)

Verpflegung: nach Jahres- und Tageszeit, keinen zu großen Aufwand betreiben (keine Menues, aber auch nicht geizig sein)

Begrüßung: durch die Leitungskraft (hier erst Pflegedienst-, dann Wohnbereichsleitung) Vorstellung aller Anwesenden und der verschiedenen Themen, Ergänzung durch Aktuelles

Einleitungsvortrag (Beispiel): Die Wohnbereichsleitung (oder eine andere Pflegekraft) hält zunächst einen kurzen Vortrag über den Arbeitsalltag im Wohnbereich, z. B. Tagesablauf oder Sinn und Ablauf von Pflegeplanung. Ihre Intention dabei ist: Aufklärung der Angehörigen über die Inhalte und Umfang der Arbeit, die von den Pflegekräften geleistet und von Angehörigen nicht immer entsprechend eingeschätzt und wertgeschätzt wird. Ferner kann die Aufklärung über das Berufsbild Altenpflege im Allgemeinen angestrebt werden mit der Hoffnung, dass dieses suksessive aufgewertet wird und sich auch auf das Verhalten der Angehörigen gegenüber den Mitarbeitern positiv auswirkt. Die Reaktion vieler Angehöriger lautet darauf erstaunt „Ich wusste gar nicht, was Sie so alles zu tun haben. Das ist ja schwere Arbeit." Das Vortragsthema bietet Anknüpfungspunkte für die anschließende Aussprache.

Weitere Themen: Aussprache – Kritik, Wünsche – und Lob

Organisatorische Fragen: Bitten an die Angehörigen um Unterstützung bei verschiedenen Tätigkeiten, z. B. sind für die Durchführung nicht alltäglicher Unternehmungen mit den Bewohnern wie einem Zoobesuch mehr Betreuungs- und Begleitungskräfte notwendig, Hilfe von Angehörigen wäre wünschenswert. Nun kann es anfangs geschehen, dass die Idee eines Zoobesuches zwar alle Angehörigen gut finden, dass aber keine Motivation besteht, selbst dabei mit Hand anzulegen. Bei zukünftigen Treffen fruchten solche Anfragen aber oftmals.

Schlussfrage der Leitung: Wie weiter? Besteht Interesse an regelmäßigen, häufigeren bzw. selteneren Treffen? Gibt es für das nächste Mal Interesse an speziellen Themen?

Dank fürs Kommen, Verabschiedung

Tipps für die Praxis

- Auch wenn Vorträge ein Bestandteil der Veranstaltung sind, einen „Frontaleindruck" zugunsten eines gemeinsamen Austausches vermeiden
- Viele Angehörige zum Kommen bewegen durch eine gute und umfangreiche Ankündigung, z. B. Briefe, Hauszeitung, Aushänge, persönliche Ansprache
- Teilnehmer Namensschilder tragen lassen
- Veranstaltungsleitung befähigen, sowohl die Angehörigen als auch die Mitarbeiter zum Engagement zu motivieren
- „Richtigen Ton" finden, d. h. sowohl Mitarbeiter vor stärkeren Angriffen von Angehörigen „unter die Gürtellinie" schützen, Angriffe zurückweisen und Verständnis einwerben für die Arbeit und das Verhalten der Mitarbeiter, z. B. „Wir sind auch nur Menschen und machen Fehler. Wir sind aber immer ansprechbar, fragen Sie doch bitte bei Unklarheiten nach, warum etwas so und nicht anders gemacht wird. Und kommen Sie möglichst sofort, damit sich der Ärger nicht unnötig wochenlang aufstaut und immer größer wird, sondern die Sache schnell geklärt werden kann"
- Verhältnis der Mitarbeiter untereinander nicht zu eng erscheinen lassen; ein enges Verhältnis kann bei den Angehörigen leichter zum Eindruck einer einheitlichen „Front" führen, gemischte Sitzordnung am Tisch einführen
- Vorbereitungszeit und vorhandene Energien bei den Mitarbeitern berücksichtigen; aufgrund von Krankheit, Konflikten im

Wohnbereich oder Urlaubszeit ausgepowerte Mitarbeiter haben weniger Potenziale
▶ Heimleitung bei den Treffen nicht einladen, damit diese nicht unbewusst die Aufmerksamkeit und Wertschätzung der Angehörigen für die Arbeit der Einrichtung auf sich abziehen (Autoritätsverschiebung) und die Mitarbeiter und die Angehörigen nicht durch ihre Anwesenheit und Amtsautorität einschüchtern oder demotivieren kann

6.7 Rahmenbedingungen für Veranstaltungen

- Alle Angehörigen werden rechtzeitig (etwa drei Wochen vor dem Termin) schriftlich eingeladen. **Einladungen** werden zusätzlich in Aushängen und in der Hauszeitung publik gemacht.
- Die Einladung hat den **Termin** (Tag und Uhrzeit), den voraussichtlichen **Zeitraum**, den **Ort** und die vorgesehenen **Themen** zu enthalten. Ein abtrennbarer Abschnitt fragt nach weiteren Interessen der Angehörigen. Sie können noch rechtzeitig vor dem Treffen in die dann aktualisierte **Tagesordnungspunkt-Liste** aufgenommen werden. Die Bewohner können mit eingeladen werden.
- **Getränke** und Schnittchen bzw. nur ein paar Kekse lockern die ansonsten leicht geschäftlich-sachliche Atmosphäre auf, heißen willkommen, sie signalisieren Bemühen und Entgegenkommen der Einrichtung.
- Auch der Raum ist für die Atmosphäre wichtig: die **Raumgröße** sollte der Teilnehmerzahl angepasst werden: in zu großen Räumen verliert man sich leicht (aus den Augen), zu kleine Räume erzeugen eine unangenehme Enge. Der Raum sollte möglichst hell und freundlich eingerichtet sein. Das erzeugt eine „warme" Atmosphäre, in der es sich leichter miteinander reden lässt.
- Eine **Zeitdauer** von 90 Minuten bis zwei Stunden erscheint angemessen. Sie ist nötig, um in Ruhe alle anfallenden Fragen zu besprechen. Sie sollte aber auch nicht gravierend überschritten werden, das mindert die Konzentration und schließlich wollen ja alle mal Feierabend haben (also Überforderung vermeiden).

- Die haus- und wohnbereichsweiten Treffen werden protokolliert und die **Protokolle** allen anwesenden und nicht-anwesenden Angehörigen und Mitarbeitern zugestellt.
- Getroffene Vereinbarungen werden mit **Zuständigkeiten** und Überprüfungsdaten (Wiedervorlage) versehen und dann zu gegebener Zeit auch kontrolliert.
- Der Einsatz von **Medien** veranschaulicht und lockert auf, Frontalvorträge hingegen schaffen eine Distanz zwischen Redner („Kompetenter") und Zuhörern („Unwissende"). Unterrichtsatmosphäre ist aber zu vermeiden, dazu auch möglichst wenig vom Blatt ablesen, sondern frei sowie verständlich sprechen. Kurze Beiträge, Platz lassen für Anmerkungen und Fragen der Angehörigen und diese auch dazu auffordern.

6.8 Angehörigeninterne Gesprächsgruppen

Angehörigeninterne Gesprächsgruppen können anlog zu **Selbsthilfegruppen** bzw. **angeleiteten Selbsthilfegruppen** gestaltet werden. Im ersten Fall treffen sich die Angehörigen ohne Beisein einer leitenden Person, z. B. einer Heimmitarbeiterin. Diese Treffen finden gleichwohl in Räumlichkeiten der Einrichtung statt und werden von dieser vorbereitet (Raumausstattung, Verpflegung, Medien). In diesen Gruppen kann man sich sehr gegenüber den anderen Teilnehmern öffnen. Es werden Dinge erzählt und Gefühle kommen zum Ausdruck, die man anderen Leuten (teils aus Rücksicht, teils aus Scham) nicht zeigt. In angeleiteten Selbsthilfegruppen fungiert eine psychologisch geschulte Mitarbeiterin als Gesprächsleitung.

■ Vorteile

- Aussprachemöglichkeiten: über die veränderte Situation, über die sich wandelnde Beziehung zum Bewohner und über die eigene Hilflosigkeit
- gegenseitige Solidarität und Verständnis durch die Teilnehmer
- psychische Entlastung

- Entlastung auch, indem (wenn man sich besser kennt) mal gebeten werden kann, dass sich eine andere Angehörige mit um den eigenen Verwandten kümmert und man mal über das Wochenende wegfahren kann und dennoch weiß, dass das Familienmitglied gut betreut wird
- gegenseitige Informationen und Austausch zum Krankheitsbild und zum mentalen und praktischen Umgang damit (wichtig bei einer Demenz)

Nicht nur die Angehörigen selbst profitieren von den Besuchen solcher Gesprächsgruppen. Auch die Mitarbeiter der Einrichtungen, die an den Gruppen selbst gar nicht teilnehmen, haben Vorteile:

- Durch die Entlastung sind die Angehörigen, die oft viele Stunden täglich im Heim anwesend und tätig sind, entspannter und autonomer bzw. kompetenter. **Missverständnisse** und unrealistische Wünsche sind seltener; das entspannt auch das Verhältnis zwischen den Mitarbeitern und den Angehörigen.
- Durch die Gruppen können Angehörige, die sonst zum Rückzug vom Erkrankten und dem Heim neigen würden, mehr in die Betreuung eingebunden werden. Das kommt den Bewohnern zugute, steigert aber auch die **Wertschätzung** zwischen Angehörigen und Mitarbeitern.
- Die Angehörigen nehmen in kompetenter und engagierter Weise den Mitarbeitern Arbeit ab. Diese können sich erstens mehr um andere Bewohner kümmern und zweitens wird dadurch ihre **Arbeitszufriedenheit** gesteigert – ihre Berufswahl hängt ja in der Regel mit dem Wohl der Bewohner zusammen.
- Die Zufriedenheit der Angehörigen mit der Einrichtung als Ganzes steigt. Das wirkt sich durch Mund-zu-Mund-Propaganda auf deren guten Ruf aus und in der Folge auf die **Auslastung** und damit die wirtschaftliche Situation und nicht zuletzt auch auf die Arbeitsplatzsicherheit.

■ Nachteile

- relativ zeit-, personal- und raumaufwendig (mit Leitungsperson)

- aufgrund der geringen Teilnehmerzahl können Einzelne, die sich nicht in die Gruppe einpassen, diese aus ihrem empfindlichen Gleichgewicht bringen
- geringer Verbreitungsgrad der Informationen durch geringe Teilnehmerzahlen

■ Organisation

In **angeleiteten Gruppen** ist eine Person anwesend, die das Gespräch moderiert, Denkanstöße geben kann, nachfragt, zumeist Hintergrundwissen und eine breitere Erfahrung z. B. mit dementiell erkrankten Menschen mitbringt als die Angehörigen, die immer nur um einzelne demente Menschen „kreisen". Diese Art von Selbsthilfegruppe ist deshalb vorzuziehen, weil der Gefahr begegnet werden kann, dass man sich nur im Kreise dreht und sich gegenseitig „runterzieht". Die Leitungsperson sollte jemand sein, der sowieso im Haus arbeitet, z. B. ein Seelsorger oder ein Sozialpädagoge. Eine Person von außen ist nur dann sinnvoll, wenn sie die Bewohner und ihren Alltag gut kennt. Denn der Umgang mit den Bewohnern muss individuell auf seine Biografie und Familiensituation abgestimmt sein.

Die Gruppe darf nicht zu viele Teilnehmer umfassen. Sonst hätte erstens der Einzelne nicht genügend Gelegenheit, von sich zu erzählen und zweitens wird mit zunehmender **Teilnehmerzahl** die Hemmschwelle dazu höher, Vertrauen kann weniger leicht aufgebaut werden.

Tipps für die Praxis
▶ Ruhige (Störungen sind zu vermeiden), helle (dunkle Räume fördern Depressionen), nach außen abgeschirmte (gegen neugierige Blicke oder sonstige Störungen), freundlich eingerichtete sowie der Größe der Gruppe entsprechende Räumlichkeiten zur Verfügung stellen
▶ Teilnehmern ausreichend Zeit gewährleisten (mind. zwei Stunden), damit sie „ankommen", sich entspannen können
▶ Bei einer hohen Teilnehmerzahl den Angehörigen zur Gründung einer zweiten oder dritten Gruppe raten

6.9 Einzelkontakte mit Angehörigen

Bei diesem Angebot sitzen sich in der Regel zwei Personen gegenüber: ein Angehöriger und ein Mitarbeiter der Einrichtung. Je nach Anlass der Begegnung können zusätzliche Mitarbeiter hinzugezogen werden, z. B. bei Beschwerden gegen eine bestimmte Pflegekraft können die Pflegedienst- oder Wohnbereichsleitung, die Pflegekraft und der Angehörige zusammen kommen. Die **Auswahl der Ortes** richtet sich nach den Beteiligten: Büro der Leitungskraft, Raum im Wohnbereich, Sprechstunden-Zimmer. Die Gespräche können entweder spontan als „Schön-Wetter-Gespräche" beginnen oder sich geplant und verabredet auf ein bestimmtes Thema beziehen.

Zu den Angeboten für einzelne Angehörige gehören beispielsweise auch deren Unterstützung in **Krisensituationen** wie der Sterbephase des Familienmitgliedes. In einem solchem Fall sind psychisch entlastende Gespräche sowie logistischer Beistand in Form von Angeboten, mit im Heim zu essen, dort zu schlafen und ihn in einer Pause des Begleitens am Sterbebett abzulösen, wichtig.

 Eine verlässliche Maßnahme zum Aufbau und Erhalt von Einzelkontakten zu Angehörigen ist das Angebot einer Sprechstunde, die regelmäßig am gleichen Ort und zur gleichen Zeit stattfindet.

■ Vorteile

- persönliche Dinge können angesprochen werden
- Bedingungen entsprechen dem Datenschutz
- direkter, persönlicher Kontakt
- vereinfachter Vertrauensaufbau
- Konflikte können besser angesprochen und gemeinsam gelöst werden
- große Verbindlichkeit
- Hemmschwelle aufgrund des Anwesenheit Dritter entfällt

■ *Nachteile*

- sehr zeit- und personalaufwendig
- sehr niedriger Verbreitungsgrad von allgemein gültigen Informationen
- Kontakte zu anderen Angehörigen kommen hier nicht zustande

■ *Persönliche Voraussetzungen*

- Fähigkeit zur Offenheit auf beiden Seiten
- Fähigkeit zur Gestaltung einer positiven Atmosphäre
- Bereitschaft, sich auf den anderen einzulassen
- Bereitschaft zur Akzeptanz des Gegenübers als gleichrangigen Gesprächs- und Verhandlungspartner
- kommunikative Fähigkeiten der Beteiligten
- Ruhe

Zwar sind bei vielen der Faktoren beide Beteiligte wichtig. Aber aufgrund der professionellen Rolle und der Möglichkeit, sich durch Fortbildungen und andere Maßnahmen vorzubereiten, liegt der Schwerpunkt und die Hauptverantwortung für das Gelingen der Begegnungen bei den Mitarbeitern.

6.10 Angehörigenbeirat

Auch die **Kooperation** mit einem Angehörigenbeirat stellt eine Form der Angehörigenarbeit dar. Er ist ein Gremium zur Vertretung der Interessen aller Angehörigen im Heim (und damit natürlich auch der Bewohnerinteressen). Der Beirat kann sich in der **Gründungsphase** häufiger treffen. Wenn sich seine Arbeit konsolidiert hat, reicht ein Treffen monatlich meist aus. Die Häufigkeit hängt auch von der Größe des Hauses sowie von vorhandenen Konflikt(potenzialen) und damit den Themenwünsche der Teilnehmer ab. Hinsichtlich der Größe hat sich ein Beiratsmitglied auf etwa 20 Pflegeheimbewohner als sinnvoll erwiesen. Eine Wahlperiode muss es nicht geben, es reicht, wenn bei Tod des Bewohners und Ausscheiden seines Angehörigen jemand neues nachrückt.

Einen Angehörigenbeirat gibt es zurzeit nur in vier Prozent aller deutschen Heime. Dabei kann er die gesamte Angehörigenarbeit im Haus sehr erleichtern.

■ Aufgaben

- **Patenschaft** für neue Heimbewohner bzw. deren Angehörige. Beiräte haben oft mehr Zeit und manchmal mehr Einfühlungsvermögen in die direkten Belange eines neuen Bewohners als dies die nicht direkt betroffenen Mitarbeiter haben (können).
- **Achtsamkeit** auf die Belange von Menschen, die diese nicht selbst vertreten können (Demente) und keine aktiven Angehörigen haben.
- Neutrale und unabhängige **Vermittlungsinstanz** bei Konflikten zwischen Angehörigen und Heimmitarbeitern: unzufriedene Angehörige können den Angehörigenbeirat „anrufen", viele Beschwerden können auf dieser Ebene geklärt und entkräftet werden, bei anderen zumindest die Schärfe (auch des Tones) durch erste Entlastungsgespräche genommen werden. Kommunikativ versierte Beiratsmitglieder können im gemeinsamen Konfliktgespräch vermitteln, die Wogen etwas glätten. Wenn nötig, kann der Angehörigenbeirat sich Informationen und Unterstützung bei der Heimaufsicht, beim örtlichen Sozialhilfeträger und anderen Stellen holen.
- Externe **Öffentlichkeitsarbeit** für das Heim: die Angehörigenbeiräte gehören wie alle Angehörigen zu den Bindegliedern des Heimes und seiner Arbeit nach außen in die Öffentlichkeit. Das betrifft die allgemeine, laufende Arbeit, wird aber auch besonders wichtig bei öffentlich gemachten Konflikten und Skandalen.

6.10 Angehörigenbeirat

> Angehörigenbeiräten wird aufgrund ihrer zumeist kritischen und unabhängigen Einstellung gegenüber der Institution oft mehr Glaubwürdigkeit zugeschrieben als den angeblich parteiischen und von den Vorwürfen zumindest zum Teil betroffenen Mitarbeitern. Der Angehörigenbeirat bildet also eine wichtige Lobby für die Einrichtung bei kritischen Anfragen. (☞ Kap. 8).

■ Vorteile

- relativ unabhängige und neutrale Instanz für die übrigen Angehörigen. Hier können Probleme und Konflikte frühzeitig auf einer niedrigen Hierarchieebene aufgegriffen (und einige vollständig bearbeitet) werden
- Tätigkeitsverlagerung bei den Mitarbeitern. Statt sich überwiegend mit Beschwerden auseinander setzen (und in der Praxis diese meist abwehren) zu müssen, hält ein kooperativer Arbeitsstil Einzug
- zeitlich und inhaltlich umfangreiche Einführung neuer Angehöriger und Bewohner durch die Paten
- schneller Kontakt zum Haus für neue Angehörige und Bewohner. Das unterstützt ihre aktive Integration in den Heimbetrieb
- Zeitgewinne für Mitarbeiter durch die Tätigkeiten der Paten
- feste Ansprechpartner für alle Angehörigen

■ Nachteile

- Arbeit muss ermöglicht (Räume, Materialien) und begleitet werden
- Aufbau und Kooperation mit den Mitgliedern ist (zunächst) zeitaufwendig

■ Gründungsphase

Erfahrungsgemäß ist es anfangs schwer, Mitglieder für einen Angehörigenbeirat zu finden. Läuft die Arbeit aber gut an, fühlen sich die Mitglieder geschätzt, gewollt und unterstützt als Begleitung, Unterstützung und Instanz der **öffentlichen Kontrolle** des Heimes. Anfangsprobleme können mit der Zeit schwinden. Auch wenn in jedem Heim nur einzelne Angehörige aktiv sein wollen, diese gibt es mit großer Gewissheit.

Ein Zusammenprall mit den Interessen und Tätigkeiten des **Heimbeirates** ist in der Regel nicht zu befürchten. Der Angehörigenbeirat wird bislang häufig sowieso erst dann eingeführt, wenn entweder kein Heimbeirat zustande kommt oder die Mitglieder aufgrund ihrer Erkrankungen kaum in der Lage sind, ihr Amt auszufüllen bzw. der Angehörigenbeirat wird vom Heimbeirat als sinnvolle **Ergänzung** und **Hilfe** wahrgenommen. Auch die Gefahr, dass Mitglieder des Beirats von Einrichtungsseite als Querulanten betrachtet und ablehnend behandelt werden, scheint bei einer kooperativen Haltung beider Seiten sehr gering zu sein.

■ Personelle Zusammensetzung

Der Wunsch nach einem Angehörigenbeirat drückt ein **Bedürfnis** aus, Einfluss zu nehmen und sich zu engagieren und weist auf Defizite der Einrichtung (zumindest in den Augen der Angehörigen) hin. Die Initiative wird entweder von unzufriedenen, aber (noch) nicht resignierten Angehörigen ausgehen und bzw. oder von zufriedenen Angehörigen, die sich in das von ihnen empfundene große Engagement der Mitarbeiter unterstützend einbringen wollen. In jedem Fall sollte sie von der Einrichtung positiv aufgenommen werden.

Das Heim kann die Zusammensetzung des Angehörigenbeirats fördern, indem Angehörige allgemein zur **Mitarbeit** eingeladen werden, z. B. durch Aushang oder mündliche Bekanntgabe auf Angehörigentreffen. Eine weitere Möglichkeit ist die gezielte **Ansprache** einzelner Angehöriger. Das können zufriedene Angehörige sein, die dann Unzufriedenheiten mit der Einrichtung im Beirat etwas relativieren können und als „Fürsprecher" auftreten. Es können aber auch gezielt unzufriedene Angehörige angesprochen werden: das bezeugt erstens **Offenheit** und **Diskussionsbereitschaft** vonseiten der Einrichtung und schafft damit Vertrauen und zweitens können diese Menschen im Beirat ihre Unzufriedenheit durch Aussprache und durch Diskussion „auf einer Ebene", d. h. unter als glaubwürdiger empfundenen „Gleichen", bereits ein Stück abbauen.

Kritische Angehörige sind ein positives Potenzial für das Heim: sie sind nicht betriebsblind und oft (noch) bereit, sich zu engagieren.

■ *Pflegequalitätssicherungsgesetz (PQsG) würde weitere Rechte bringen*

Familienangehörige oder sonstige Personen dürfen in den Heimbeirat gewählt werden. – Das sieht das „Gesetz zur Qualitätssicherung und zur Stärkung des Verbraucherschutzes in der Pflege", kurz Pflegequalitätssicherungsgesetz (PQsG) des Bundesministeriums für Gesundheit vor, das sich im Sommer 2000 als **Entwurf** in der politischen Diskussion befindet.

Wird es Realität, muss der Heimträger laut § 86 a SGB XI-E den Heimbeirat zu einer geplanten Erhöhung der Pflegesätze oder Entgelte für Unterkunft und Verpflegung **anhören,** ihm die wirtschaftliche Notwendigkeit und Angemessenheit dieser Maßnahme **erläutern** und ihn schriftlich dazu **Stellung nehmen** lassen. Diese Stellungnahme wäre dann vom Heimträger rechtzeitig vor Beginn der Pflegesatz- oder Entgeltverhandlungen den als Kostenträgern betroffenen Vertragsparteien vorzulegen und bei den Vertragsverhandlungen angemessen zu berücksichtigen. Entsprechendes würde für die Mitwirkung des Beirats an der Vorbereitung oder Anpassung von Leistungs- und Qualitätsvereinbarungen nach § 80 a gelten.

Unzufriedene Angehörige in Heimbeiräten könnten den Heimen dann (noch mehr) Probleme bereiten. Auch diese Aussicht belegt die Notwendigkeit einer konstruktiven Auseinandersetzung mit ihren Interessen und ihre positive Einbindung ins Heimgeschehen.

Tipps für die Praxis
- Initiative von Angehörigen, einen Angehörigenbeirat zu gründen, unbedingt ernst nehmen und unterstützen
- Gründung auch von sich aus vorschlagen, z. B. können Mitarbeiter die Idee an passender Stelle auf einer wohnbereichs- oder hausweiten Angehörigenveranstaltung ansprechen
- Arbeit des Angehörigenbeirats ausdrücklich begrüßen

6.11 Systematische Angehörigenarbeit

Letztlich hat jede Form von Angehörigenangeboten ihre **Berechtigung**. Die verschiedenen Formen schließen einander nicht aus, sondern ergänzen sich. In Großveranstaltungen gegebene Informationen belasten nicht das Zeitbudget kleinerer Treffen bzw. können dort detaillierter und spezifischer weiter diskutiert werden. Persönliche Belange können in kleineren Gruppen besser angesprochen werden. Die Inhalte der verschiedenen Veranstaltungen sind letztlich zu unterschiedlich, als dass man die eine durch die andere ersetzen kann.

 Angehörigenarbeit kann auch in kleinen **Serviceleistungen** bestehen, zu denen die Mitarbeiter nur wenig Zeit aufbringen müssen. So trägt z. B. ein Wagen mit Tee und Kaffee, an dem sich die Angehörigen am Nachmittag bedienen können, sehr zur Zufriedenheit und zum Wohlbefinden bei. Auch die Einladung, am offenen Mittagstisch teilzunehmen, wird in der Regel als positive Wertschätzung und Bemühen seitens der Einrichtung durch die Angehörigen anerkannt – es müssen ja nicht alle Angebote kostenlos sein.

■ Wechselnde Gesprächsangebote

Systematische Angehörigenarbeit macht verschiedene Gesprächsangebote:

- „Schön-Wetter-Gespräche" und themen- bzw. problemorientierte Gespräche
- spontane und geplante Gespräche
- Einzel- und Gruppengespräche
- einmalige und mehrmalige Gespräche
- Gespräche von den Angehörigen ausgehend sowie von der Einrichtung initiiert
- Gespräche mit den Angehörigen auf verschiedenen Hierarchieebenen: „einfache" Mitarbeiter, Wohnbereichsleitung, Pflegedienst-, Hauswirtschafts- oder Heimleitung

Gespräche müssen nicht immer einen konkreten, problematischen Anlass haben. **„Schön-Wetter-Gespräche"** sind Gespräche mit niedriger (Anfangs-)Hemmschwelle. Mit ihnen kann man Kontakte herstellen bzw. am Leben erhalten, dem anderen Offenheit und Wohlwollen zeigen. „Schön-Wetter-Gespräche" sind meistens spontaner Art. Sie können „Barometer" dafür sein, ob der andere gerade angesprochen werden möchte oder nicht. Sie können absichtlich herbeigeführt werden, um später einen leichteren Einstieg in problem- oder unsicherheitsbeladene Themen zu finden.

Zur Orientierung, welche Form in welchem Fall mit wessen Beteiligung sinnvoll sein könnte, sind die folgenden Aussagen und Überlegungen hilfreich.

■ Einzelgespräche

Einzelgespräche sind sinnvoll, wenn

- das Problem einen bestimmten Angehörigen bzw. dessen Familienmitglied betrifft, z. B. „notorischer Nörgler"
- es sich um persönliche, intime Dinge handelt, z. B. dem Umgang mit der Inkontinenz eines bestimmten Bewohners
- nur einzelne Bewohner bzw. deren Angehörige betroffen sind und darüber hinaus kein allgemeines Interesse vermutet wird
- es sich um ein gravierendes Problem handelt, das mit „Fingerspitzengefühl", behutsam, diplomatisch und möglichst ohne größeres Aufsehen gelöst werden soll, z. B. Gewaltausübung eines einzelnen Mitarbeiters gegenüber einem Bewohner.

Gruppengespräche

Gruppengespräche (auf Einrichtungs- oder Wohnbereichsebene) sind sinnvoll, wenn

- es sich um Belange von allgemeinem Interesse handelt, z. B. Informationen zur Pflegeversicherung oder ein Bewohner beeinträchtigt durch sein ständiges Rufen und Fluchen den gesamten Wohnbereich
- Gerüchte aufgekommen sind und einer möglichen Rufschädigung des Hauses durch Offenheit entgegengewirkt werden soll
- es sich um brisante Themen wie den oben erwähnten Gewaltvorkommnissen handelt und die Einrichtungen entstehenden Gerüchten und Verdächtigungen durch ein offenes, breit angelegtes Gespräch zuvorkommen will. Wie oben ausgeführt, gehen diesen Gesprächen immer Einzelgespräche mit den unmittelbar Betroffenen voraus.

Häufigkeit von Gesprächen

Die Häufigkeit der Gespräche zwischen Mitarbeitern und bestimmten Angehörigen ist davon abhängig, ob

- es sich eher um ein Bagatell- oder um ein in seinen Auswirkungen gravierendes Problem handelt
- das vom Angehörigen geäußerte Bedürfnis leicht zu erfüllen ist oder größeren Aufwands bedarf
- die Mitarbeiter ihre Ansichten und Belange klar und leicht nachvollziehbar „rüberbringen" können, von ihren kommunikativen und persönlichen Kompetenzen her
- der Angehörige willens und in der Lage ist, die Sichtweise und Argumentation der Mitarbeiter zu verstehen und sich mit ihnen zu verständigen. „Notorischen Nörglern" oder „realitätsfernen" Angehörigen, z. B. solchen, die die geistigen Abbauprozesse ihres Familienmitgliedes nicht wahrnehmen wollen, wird dieses kaum gelingen.

■ Hierarchieebene

Die Hierarchieebene der mit der Gesprächsführung betrauten Mitarbeiter hängt ab von der

- **Thematik.** Betrifft der Gesprächsanlass die Pflege und Betreuung eines Bewohners „vor Ort", hat es Bedeutung für die Pflege auf dem Wohnbereich oder für die gesamte Pflege, für die Hauswirtschaft oder für die Gesamtorganisation des Hauses?
- vorhandenen **Fachkompetenzen** der Mitarbeiter
- **persönlichen Kompetenz** der Mitarbeiter. Sind sie willens und in der Lage, sich in die Situation des Angehörigen „hineinzuversetzen" und seiner Argumentation abstrahiert von ihrer eigenen Rolle und ihren eigenen Bedürfnissen zu folgen? Sind sie kommunikativ in der Lage, angemessen mit dem Angehörigen umzugehen, ihn freundlich und ruhig anzuhören und ihre eigenen Belange sowie die der Einrichtung zu vertreten?
- **Persönlichkeit** bzw. vom **Verhalten** des einzelnen Angehörigen. Ist dieser zu einem gleichberechtigten Gespräch willens und in der Lage? Fühlt er sich per se den Pflegekräften überlegen und erkennt nur die Autorität der Heimleitung an oder ist er im Gegenteil unsicher im Gespräch mit Leitungskräften und kann sich gegenüber anderen Mitarbeitern besser öffnen?

■ Werbewirkung von Angehörigenarbeit

Eine Vielzahl von Aspekten ist bei der Auswahl des „richtigen" Gesprächsangebotes zu berücksichtigen. In der Praxis ist nicht die Frage „was davon bieten wir an?" angebracht. Die Angebote schließen einander nicht aus, sondern ergänzen sich. Jedes hat in der spezifischen Situation und Fragestellung seine **Berechtigung.** Letztlich müssen die Angebote parallel laufen, nicht „entweder dieses oder jenes". Aber natürlich muss nicht alles gleich häufig und regelmäßig bzw. ständig angeboten werden.

Auch wenn die **Resonanz** auf die Angebote anfangs gering sein mag und „nur" die Leute kommen, die sich sowieso im Heim engagieren, sind diese Treffen – sei es der Angehörigenabend oder ein Beiratstreffen – sehr wichtig: diese Angehörigen können hinterher

Interessierten von der Veranstaltung erzählen. Gelegenheit dazu ergibt sich z. B. wenn man sich beim Besuch der Familienmitglieder am Wochenende im Zimmer trifft, in dem diese gemeinsam leben. So wird „Werbung" gemacht. Die Veranstaltungen sollten zudem z. B. in **Hauszeitungen** publiziert werden – z. B. protokollartig und von einem Angehörigen geschrieben und kommentiert. Dabei erfahren sie eine noch größere Verbreitung und Werbewirkung.

 Tipps für die Praxis

Für alle Begegnungen mit Angehörigen gelten fundamentale Grundregeln:
- Im Gespräch keine Fronten aufbauen oder in gute und schlechte Angehörige und Mitarbeiter unterteilen
- Gesprächspartner gleichrangig und gleichberechtigt akzeptieren und behandeln
- Angehörige – und auch sich selbst – mit hehren Ansprüchen nicht überfordern, lieber klein anfangen mit der Frage „Na, wie geht's?"

■ *Zusammenarbeit mit anderen Einrichtungen*

Die genannten Angebote können nicht nur Angehörigen von Pflegestationen unterbreitet werden, obwohl sie aufgrund der Krankheitsbilder und daraus resultierenden Veränderungen in der Beziehung sowie aufgrund des großen Hilfebedarfs ihres Familienmitgliedes sicherlich den größten Unterstützungsbedarf haben. Kunden des **Betreuten Wohnens** beispielsweise haben diese Probleme selten in einem bedeutsamen Ausmaß, bedürfen weniger intensiver Hilfe und können zumeist ihre Beziehungen selbst aufrecht erhalten. Aber auch für manchen ihrer Angehörigen könnten diese oder ähnliche Angebote hilfreich sein bei der Bewältigung von anstehenden Veränderungen.

Angebote, die ursprünglich für Angehörige der Pflegebereiche konzipiert worden sind, können also auf weitere Kundenkreise ausgeweitet werden: solche des Betreuten Wohnens, Angehörige von ambulant Versorgten, solche aus teilstationärer Pflege. Diese Möglichkeiten eröffnen sich besonders, wenn die Einrichtung als

Altenhilfezentrum wirkt, d. h. diese Dienstleistungen selbst anbietet. Grundsätzlich gibt es aber auch die Möglichkeit, mit anderen Häusern oder Institutionen gemeinsam Angebote zu konzipieren und zu organisieren, beispielsweise ähnlich wie in einem Volkshochschulkurs.

7
Beschwerdemanagement

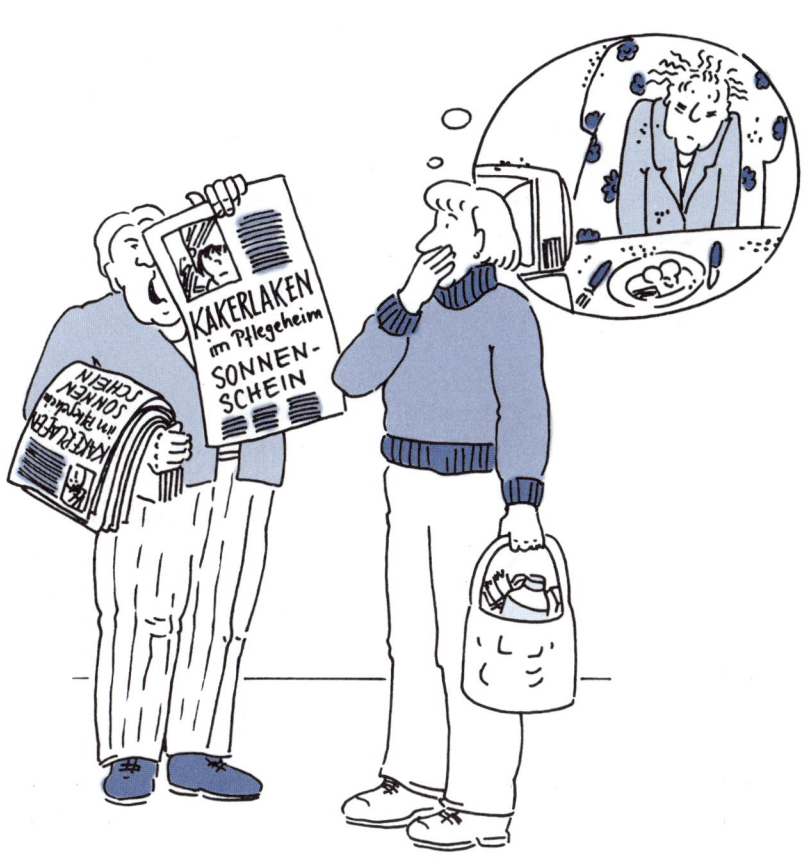

Beschwerden sind in Heimen an der Tagesordnung. Für manche von ihnen gilt das wortwörtlich, d. h. es werden ein bis mehrere Beschwerden täglich geäußert. In anderen Einrichtungen ist das seltener der Fall – sei es, weil es keine häufigeren Anlässe gibt oder Angehörige (oder Bewohner) sich nicht trauen, Sachen zu monieren bzw. darin keinen Sinn (mehr) sehen, weil sich „sowieso nichts ändert".

 Beschwerden sind Chancen für ein Heim. Es wird den Mitarbeitern mitgeteilt: „Hier stimmt etwas nicht." – Entweder stimmt ein Sachverhalt nicht (Körperhygiene, Arbeitsorganisation) oder die Angehörige fühlt sich insgesamt zu wenig beachtet in ihrer Situation, sie ruft quasi nach Aufmerksamkeit.

■ Sicht von außen

Beschwerden sind wichtige Anhaltspunkte für die Einrichtung. Angehörige sehen die Arbeit der Einrichtung aus einer anderen Perspektive, eben aus der **Sicht der Kunden,** außerdem sind sie vor der **Betriebsblindheit**, die die – vor allem langjährigen – Mitarbeiter fast zwangsläufig befällt, weitgehend gefeit. Beschwerden können Aufschluss zu folgenden Fragen geben:

- Wird die Arbeit insgesamt für gut befunden? Oder herrscht eher Unzufriedenheit vor?
- Wo werden Schwachstellen gesehen?
- Welche Arbeitsbereiche werden am häufigsten kritisiert, welche eher selten?
- Könnten die Beschwerden berechtigt sein? Oder sind sie auf Unwissenheit, unrealistische Vorstellungen oder mutmaßlich auf Probleme in den Beziehungen der Angehörigen zu den Bewohnern oder anderen Personen zurückzuführen?

Nicht alle Angehörigen äußern ihre Kritik laut. Manche reden nur untereinander, manche haben resigniert und sagen nichts mehr (und reduzieren ihre Besuche im Heim oder stellen sie sogar ganz ein) – manche trauen sich und ihrer Redefähigkeit ein Gespräch mit der „Schwester" oder sogar der Heimleitung nicht zu. Damit gehen den Einrichtungen wichtige **Informationen** und **Hinweise** verloren.

Pflegeeinrichtungen sind auf die Kritik der Angehörigen angewiesen, wollen sie ihre Arbeit kundengerecht gestalten und damit einer optimalen Auslastung des Hauses zuarbeiten.

■ Befragungen

Befragungen können diese Informationen vermitteln. Dabei kann unterschiedlich vorgegangen werden:

- Die Pflegekraft fragt die Angehörigen nach ihrer **Zufriedenheit**, wenn sie sie im Bewohnerzimmer oder auf dem Flur trifft. Diese (qualitative) Befragung kann zufällig und vereinzelt oder geplant und häufiger geschehen. Sie ergibt ein **grobes Bild** („insgesamt zufrieden" bzw. „tendenziell unzufrieden aufgrund ...").
- Befragungen können mithilfe einer geplanten **schriftlichen Erhebung** vorgenommen werden.

7.1 Schriftliche Befragung von Angehörigen

Bei einer schriftlichen Befragung werden **Fragebögen** mit relevanten Fragen entworfen und an alle Angehörigen verteilt.

7.1.1 Fragestellungen

Diese Fragen können **offen,** das heißt mit freiem Platz für Antworten gestellt werden, oder **geschlossen** sein. Dann antwortet der Angehörige z. B. mit „ja" oder „nein", häufig", „selten", d. h. er kreuzt vorgegebenen Antwortmöglichkeiten an, die er für sich als passend erachtet. Offene Fragen sind in der Auswertung aufwändiger als geschlossene, haben bei sorgfältiger Bearbeitung aber eine höhere Aussagekraft. Es ist auch eine Mischung beider Fragetypen möglich.

■ Interview oder schriftliche Befragung

Die Befragung kann per **Postversand** und mit schriftlicher Beantwortung alleine zu Hause vorgenommen werden oder innerhalb eines Interviews im Heim, wobei ein Mitarbeiter die Fragen nacheinander stellt, anhand der Antworten den Bogen ausfüllt und ihn gleich einbehält. Letztere Option ist allerdings sehr zeit- und personalaufwendig und wird daher kaum zum Einsatz kommen.

Eine **schriftliche Beantwortung** zu Hause hat darüber hinaus den Vorteil, dass der Angehörige in Ruhe, mit Überlegung und ohne „Kontrolle" eines Interviewers die Fragen beantworten und, wenn er will oder das von der Einrichtung so vorgesehen ist, auch anonym bleiben kann. Eine anonyme Befragung ist grundsätzlich auch vorzuziehen, weil so die Hemmschwelle für kritische Aussagen niedriger ist und eher „die ganze Wahrheit" ausgesprochen wird, ohne dass man Bedenken haben müsste, das pflegebedürftige Familienmitglied müsse die Folgen „ausbaden".

■ Vertrauen schaffen

Für den Erfolg der Befragung ist die **Begründung**, warum sie durchgeführt wird, besonders wichtig: den Angehörigen muss der Eindruck vermittelt werden, dass ihre Meinung wichtig ist, gehört wird und dass geäußerte Kritik in der Folge nach Möglichkeit auch berücksichtigt und im Arbeitsalltag umgesetzt wird. Die Befragung darf nicht „im Sande verlaufen", die Beteiligung muss für die Angehörigen lohnend erscheinen. Dieses Vertrauen wird durch ein entsprechendes **Anschreiben** aufgebaut sowie durch die Ankündigung einer Befragung im Vorfeld, z. B. bei haus- oder wohnbereichsweiten Angehörigentreffen, durch **Aushänge** in den Fluren der Einrichtung oder in der Hauszeitung. Eine schriftliche Befragung kann beispielsweise in der folgenden Form vorgenommen werden (nach einer Befragung von 1999 in einem westdeutschen Heim):

7.1 Schriftliche Befragung von Angehörigen

Fallbeispiel

„Sehr geehrte Frau Schmidt,
ganz herzlich möchte ich mich bei Ihnen für das Vertrauen bedanken, welches Sie unserem Haus bislang entgegen gebracht haben. Wir werden auch zukünftig darum bemüht sein, Ihrem Familienmitglied und auch Ihnen einen angenehmen Aufenthalt bei uns zu ermöglichen und Ihren Wünschen und Bedürfnissen möglichst nachzukommen.
Auch wir sind natürlich nicht perfekt. Damit wir die Qualität unserer Arbeit stets verbessern können, sind wir besonders auch auf die Rückmeldung von Ihnen angewiesen. Ihre Meinung ist uns wichtig! Fragebögen können natürlich nicht jede Einzelheit aufgreifen. Sie können aber einen Gesamteindruck vermitteln. Bitte vergeben Sie für jeden Bereich eine „Note" (1 = sehr gut, 2 = gut, 3 = befriedigend, 4 = ausreichend, 5 = mangelhaft) und notieren Sie an der dafür vorgesehenen Stelle, was Ihrer Meinung nach besonders gut (+) und was nicht so gut ist (−). Bitte machen Sie auch einen Vorschlag, wie wir es besser machen sollen."

(Im Folgenden wird die Bewertung der einzelnen Arbeitsbereiche im Heim abgefragt. Für die Pflege sieht das z. B. so aus:)

„Wie beurteilen Sie als Angehöriger die Qualität der Pflege, beispielsweise die Körperhygiene, die Hilfestellung beim An- und Auskleiden, die Organisation der Medikamentenvergabe, die Wundbehandlung, die Hilfestellung bei der Nahrungsaufnahme?
Was ist Ihrer Meinung nach besonders gut und was ist nicht so gut?

(+)

_____
_____

(−)

_____
_____ ".

Wie sollen wir es besser machen?

_____
_____

(Die Fragen in den anderen Arbeitsbereichen können wie folgt formuliert und mit den Antwortmöglichkeiten wie oben versehen werden.)

Reinigung und Hauswirtschaft:
Wie beurteilen Sie als Angehöriger die Qualität der Reinigung und Hauswirtschaft, insbesondere in Bezug auf Sauberkeit und Hygiene, Behandlung der Wäsche?

_____

Küche:
Wie beurteilen Sie als Angehöriger die Qualität der Küche in Bezug auf die Gestaltung des Speiseplanes, Angebot und Zubereitung der Speisen?

_____

Soziale Betreuung:
Wie beurteilen Sie als Angehöriger die Qualität der sozialen Betreuung, z. B. den Veranstaltungskalender, Einzelbetreuung wie Spaziergänge, persönliche Gespräche?

_____

Wohnen:
Wie beurteilen Sie als Angehöriger die Wohnqualität, z. B. Größe und Ausstattung der Räume, Dekoration und Atmosphäre, sanitäre Anlagen?

_____

Verwaltung und Leitung:
Wie beurteilen Sie als Angehöriger die Qualität der Verwaltung, insbesondere die persönliche Beratung, Erledigung von behördlichen Vorgängen?"

_____

(Der Fragebogen endet mit einem Dank und einem (spätesten) Rückgabedatum, damit die Auswertung dann auch beginnen kann und nicht später noch „nachtröpfelnde" Antworten einbezogen werden müssen

oder nicht mehr berücksichtigt werden können. Dieser Zusatz kann wie folgt aussehen:)
„Bitte schicken Sie den ausgefüllten Fragebogen im beiliegenden, schon für Sie frankierten Briefumschlag bis zum ... an uns zurück. Vielen Dank für Ihre Mühe!
(Unterschrift Heimleitung, Qualitätsbeauftragte oder andere maßgeblich an der Befragung beteiligte Person)

■ Namensnennung

Bei der Befragung kann um die **freiwillige** Namensnennung gebeten werden mit dem Hinweis, dass bei Einverständnis dann in einem weiterführendem Gespräch gravierender Kritik besser nachgegangen werden kann – im Interesse der Bewohner und der Angehörigen.

■ Ergebnis und Auswertung

Nach der Befragung und der Auswertung der Ergebnisse kann sich die Einrichtung die meisten der eingangs des Kapitels (☞ oben) gestellten Fragen beantworten.

Der Befragung muss die Unterrichtung der Angehörigen über die Ergebnisse folgen. Auch müssen sie darüber informiert werden, welche Konsequenzen die Einrichtungsleitung aus den Ergebnissen ziehen will. Das Heim demonstriert damit **Offenheit** und gutes **Bemühen**.

Die Veröffentlichung der Ergebnisse innerhalb der Mitarbeiterschaft ist ebenfalls notwendig: nur dann kann jede einzelne Kraft sehen, wo es im Gesamtgefüge sowie innerhalb ihres Arbeitsbereiches (Pflege, Küche, Wäschepflege) „hapert".

Die Erhebung muss jedoch nicht in allen **Details** allen zugänglich gemacht werden. Es erscheint ausreichend, wenn z. B. die Pflegedienstleitung den Pflegekräften die Ergebnisse aus dem Themenbereich Pflege detailliert darstellt, die anderen Bereiche wie Wäsche- und Essenversorgung, mit denen die Pflege ja auch Kontakt hat, im Überblick erläutert. So kann allen Interessen und aller Vorsicht Genüge getan werden.

Das **Ausmaß** der Veröffentlichung gegenüber den Angehörigen ist gut abzuwägen, denn es ist nicht gesichert, dass – die ja bestimmt auch negativen Ergebnisse – im Haus bleiben, d. h. nicht an eine größere Öffentlichkeit getragen werden und den an sich vielleicht guten Ruf des Hauses unnötig beeinträchtigen.

■ Konzepte und Pläne

Der Unterrichtung der Angehörigen über die Befragungsergebnisse müssen natürlich Taten folgen. Die Ausarbeitung und Umsetzung von Konzepten und Plänen zu ausgewählten Themen kann teilweise mit interessierten Angehörigen in einer gemeinsamen Arbeitsgruppe geschehen. Durch dieses Verfahren werden die Angehörigen aktiv in die **Problemlösung** integriert und zudem einer häufig einsetzenden **Frontenbildung** (auf der einen Seite die Angehörigen, auf der anderen die Mitarbeiter der Einrichtung) vorgebeugt.

 Tipps für die Praxis

- Bei einer schriftlichen Befragung immer die Anonymität des Befragten anbieten und gewährleisten
- Befragung ausreichend begründen und frühzeitig ankündigen, Auftraggeber benennen
- Fragebögen ansprechend gestalten
- Vorwiegend offene Fragen verwenden, z. B. Welche Verbesserungsvorschläge können Sie machen?
- Fragebogen mit einem Rückgabedatum versehen
- Befragte über das Ergebnis der Befragung informieren
- Konkrete Veränderungen in den Arbeitsbereichen ankündigen und umsetzen

7.1.2 Rückmeldungen

Wohl in jeder Einrichtung werden bei solchen Befragungen positive und negative Rückmeldungen kommen. Angehörige haben unterschiedliche Bedürfnisse und unterschiedliche Sichtweisen.

Zu **den positiven Äußerungen** in allen Bereichen, in denen es um das fachliche und zwischenmenschliche bzw. kommunikative Verhalten der Mitarbeiter geht, gehört eine Palette von „überwiegend in Ordnung" bis „hervorragende Arbeit".

Auch die Bemerkungen mit **negativem Tenor** ähneln sich in der Regel: sie gehen von „zu wenig Hilfe bei ..." über „zu wenig Eingehen auf Bedürfnisse von ..." bis zu „zu wenig Personal" (vor allem am Wochenende). Spezifiziert wird die Kritik z. B. hinsichtlich der

- **Pflege:** Hilfe bei der Nahrungsaufnahme zu oberflächlich und hektisch; Bewohnern wird Kleidung von früheren Bewohnern angezogen
- **Reinigung und Hauswirtschaft:** falsche und fehlende Wäsche
- **Küche:** Kauprobleme der Bewohner werden zu wenig berücksichtigt
- **Betreuung:** früher wurde mehr gesungen; Angehörige werden nicht benachrichtigt, wenn Bewohner ins Krankenhaus kommen
- **Verwaltung und Leitung:** Rezeption könnte besser und freundlicher geführt werden, „selten ein Ansprechpartner zugegen"
- **Wohnsituation:** fehlende Stühle für Besucher, fehlende Handgriffe im WC

■ *Anwälte der Bewohner*

Aus den Bemerkungen lässt sich ersehen, dass die Angehörigen erstens sehr genau hinsehen und zweitens im Laufe der Zeit zu Experten und Anwälten der Bewohner werden. In der Rubrik **Verbesserungsvorschläge** wird deutlich, dass sie die Ursachen teilweise gut einschätzen können und nicht von vornherein dem Personal mangelnden guten Willen unterstellen:

- Vielfach wird **„mehr Personal einstellen"** empfohlen, vor allem in arbeitsintensiven Zeiten wie morgens und abends und zu den Mahlzeiten.
- Wünsche wie „mehr Zeit nehmen" und „auf die alten Menschen besser eingehen" und „Individualität berücksichtigen" (Bereich Pflege) sind allerdings recht vage und global formuliert und damit schlecht zu realisieren.

- Das **„Wie sollen wir es besser machen?"** ist hier kaum beantwortet worden, was auf die besondere Problematik der Personalbemessung hinweist. Dadurch, dass sie selbst diese Frage nicht eindeutig beantworten können, sehen einige Angehörige, dass dieses auch für die Einrichtung schwierig sein dürfte.

■ *Anregungen und Wünsche*

Im Bereich **Reinigung** und **Hauswirtschaft** wird vorgeschlagen, öfter mal Staub zu wischen und in der Wäscherei Wäschewagen mit Namensfächern zur Sortierung der Kleidungsstücke zu benutzen. Die Küche soll mit den Bewohnern den Speiseplan abstimmen und mehr Obst und Rohkost anbieten, besonders für bettlägerige Bewohner.

In der **Betreuung** wird beispielsweise gewünscht, dass persönliche Gespräche mit bettlägerigen Bewohnern länger und häufiger geführt werden sollen, die Verwaltungsmitarbeiter sollen intensiver geschult werden.

Beim Thema **Wohnen** schließlich werden mehr Einzelzimmer gefordert, auch zur Wahrung der Intimsphäre sowie mehr eigene Sanitärräume. Die Erfüllung dieser Wünsche setzt entweder eine Aufstockung des Personals voraus oder (und) eine bewusste und effektive Organisation der Arbeit, beispielsweise im Bereich Wäscheversorgung. Mehr Personal würde höhere Kosten für die Bewohner und Angehörigen bedeuten und damit eine geringere Attraktivität der Einrichtung; daher ist dieser Lösungsweg wahrscheinlich nur sehr eingeschränkt praktikabel.

7.2 Umgang mit (mündlichen) Beschwerden

Mündliche Beschwerden treffen die angesprochenen Mitarbeiter meist **spontan** und **unvorbereitet**. Dann ist es „Glückssache", wer wann und unter welchen Umständen mit Kritik konfrontiert wird und ob er damit adäquat umgehen kann oder nicht. Durch Voraussicht und Planung sind aber vielerlei unvorhersehbare Auseinandersetzungen eben doch beeinflussbar. Optimal wäre in diesem Fall sicherlich der Aufbau eines systematischen **Beschwerdemana-**

gements mit einer offiziellen Beschwerdeannahmestelle, einer Beschwerdesammlung und -dokumentation und einer kontinuierlichen Überwachung der Fehlerquellen und den dafür vorgesehenen Lösungswegen. So können Beschwerden am produktivsten für die Einrichtung genutzt und die Zufriedenheit der kritisierenden Angehörigen am ehesten erreicht werden. Das erfordert jedoch einen hohen Zeitaufwand, der in vielen Einrichtungen nicht aufgebracht werden kann. Die nachstehenden Tipps helfen weiter und können in entsprechende Standards aufgenommen werden (☞ Kap. 5).

 Tipps für die Praxis
- Sich ausreichend Zeit nehmen für Gespräche
- Für eine ruhige, ungestörte Gesprächsmöglichkeit, z. B. Räumlichkeiten, sorgen
- Geduldig, höflich und zugewandt auftreten
- Insgesamt die Regeln der Kommunikation beachten (☞ Kap. 2)
- Sich in die Lage des Angehörigen hineinversetzen und Verständnis für seine Lage, Sichtweisen und Beweggründe aufbringen
- Nicht in eine Defensivposition bringen lassen, auch nicht von sich aus angreifen. Warten, bis sich der Angehörige soweit wie nötig ausgesprochen („ausgekotzt") und beruhigt hat und den Erklärungen zuhören kann
- Ruhe bewahren
- Keine Versprechungen machen, die nicht eingehalten werden können. Dazu hilft auch, innerlich einen Schritt zurückzutreten, um die Dinge etwas objektiver zu sehen
- Kritik der Angehörigen als positive Wirkung für die Einrichtung darstellen
- Für persönlichen Ausgleich und einen gesunden Abstand zu den Arbeitsinhalten sorgen

7.3 Beschwerden an die Presse

Bei Beschwerden an **öffentliche Stellen** ist die Situation schon lange Zeit vorher verfahren gewesen – vielleicht hat es im Heim nur niemand bemerkt oder bemerken wollen. Kaum ein Angehöriger wird sich mit Beschwerden unvermutet und „aus heiterem Himmel" beispielsweise an die Heimaufsicht oder die Presse wenden, z. B. die örtliche Tageszeitung.

7.3.1 Warum wenden sich Angehörige an die Presse?

Wenn Angehörige meinen, nicht gehört und nicht verstanden zu werden, oder mit ihren Wünschen und Äußerungen bei den Mitarbeitern „gegen Wände zu laufen", wenden sich manche von ihnen an öffentliche Stellen außerhalb des Heimes. Die Ursachen für diese Form von Beschwerden sind ganz unterschiedlich: sie reichen von wirklichen Missständen und Versäumnissen bis zum Gefühl und zum allgemeinen Urteil: „Die tun hier gar nichts. Die Menschen werden nicht richtig versorgt und lieblos wie Ware behandelt".

■ *Unbewusste Motive*

Oftmals sind es in Wirklichkeit die Angehörigen selbst, die sich von den Mitarbeitern der Einrichtung „lieblos behandelt", d. h. nicht „richtig" wahr- und ernst genommen fühlen. Vielleicht haben sie auch ein **schlechtes Gewissen,** weil sie innerlich meinen, dass sie selbst ihr Familienmitglied „wie eine Ware, wie ein Ding" ins Heim abgeschoben hätten. Viele geben das aber vor der Familie und vor sich selbst nicht zu und sind sich ihrer Gefühle gar nicht bewusst. Damit können sie sich nicht mit ihnen auseinander setzen. Oder Angehörige sehen, dass das Pflegepersonal ihr Familienmitglied liebevoller behandelt, als sie es jemals getan haben. Der Bewohner fühlt sich wohl, der Angehörige fühlt sich von der Mutter oder dem Vater „abgemeldet", er empfindet **Eifersucht.** Es gibt also vielfältige Gründe für Unzufriedenheit, Missgunst, Wut und Enttäuschung. Für die Einrichtung ist es sehr schwierig, die richtige Antwort auf solche Empfindungen zu finden.

 Oft ist ein Mangel an Kommunikationsbereitschaft und -fähigkeit bei den Mitarbeitern der Einrichtung Grund für eine übertriebene Reaktion der Angehörigen auf die für sie untragbaren Missstände. Gäbe es einen qualifizierten Ansprechpartner für sie, würden sie sich den Gang zur Presse vielleicht ersparen.

■ „Notorische Nörgler"

Meist sind es aber die von einigen Mitarbeitern als „notorische Nörgler", „Besserwisser" und „Unbelehrbare" bezeichneten Angehörigen, die in dieser Form auffallen. Mit der Zeit wird die geführte Mängelliste immer länger, gehen Klagen von spezifischen Beschwerden: „Am 13. Mai wurde meine Mutter nicht gewaschen" über in allgemeine **Vorwürfe** und **Mutmaßungen:** „Die Bewohner werden zu selten gewaschen und insgesamt vernachlässigt. Wäre das bei meiner Mutter nicht auch der Fall gewesen, würde es ihr heute besser gehen. Wenn sich die Pflegekräfte besser um sie kümmern würden, müsste es ihnen ja wohl aufgefallen sein, wenn es ihr schlecht geht!"

Solche Äußerungen stammen zumeist von sich **distanzierenden** bzw. **delegierenden** Angehörigen. Sich einbringende und mit den Mitarbeitern gut kommunizierende Angehörige machen solche Äußerungen in der Regel nicht (☞ Kap. 6). Hier ist es im Vorfeld versäumt worden, diese Angehörigen mit speziellen Angeboten in die Betreuung und Pflege einzubinden und damit Spannungen und deren Eskalation vorzubeugen.

Mitunter kann es vorkommen, dass sich ein Angehöriger ohne vorherige Beschwerde oder Ankündigung in der Einrichtung mit seiner Kritik an öffentliche Stellen wendet nach dem Motto „die sollen schon sehen, was sie davon haben. Erst haben sie mich nicht beachtet, jetzt kriege ich die aber noch klein!" Hier haben die Einrichtungen keine Chance zu einer vorsorgenden Aktion oder Stellungnahme.

■ **Enttäuschte Angehörige**

In einigen Fällen aber wird es sich um ursprünglich „umgängliche" Angehörige handeln, die anfangs mit Kritik das konstruktive Gespräch gesucht haben, dann aber erfahren mussten, dass zwar „ja, ja" gesagt (und in dem Moment vielleicht auch gemeint) wurde, aber keine Taten folgten und das Gesagte bzw. Angeregte folgenlos „verpuffte". Diese Angehörigen wenden sich irgendwann aus Enttäuschung an öffentliche Stellen. Sie fühlen sich auf die Dauer nicht ernst genommen und „über den Tisch gezogen", getäuscht und betrogen. Wenn Gesprächsangebote gemacht und Änderungen zugesagt werden, müssen diese eingehalten werden. Falls dies nicht möglich sein sollte oder sich später Änderungen des einmal Zugesagten ergeben, muss das angemessen und nachvollziehbar begründet werden. Auch sonst fühlt sich der Angehörige nicht ernst genommen, sondern meint, das Heim wolle nur sein Geld.

 Tipps für die Praxis
- Immer wieder Gesprächskontakt auch mit sich distanzierenden und delegierenden Angehörigen suchen
- Ständig unzufriedenen Angehörigen ein effektives und permanentes Forum für ihre Kritik anbieten, z. B. Angehörigenbeirat
- Zugesagte Verhaltensänderungen aufgrund einer Kritik immer einhalten oder ausführliche Begründung abgeben, warum dies nicht möglich ist

7.3.2 Verhalten bei Presseskandalen

Teile der Presse greifen Vorwürfe über schlecht arbeitende, die alten Menschen vernachlässigende Einrichtungen gerne auf. Diese Klagen bringen **Publicity**, verkaufen sich gut und passen in das allgemeine Bild des Pflegeheims in weiten Teilen der Gesellschaft. In einigen Einrichtungen sind massive Vorwürfe ja auch objektiv berechtigt.

■ Unzufriedene contra zufriedene Angehörige

Die Einrichtungen können nicht immer eine faire, offene, beide Seiten hörende und wiedergebende **Berichterstattung** erwarten. Sie müssen mit eigener Initiative dazu beitragen. Verteidigen sich die Einrichtungen auf öffentliche Kritik jedoch selbst, z. B. durch den Einrichtungsleiter, wird ihnen natürlich Subjektivität und starkes Eigeninteresse unterstellt und somit weniger geglaubt. Am glaubwürdigsten aber sind andere Menschen aus der „Angreifergruppe": Angehörige. Zufriedene Angehörige sind die beste Antwort auf unzufriedene Angehörige. Ihnen werden von der Presse und von der Öffentlichkeit (auch von der Heimaufsicht und anderen Behörden) dieselben **Interessen** und dieselbe **Urteilsfähigkeit** unterstellt wie den verurteilenden Angehörigen.

Zufriedene Angehörige müssen also erstens existent sein – das setzt eine gute Zusammenarbeit im Heimalltag in der Vergangenheit voraus. Zweitens müssen diese Angehörigen mobilisiert werden, im Anklageverfahren sozusagen vor dem „öffentlichen Gericht" zugunsten der Einrichtung auszusagen. Das geht nur durch Offenheit seitens des Hauses.

 Tipps für die Praxis
- Alle Angehörigen in einer außerordentlichen Versammlung sowie schriftlich über die Vorwürfe informieren
- Zufriedene Angehörige bitten, sich öffentlich zu äußern: durch Gespräche im Bekanntenkreis und durch Leserbriefe an jene Zeitungen, die das Thema aufgebracht oder einen großen Verbreitungsgrad haben

■ Konflikte in der Öffentlichkeit

Die **Gegendarstellungen** müssen eine genauso große Öffentlichkeit erreichen wie die Vorwürfe. Überhaupt sind die Aspekte „Öffentlichkeit" und „Konflikte einem breiteren Personenkreis zugänglich machen" von großer Bedeutung. In Gegenwart Dritter oder Vierter hütet man in der Regel mehr seine Zunge, zügelt seine Wortwahl, überlegt sich besser, was man sagt. Denn diese Behauptungen sind durch **Zeugen** belegbar und am Ende könnte der Angreifer selbst als Dummer dastehen. Dieses Prozedere gilt grundsätzlich auch für größere, öffentliche Auseinandersetzungen. Eine vergrößerte Öffentlichkeit kann also von Vorteil für das Heim sein. Hier kann das Haus zumindest teilweise steuern: durch die erwähnte Mobilisierung von zufriedenen Angehörigen, durch Offenheit und besonnenes Vorgehen.

Grundtenor eines anzustrebenden Presseartikels ist erstens: Fehler kommen vor, sind in einem Haus mit über z. B. 100 Bewohnern und Mitarbeitern, die „ja alle nur Menschen" sind, nicht zu vermeiden. Es handelt sich aber um Ausnahmen und das Heim bemüht sich um eine gute Pflege und Betreuung und ist auch für Wünsche, Kritik und Gespräche offen. Zweitens: Die Fehler liegen zumindest nicht nur in diesem einzelnen Heim und den (Fehl-)Leistungen einzelner Mitarbeiter begründet, sondern auch in strukturellen Problemen finanzieller sowie politisch-gesetzlicher Art. Stichworte hierfür sind z. B. Pflegeversicherung, begrenzte Pflegesätze, Kunden wollen ja auch nicht mehr zahlen.

 Tipps für die Praxis
- Prävention leisten durch offenen und ernsthaften Umgang mit Beschwerden von Angehörigen
- Nach einem negativen Pressebericht Situation in Ruhe analysieren
- Schnell reagieren, aber nicht überhastet und unüberlegt
- Krisenstab zusammenstellen
- Alle Mitarbeiter über die Situation und die weitere Vorgehensweise informieren
- Ansprechpartner für in- und externe Anfragen bestimmen
- Als kritisierter Mitarbeiter keine Interviews geben
- Aktiv reagieren und eindeutig Stellung beziehen durch Presseinformationen und Pressekonferenzen
- Sich offen und verständnisvoll für die Interessen der Öffentlichkeit zeigen, nicht „mauern" oder den Eindruck erwecken, es gäbe etwas zu „vertuschen"
- Kontakte zu Personen und Institutionen – auch zur Presse –, die der Einrichtung wohl gesonnen bzw. zu einem vorurteilslosen Gespräch bereit sind, nutzen

- Versicherungsfragen abklären
- Einige Monate nach dem Skandal einen „Tag der offenen Tür" veranstalten, um so verloren gegangenes Vertrauen langsam wieder aufzubauen
- Positive Imagepflege kontinuierlich fortsetzen
- Plan für eventuell folgende Krisen erstellen, z. B. Anfertigung eines Qualitätshandbuches, in dem der Umgang mit der Presse in Form eines Standards vorgegeben wird
- Kontakte zu relevanten Teilen der externen Öffentlichkeit pflegen

8
Arbeitstechniken

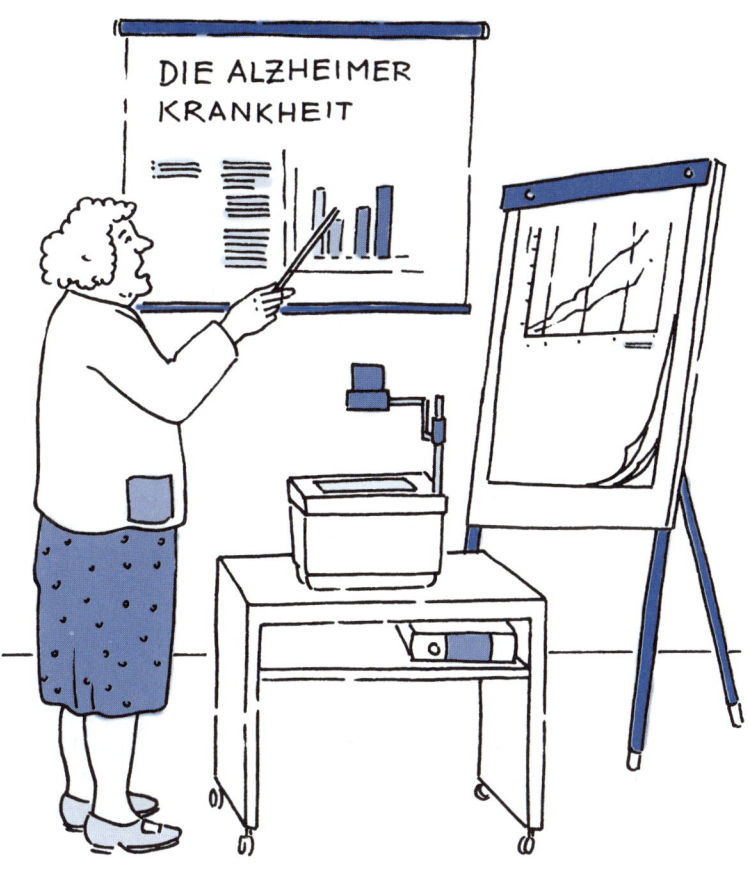

Angehörigenarbeit hat auch etwas mit **Menschenführung** zu tun. So wie die Mitarbeiter von ihren Führungskräften nicht nur Kontrolle und Arbeitsanweisungen erwarten, sondern Informationen, Orientierung, Zuversicht und Anstöße zum (Mit-)Denken und (Mit-)Handeln, so wollen auch Angehörige frühzeitig informiert und beraten sowie in das Denken und Handeln in der Einrichtung einbezogen werden.

Im Umgang mit Mitarbeitern und Angehörigen gibt es verschiedene Arbeitstechniken, die bei Veranstaltungen und sonstigen Begegnungsformen eingesetzt werden und deren Informationsgehalt und Effizienz entschieden erhöhen können. Dazu gehören z. B.:

- Überzeugungsreden
- Besprechungen
- Moderation
- Umgang mit verschiedenen Menschentypen
- Fragetechniken
- Visualisierung

8.1 Reden

Überzeugungsreden können beispielsweise Angehörige und Pflegekräfte dazu bewegen, sich verstärkt mit dem Thema Angehörigenarbeit auseinander zu setzen. So eine Überzeugungsrede kann auch in **schriftlicher Form** gehalten werden, wie es das folgende Beispiel einer Altenpflegeeinrichtung in Hannover zeigt. Die dortige Pflegedienstleiterin veröffentlichte folgende Rede in der Heimzeitung und erreichte darüber zahlreiche Bewohner, Angehörige und Mitarbeiter (es kam auch zu persönlichen Gruppen- und Einzelgesprächen):

Fallbeispiel
„Angehörigenarbeit in der Gustav-Brandt'schen-Stiftung ... findet die eigentlich statt?
Diese Frage habe ich mir in letzter Zeit häufig gestellt und meine, „Ja" und „Nein".

„Ja", weil wir viele Angehörige im Alltag durch Einzelgespräche in den Wohnbereichen begleiten oder bei gemeinsamen Treffen mit dem Heimleiter über Neuerungen in der Gustav-Brandt'schen-Stiftung informieren. „Nein", weil ich glaube, es müsste viel mehr passieren. Da wären z.B. regelmäßige Treffen mit Angehörigen in den einzelnen Wohnbereichen, Gespräche über Wünsche von Seiten der Angehörigen aber auch über Wünsche des Personals. Ein besseres Kennenlernen zwischen Personal und Angehörigen hilft, mehr Verständnis füreinander zu entwickeln und konstruktive Kritik positiv umzusetzen. Viele Ideen geistern in meinem Kopf herum. Man könnte Informationen über bestimmte Krankheitsbilder geben, die helfen, bestimmte Situationen im Alltag beim Umgang mit den Bewohnern immer besser zu meistern. Oder Angehörige zusammenführen, deren Familienmitglieder unter den gleichen Defiziten leiden. Begleitung in schwierigen Situationen – auch z.B. während des Sterbeprozesses des Bewohners – läge mir sehr am Herzen.
Aber auch erfreuliche Dinge, wie z.B. die gemeinsame Gestaltung von Festen oder eine Unterstützung bei Ausflügen und Spaziergängen durch Angehörige könnte ich mir gut vorstellen.
Es gibt also zahlreiche Ideen, die nur darauf warten, umgesetzt zu werden und sicher haben auch die Bewohner, Mitarbeiter und Angehörigen ebenso viele Vorschläge zu machen. Darüber würde ich mich sehr freuen.
Also genug geredet ... Packen wir es an!

Karin Schwertner – Pflegedienstleitung"

Reden bestehen grundsätzlich aus drei **Teilen:** Eröffnung, Hauptteil und Schluss. Jeder Teil hat seine spezifische Funktion und seinen spezifischen Aufbau.

■ Eröffnung

Mit der Eröffnung einer Rede bzw. einer Veranstaltung wird ein **positives Klima** für die Begegnung geschaffen, es wird z. B.
- Freude über das zahlreiche Erscheinen zum Ausdruck gebracht
- der Bezug zu einer Vortragsreihe hergestellt
- das Thema der vorherigen Veranstaltung erwähnt.

Unbedingt sollte das Thema der heutigen Begegnung, z. B. „Angehörigenarbeit in unserem Altenpflegeheim", genannt und mit einer spezifischen Frage oder einem Satz zum Hauptteil übergegangen werden – in der oben zitierten Überzeugungsrede beispielsweise mit der Frage „Angehörigenarbeit in der Gustav Brandt'schen Stiftung – gibt es die überhaupt?" Die Eröffnung umfasst also bestenfalls nur drei Sätze.

■ Hauptteil

Der Hauptteil weist folgenden Aufbau und Ablauf auf:

- **Standpunkt** bzw. These, z. B. „Angehörigenarbeit ist wichtig; in unserer Einrichtung wird nicht ausreichend Angehörigenarbeit betrieben"
- **Begründung** (mit Beispiel oder sonstiger Illustration), z. B. es gibt keine Treffen zwischen Angehörigen und Pflegekräften, in denen Konflikte mit Ruhe und Konzentration ausgetragen werden
- **Zusammenfassung**
- **Schlussfolgerung** und Appell bzw. Aufforderung, z. B. wir wollen Angehörigenarbeit und wissen auch, wie wir die umsetzen wollen, packen wir es an.

■ Schluss

Dem Hauptteil können sich Fragen und Anmerkungen aus dem Plenum anschließen. Sind diese geklärt, wird die Veranstaltung beendet, indem

- für das Kommen und aufmerksame Zuhören und die Anmerkungen zum Vortrag gedankt wird
- ein Ausblick auf mögliche Konsequenzen der Zuhörerbeiträge gegeben und ggf. Thema, Zeit und Ort der nächsten Veranstaltung genannt wird
- ein guter Heimweg gewünscht wird.

Tipps für die Praxis
▶ Während der Rede immer wieder Blickkontakt zu den Zuhörern aufnehmen, nicht mit den Augen während der ganzen Zeit am Papier kleben

- Möglichst frei reden, d. h. nach Stichwörtern und nicht einen vorformulierten Text vorlesen
- Rede auf die Probleme des Publikums beziehen, das erhöht das Interesse
- Zuhörer direkt ansprechen, d. h. nicht mit „man", sondern z. B. „Sie erfahren in Ihrer Arbeit jeden Tag aufs Neue, was das Wort ‚Personalnotstand' bedeutet"
- Unpersönliche Sprache wie das „man" insgesamt meiden, besser in „Ich"-Form sprechen, wenn Erfahrungen, Meinungen und Schlussfolgerungen vorgestellt werden
- Auf zielgruppenspezifische Sprache achten, keine Fachausdrücke ohne Erläuterungen für Laien
- Nicht abschweifen, sondern vorher für sich definierte Ziele im Auge behalten
- Nicht zu lange reden (je nach Thema und Ausrichtung nicht mehr als 10 bis 20 Minuten), denn mit zunehmender Rededauer nimmt die Aufmerksamkeit der Zuhörer ab
- Mit angemessener Lautstärke, klarer Stimme und moduliert sprechen – also nicht mit monoton-einschläfernder Stimmführung
- Möglichkeiten des Medieneinsatzes und der Visualisierung nutzen, um die Aussagen zu unterstützen (☞ 8.6)
- Materialien vorbereiten, die verwendet werden sollen
- Auf die Raumgestaltung achten (Atmosphäre)
- Bei Unruhe unter den Zuhörern auf die Zeit zur Diskussion im Anschluss an die Rede verweisen oder unterbrechen

8.2 Besprechungen

Besprechungen sind alle **Sitzungen** zu zweit, in Gruppen, zu verschiedenen Fragen, auf unterschiedlichen Hierarchieebenen, mit unterschiedlichen Zielen und Hilfsmitteln. Besprechungen stellen im Gegensatz zu einer Rede eine **direkte Begegnung** dar. Sie sind interaktiv, verabredet und terminiert. Darüber hinaus erfüllen Besprechungen keinen Selbstzweck, sondern stellen die unterschiedlichen Interessen und Arbeitsschwerpunkte der Beteiligten dar und stimmen diese sinnvoll aufeinander ab.

8.2.1 Besprechungsformen

Besprechungen können innerhalb eines festen und steten oder verschieden zusammengesetzten und temporären Teams stattfinden, sie können **homogen** besetzt sein, z. B. ausschließlich mit Angehörigen (☞ 6.8). Sie können **interdisziplinär**, z. B. mit Pflegekräften, Ergotherapeuten und Angehörigen, z. B. in der Pflegeplanung, besetzt werden. Besprechungen können innerhalb einer Hierarchieebene, z. B. alle Wohnbereichsleitungen, oder horizontal stattfinden, z. B. mit Pflegekräften, Wohnbereichsleitungen und Angehörigen.

■ *Besprechungen in der Angehörigenarbeit*

Bezogen auf Angehörigenarbeit gibt es für Besprechungen zwei grundsätzliche Möglichkeiten: Mitarbeiter und Angehörige führen zusammen eine Besprechung durch oder Mitarbeiter besprechen untereinander eine mit Angehörigen zusammenhängende Thematik.

Besprechungen mit Angehörigen können folgende **Themen** haben, z. B.:

- Heimaufnahmegespräche
- Einrichtung oder Umgestaltung des Bewohnerzimmers
- Probleme mit „Mitbewohnern"
- Biografiearbeit, Anamnese, Pflegeplanung, Pflegevisite
- Kritik- und Beschwerdegespräche
- Feedback-Gespräche
- Besprechungen im Rahmen der Angehörigenzufriedenheits-Analyse seitens des Heimes

Besprechungen unter den Mitarbeitern über Angehörige können deren Rolle im Heim, gewünschte Veränderungen sowie Möglichkeiten, diese zu verwirklichen, betreffen. Es darf bei diesen „Überjemanden-sprechen" aber nicht bleiben. Als nächster Schritt muss die Einbeziehung des betroffenen Angehörigen erfolgen. Dies wird umso wichtiger, je weniger die Bewohner ihre Sachen selbst in die Hand nehmen können. Der gar nicht seltene „Extremfall" tritt ein bei **Betreuungen:** wenn Angehörigen die **Entscheidungsbefugnis** über gesundheitliche, finanzielle Fragen sowie über den Aufenthalt des Pflegebedürftigen gerichtlich zugesprochen wird. Betreuer können auch andere, außerfamiliäre Personen sein. Auch diese sind Angehörige: sie gehören dem Bewohner an und umgekehrt (☞ Kap. 3.4.1).

Bei der Einbeziehung von Angehörigen in die Pflegeplanung müssen die Bewohner grundsätzlich vorher um ihr Einverständnis gebeten werden – es geht schließlich um persönliche Dinge und nicht jeder Vater will, dass seine Tochter ausführlich von seinen Inkontinenzproblemen erfährt.

■ *Regelmäßige Besprechungen*

Besprechungen können regelmäßig und unregelmäßig (bei Bedarf) stattfinden. **Pflegeplanungen** für einen Bewohner finden routinemäßig etwa alle sechs Wochen statt. Bei außergewöhnlichen Entwicklungen sind natürlich zusätzliche Besprechungen anzusetzen. Auch **Leitungsrunden,** z. B. die tägliche viertelstündige „Morgenrunde", gehören zu den regelmäßigen Besprechungen. Regelmäßige Besprechungen laufen immer nach einem ähnlichen Muster ab, sie folgen sozusagen einem Ritual. Bei der Pflegeplanung kann das heißen:

- Wie ist der Status des Bewohners?
- Welche Veränderungen zum Positiven und Negativen hat es in den vergangenen Wochen gegeben?
- Wie wollen wir darauf reagieren?
- Was muss dafür getan werden? Wer macht was und wann?
- Wann ist die nächste Pflegeplanung für diesen Bewohner?

Größeren Besprechungen – beispielsweise dem dreimonatlichen Treffen der Wohnbereichsmitarbeiter und der Angehörigen – liegt eine Liste von Tagesordnungspunkten zugrunde. Diese werden vorher unter den Teilnehmern gesammelt, mit der schriftlichen Einladung versandt und können von den Angehörigen und den Mitarbeitern schriftlich oder mündlich ergänzt werden. Oder sie werden am Beginn der Sitzung gesammelt bzw. dann ergänzt. Die Punkte werden in einer abgestimmten, sinnvollen Reihenfolge von den Besprechungsteilnehmern bearbeitet.

8.2.2 Dirigistische oder partizipative Leitung?

Besprechungen werden meistens geleitet. Die Leitung kann jedes Mal durch dieselbe Person erfolgen oder unter den Mitarbeitern eines Wohnbereichs rotieren. Das hat den Vorteil, dass auch die Mitarbeiter mit kommunikativen Managementtechniken in Berührung kommen und sich darin üben können. Zudem erhöht es die Wahrscheinlichkeit, dass verschiedene inhaltliche Aspekte in die Besprechungen hereingetragen werden. Diejenige Person, die eine Besprechung leitet, wird sie in der Regel auch vorbereiten.

Wie stark die Leitung in Besprechungen führen bzw. dirigieren muss oder kann, ist häufig vom bisherigen **Führungsstil** in der Einrichtung abhängig: Ist bisher ein eher **autoritärer** Führungsstil üblich gewesen, kann kaum von sofort an selbstständiges und eigenverantwortliches Denken und Handeln von den Mitarbeitern und auch den Angehörigen verlangt werden; sie müssen langsam an die **Partizipation** herangeführt werden. Starke Steuerung kann nur langsam zurückgenommen und an die Ausführenden übertragen werden. Die Organisation der Arbeit, d. h. die Arbeits- und Ablauforganisation im Haus und in den Arbeitsbereichen, muss ebenfalls Raum für die **kooperative** Führung geben.

Sie sind Leitungskraft, z.B. Wohnbereichs-, Pflegedienst-, Hauswirtschafts- oder Heimleitung und wollen zukünftig Besprechungen in Ihrem Bereich kooperativ und geplant leiten? Die folgende Checkliste kann Ihnen helfen, Ihr bisheriges Leitungsverhalten sowie das Ausmaß des (zunächst) notwendigen Dirigierens in Erfahrung zu bringen.

8.2 Besprechungen

Leitungsverhalten im Alltag:

- *Ich gebe meinen Mitarbeitern im Normalfall Anregungen und Entscheidungs- bzw. Handlungsalternativen statt Aufträge und Vorgaben.*
- *Ich gebe den Mitarbeitern Informationen zu ihrer Entscheidungsfindung, statt eigene Lösungen vorzugeben.*
- *Ich zeige den Mitarbeitern ihre Bewegungs- und Gestaltungsmöglichkeiten im Pflegealltag auf, aber auch die durch Strukturen, z. B. gesetzliche und finanzielle Vorgaben, gesetzten Grenzen des Machbaren.*
- *Ich treffe konkrete Zielvereinbarungen und Absprachen mit den Mitarbeitern und gebe ihnen Spielräume, innerhalb derer sie ihre Arbeit weitgehend eigenständig organisieren können.*
- *Ich gebe den Mitarbeitern häufig Rückmeldungen zu ihrer Arbeit.*
- *Ich gehe auf die Mitarbeiter zu, statt zu warten, bis diese zu mir kommen.*
- *Ich beteilige insgesamt das Team und die einzelnen Mitarbeiter an Entwicklungsprozessen und Entscheidungen.*
- *Ich bin für meine Mitarbeiter kalkulierbar, nicht sprunghaft und unsicher.*
- *Ich unterstütze einzelne Mitarbeiter und das Team, ihre Stärken und Schwächen zu erkennen und damit erfolgreich umzugehen.*
- *Ich achte auf eine angemessene Qualifikation der Mitarbeiter.*
- *Die Mitarbeiter dürfen Fehler machen. Ich betrachte Fehler als Anlass zum Lernen.*
- *Die Mitarbeiter werden durch eine entsprechende Arbeits- und Ablauforganisation unterstützt. Um diese zu gewährleisten, frage ich mich und sie regelmäßig, welche organisatorischen Veränderungen nötig sind, welche Hilfen sie brauchen.*
- *Es gelten für alle Mitarbeiter die gleichen, bekannten Regeln für eine konstruktive, offene Zusammenarbeit. Auch ich halte mich daran.*

Je mehr Punkte Sie nicht abhaken können, sondern mit „Nein" beantwortet haben, desto dirigistischer ist Ihr bisheriger Leitungsstil und desto langsamer sollten Sie ihn zugunsten eines kooperativen Leitungsstils zurücknehmen.

8.2.3 Vorbereitung von Besprechungen

In welcher Form soll die Besprechung stattfinden: in großer Runde oder im Vier-Augen-Gespräch, als Ideen-Sammlung oder Entscheidungssitzung? Je nach Anlass und Thema sind unterschiedliche Besprechungsformen sinnvoll; diese können bei Bedarf auch innerhalb einer größeren Sitzung kombiniert werden. Kriterien sind die zu erwartende **Effektivität** und **Effizienz** der Veranstaltung.

■ *Einladung*

Zu einer Besprechung gehört grundsätzlich eine rechtzeitige Einladung. Bei unregelmäßig stattfindenden oder „großen" Besprechungen heißt das mindestens zwei bis drei Wochen vor dem Termin; für „Routine-Besprechungen" hingegen reichen meist wenige Tage aus. Auch wenn alle eigentlich wissen, dass es dann wieder einen Termin gibt, ist die Einladung eine gute **Erinnerung** und eine Mahnung, sich im Vorfeld – beispielsweise anhand der anliegenden vorläufigen Tagesordnungsliste – mit dem Thema zu beschäftigen, sich Gedanken zu machen, was man selbst ansprechen möchte, was dafür vorzubereiten sein könnte.

Durch eine Liste der **Tagesordnungspunkte** (TOP) können sich die Teilnehmer besser auf das Treffen vorbereiten. Der Einladung sollte deshalb eine TOP-Liste mit der Bitte um Ergänzung bis zu einem bestimmten Zeitpunkt vor dem Besprechungstag beigefügt werden. Für die Leitungskraft, die die Liste erstellt, ist es wichtig, im Auge zu behalten, was Zeit hat und mit welcher Ausführlichkeit welcher Punkt behandelt werden muss.

Die **schriftliche Einladung** zur Besprechung muss folgende Punkte aufweisen:

- Namen des Adressaten
- Datum
- Anfangs- und Schlusszeit
- Ort mit Wegbeschreibung
- Liste der Tagesordnungspunkte (TOP)

Eine Einladung zu einem Treffen zwischen Angehörigen und Mitarbeitern eines Wohnbereichs kann wie folgt aussehen:

8.2 Besprechungen

Fallbeispiel

Frau Hanna Bach
Willy-Brand-Allee 32

30123 Hannover

Haus „Sonnenschein"
Wohnbereich 1
Frau Malzahn
Henri-Kissinger-Str. 34
31896 Langenhagen
Tel: 05 11/...

Angehörigenabend des Wohnbereichs

Hannover, 15. September 2000

„Sehr geehrte Frau Bach,
seit unserem letzten Angehörigentreffen ist inzwischen der Sommer ins Land gegangen, der Herbst kündigt sein Kommen an. Ich hoffe, Sie haben in der Zwischenzeit einen angenehmen Urlaub verbringen können.
Heute möchte ich Sie zu unserem nächsten Treffen einladen:

Dienstag, den 6. Oktober 2000, 19.00 Uhr

Das Ende der Veranstaltung wird etwa 20.30 Uhr sein. Danach stehen unsere Pflegekräfte Ihnen gerne noch eine halbe Stunde für Vier-Augen-Gespräche zur Verfügung. Wir treffen uns wie üblich im Veranstaltungsraum gleich rechts neben dem Haupteingang.
Bisher sind folgende Themen vorgesehen:

- Begrüßung und Vorstellung der Anwesenden
- Verlesen und ggf. Diskussion des Protokolls vom letzten Mal
- Vortrag von Schwester Marianne Bringmann zum Thema Alzheimer (Krankheitsverlauf, Behandlungsmöglichkeiten, Pflege und Betreuung)
- Fragen zum Vortrag
- Auf vielfältigen Wunsch Austausch zum Thema Verpflegung in unserem Haus: Kostangebote, Essen anreichen durch die Pflegekräfte, Möglichkeiten Ihrer Beteiligung. Unsere Hauswirtschaftsleiterin, Frau Trülle, wird anwesend sein
- Verschiedenes: Fragen und Anmerkungen

Falls Sie Anregungen und Wünsche für dieses oder das nächste Treffen haben, notieren Sie sie bitte auf dem anhängenden Zettel und schicken Sie diesen rechtzeitig, d.h. mindestens eine Woche vor dem Treffen, an uns zurück oder geben Sie ihn bei uns im Dienstzimmer ab. Einstweilen verbleibe ich mit herzlichen Grüßen im Namen aller Mitarbeiter des Wohnbereichs

(Ursula Malzahn, Wohnbereichsleitung)

■ Teilnehmer

Welche Personen sind nötig, um eine effektive Besprechung der geplanten Themen durchzuführen? Dazu gibt es verschiedene **Teilnahmekriterien:**

- Wissen
- Erfahrungen
- Kompetenzen
- Hierarchie (Amtsautorität)
- Motivation und Betroffenheit: Die Ausgrenzung von Mitarbeitern, die die Beschlüsse nachher umsetzen müssen, führt bei diesen fast zwangsläufig zu Demotivation und Widerstand.

Ist für die Besprechung z. B. **Konzeptarbeit** geplant oder ein **Austausch** zwischen den Mitarbeitern und Angehörigen eines Wohnbereichs? Erfahrungen zeigen, dass reine **Arbeitsgruppen** mit mehr als fünfzehn Personen ineffektiv werden: der Einzelne kommt zu wenig zu Wort und Stellungnahmen wiederholen sich. Das gilt weniger für solche Besprechungen, die vor allem dem Kontakt und Austausch zwischen den Teilnehmern dienen, so wie es bei Angehörigentreffen auf dem Wohnbereich grundsätzlich der Fall ist. Die **Gruppengröße** hängt auch davon ab, ob die Besprechung während der gesamten Dauer mit allen Teilnehmern gemeinsam durchgeführt werden soll oder ob z. B. die Arbeit überwiegend in kleineren Untergruppen vorgesehen ist.

■ Besprechungstermin

Zu welcher **Tageszeit** soll die Besprechung stattfinden? Nehmen berufstätige Angehörige teil, können die Besprechungen in der Regel frühestens um 17.00 Uhr beginnen. Bei einer Besprechung, an der Pflegekräfte aus Früh- und Spätschicht (und evtl. Nachtschicht) teilnehmen sollen, ist eine schichtenüberlappende Besprechungszeit anzustreben, sonst müssen Mitarbeiter „nur extra wegen der einen Stunde kommen", sind dementsprechend unmotiviert oder kommen gar nicht.

Wie viel Zeit steht zur Verfügung? Eine Besprechung von über zwei Stunden ist im Vergleich zu kürzerer Dauer meistens ineffektiv: **Ermüdungserscheinungen** kommen auf. Zu wenig Zeit ist aber auch nicht gut, sonst muss man schon wieder aufhören, kaum dass der Einstieg ins (schwierige) Thema gefunden wurde. Die vorgesehene **Besprechungsdauer** hängt also vom Thema, von der Regel- oder Unregelmäßigkeit der Treffen ab sowie davon, wie geübt die Teilnehmenden im „Besprechungsritual" sind oder inwiefern sie erst darin „eingewiesen" werden müssen.

■ *Besprechungsort*

Die Anzahl der Teilnehmer sowie die vorgesehene Arbeitsweise bzw. die notwendige Raumausstattung bestimmen die Ortswahl. Ist die Größe des Raumes der **Personenanzahl** angemessen? Zu große Räume wirken kahl und ungemütlich, man fühlt sich „verloren", die Entstehung eines Gemeinschaftsgefühles wird erschwert, was wiederum der Effizienz der Arbeit nicht förderlich ist. Zu klein darf der Raum auch nicht sein, sonst kann man nicht ordentlich arbeiten, keine Materialien auslegen, Visualisierungsmöglichkeiten nur eingeschränkt nutzen. Wenn Filme oder Dia-Vorträge geplant sind, muss der Raum abzudunkeln sein. Erlauben die Raummaße eine Sitzordnung, sodass alle Teilnehmer sich gegenseitig sehen können? Das fördert den gegenseitigen Kontakt und die Arbeitsfähigkeit.

Die Räumlichkeiten für Besprechungen aller Art sollten **störungsfrei** gestaltet sein und eine angenehme Atmosphäre aufweisen. Belüftung, Helligkeit, Farben, Temperatur, Form und Größe sowie die Bequemlichkeit der Sitzmöbel spielen hier eine Rolle.

Müssen die Teilnehmer vor der Sitzung Unterlagen zu ihrer Information erhalten? Haben die Teilnehmer genügend Zeit, sie vor der Besprechung zu lesen? Wer bereitet die Unterlagen vor und verteilt sie? Werden Hilfsmittel zur Verdeutlichung bzw. zum besseren Arbeiten gebraucht, z. B. Video-Filme, Tonbänder, „Schriftliches" bzw. Flip-Chart, Pinn-Wände, Projektor, Wandtafel? Wer besorgt diese und stellt sie auf?

■ *Protokolle*

Protokolle sind wichtig. Sie halten Besprochenes sowie Problemlösungen, Ideen und Beschlüsse fest. Anderenfalls gehen diese schnell verloren oder werden vergessen. Ein Protokoll ist Informationsquelle für Nicht – Anwesende und ein **Nachschlagewerk,** man kann sich darauf berufen. Es kann auch **Defizite** verdeutlichen, z. B. sieht man es ihm an, wenn in der Besprechung zwar viel geredet, aber nichts konkret beschlossen und keine Zuständigkeiten verabredet wurden. Im Protokoll werden Beschlüsse und Aufgabenzuordnungen verbindlich festgehalten.

Beim **Ergebnisprotokoll** werden nur Beschlüsse notiert, die zu einem Punkt der Tagesordnungsliste getroffen wurden. Beim Treffen von Mitarbeitern und Angehörigen des Wohnbereichs kann das beispielsweise lauten:

Fallbeispiel

„Beim Punkt „zukünftige Treffen" wurde von allen anwesenden Angehörigen und Mitarbeitern großes Interesse geäußert. Die Diskussion über das „Wie" ergab, dass die Treffen alle vier Monate jeweils an einem Dienstagabend zwischen 19.00 und 21.00 Uhr stattfinden sollen. Die Wohnbereichsleitung sorgt dafür, dass dieser Beschluss und die anstehenden Daten jeweils frühzeitig den Angehörigen per Aushang und per Post mitgeteilt werden."

Das **Verlaufsprotokoll** hingegen hält den Diskussionsverlauf sehr viel genauer fest.

8.2 Besprechungen

Fallbeispiel

"Der Punkt "Kontakt zwischen Mitarbeitern und Angehörigen der Bewohner" wurde etwa zwanzig Minuten diskutiert. Übereinstimmung herrschte darüber, dass die große Anzahl von Teilzeitkräften den Angehörigen die Übersicht und die Zuordnung einzelner Pflegekräfte zu ihrem Bewohner erschweren. Frau Bach schlug vor, Fotos der Mitarbeiter in einer Art Wohnbereichszeitung zu veröffentlichen und diese an die Angehörigen zu verteilen bzw. zu verschicken. Frau Kugel hatte die Idee, Foto und Namen der jeweils Dienst habenden Mitarbeiter auf einem Brett im Eingangsbereich des Wohnbereichs aufzupinnen. Herr Weinert wünschte sich Namensschilder bei allen Mitarbeitern. Diese drei Vorschläge wurden schließlich von allen Anwesenden befürwortet. Frau Kugel wird nächste Woche alle Kollegen fotografieren. Alle sollen einen kleinen "Steckbrief" schreiben, in dem sie sich kurz vorstellen. Die Verwaltung wird dann die Zeitung zusammenstellen und verschicken. Herr Weinert bringt demnächst eine große Pinnwand mit. Die Wohnbereichsleitung bespricht mit der Pflegedienstleitung die Finanzierung von Namensschildern und die Organisation ihrer Herstellung."

■ Pausen

Je nach Länge einer Besprechung und nach "Schwere" der zu bearbeitenden Themen sollten Pausen eingeplant werden. Pausen entspannen, machen den Kopf wieder frei, unterstützen **Kommunikation** und **Kontakte** zwischen den Teilnehmern und geben auch der Leitung Zeit für ihre Bedürfnisse.

Sollen Getränke und Gebäck oder auch komplette Mahlzeiten angeboten werden? Wann und wo (räumlich)? **Verpflegung** lockert die Stimmung: der Organisator signalisiert, dass ihm das Wohl seiner Mitarbeiter am Herzen liegt, er zeigt eine gewisse Großzügigkeit, ein Bemühen seinerseits um konstruktive Besprechungsvoraussetzungen.

■ Entscheide

Wer soll Entscheidungen treffen? Alle Anwesenden? Alle, die die Konsequenzen zu tragen haben? Nur die Leitungskräfte oder nur die „einfachen" Mitarbeiter? Entscheide, die die „einfachen" Mitarbeiter sowieso nicht werden treffen können bzw. dürfen, sollten nicht als offene Frage in eine Besprechung aufgenommen werden. Hier muss die Leitungskraft vorher überlegen, was sie will und das Ergebnis dieser Überlegungen inklusive Begründung in die Sitzung einbringen. **Entscheidungskompetenzen** vorspiegeln bzw. vermuten lassen und dann nicht einlösen, demotiviert.

■ Vorbereitung: Fundament der Besprechung

Eine intensive Vorbereitung dient dem **Erfolg** der Besprechung: Vorbereitete Menschen arbeiten stringenter, bringen mehr Ideen ein, die Besprechung wird effektiver. Man hat nicht so schnell das Gefühl, in ewig währenden Sitzungen Zeit zu vertun – das gilt für die Mitarbeiter, die denken könnten „Was könnte ich sonst alles auf dem Wohnbereich machen. Ob die anderen ohne mich klarkommen? Wegen dieser Laberei komme ich auch noch zu spät noch Hause". Es gilt aber ebenso für die Leitungskräfte. Hinzu kommen **ökonomische Erwägungen:** Besprechungen kosten Geld. Jeder Teilnehmende macht seine sonstige Arbeit für den Zeitraum der Besprechung nicht, sie bleibt entweder liegen oder muss durch andere zu bezahlende Mitarbeiter erledigt werden.

Die Vorbereitungen hören sich sehr kompliziert und zeitaufwendig an. Sie sind es aber nur am Anfang. Mit wachsender **Routine** geht alles wesentlich einfacher und schneller. Die Aufwendungen amortisieren sich vielfach: in Form guter Arbeitsergebnisse, guter Stimmung zwischen den Beteiligten, effektiver Arbeit.

Tipps für die Praxis
- Keine Leute einladen, die mit dem Thema nichts zu tun haben, sie sind unmotiviert, verursachen unnötige Kosten und können sogar störend wirken
- Finden Besprechungen während der Dienstzeit statt, rechtzeitig eine (Not-)Vertretung organisieren und im Dienstplan einplanen
- Weg zum Besprechungsraum ausschildern
- Teilnehmer nicht durch eine völlig überfrachtete TOP-Liste „erschlagen"

- Bereitschaft signalisieren, den geplanten Ablauf der Besprechung bei wichtigen Themen zu unterbrechen oder zu ändern
- Teilnehmer nicht mit mehreren großen Projekten gleichzeitig konfrontieren, das überfordert und überschreitet den möglichen Rahmen an Arbeitsaufwand bzw. -fähigkeit der Mitarbeiter und demotiviert dadurch
- Zu Beginn der Besprechung festlegen, wer Protokoll führt („Freiwillige vor") und welche Art von Protokoll gefragt ist: Ergebnis- oder Verlaufsprotokoll
- Verpflegung in den Pausen anbieten
- Auf mögliche Bedürfnisse und Forderungen der Teilnehmer sowie Konflikte unter den Teilnehmern vorbereiten, z. B. Angehörigen fordern mehr Zeit für die soziale Betreuung des einzelnen Bewohners

8.3 Moderierte Besprechungen

Hinsichtlich der Durchführung einer Besprechung stellt die Methode der Moderation einen weiteren Teil des Fundamentes des Erfolges dar.

8.3.1 Was ist eine Moderation?

Moderation kommt aus dem Lateinischen und bedeutet **Mäßigung** (– „moderat"). Heute wird unter Moderation in der Arbeitswelt auch die Leitung und Führung von Mitarbeitern in Arbeitsgruppen verstanden. Führung wird hier als ein **Gruppenprozess** verstanden, in dem ein Problem gemeinsam mit allen Beteiligten zielgerichtet gelöst wird. Diese Form von kooperativem Führungsstil macht sich die psychologische Erkenntnis zu Eigen, dass einbezogene Mitarbeiter die Ergebnisse der Besprechung stärker akzeptieren und sie motivierter umsetzen. Ein Moderator ist laut diverser Lexika ein Mensch, der durch eine solche Veranstaltung führt, der die einzelnen Tagesordnungspunkte und Arbeitsschritte aufführt, erläutert und ihre Bearbeitung begleitet.

> Die Teilnehmer einer Besprechung sind die Themenexperten. Der Moderator hat Methoden anzubieten, mit denen die Besprechung schnell und zielorientiert erfolgen kann. Er verfügt über Kenntnisse von Gruppenprozesssen (die in jeder Besprechung mehr oder minder deutlich zum Tragen kommen) und kann diese so steuern, dass sie positiv zum Arbeitsergebnis beitragen.

■ Ziele

Moderation dient dazu, Besprechungen zielorientiert zu leiten und möglichst alle Teilnehmer und viele Ideen einzubeziehen. Moderation trägt auch der Tatsache Rechnung, dass Mitarbeiter heute in der **Entscheidungsfindung** einbezogen werden und nicht mehr nur Befehlsausführer sein wollen.

Moderation kann mit verschiedenen Zielen angewendet werden:

- Die Teilnehmer erarbeiten in der Gruppe Vorschläge, auf deren Grundlage eine außenstehende Leitungskraft Entscheidungen trifft
- Die Teilnehmer arbeiten und entscheiden autonom oder teilautonom innerhalb eines vorher festgelegten Handlungsrahmens

■ Aufgabe des Moderators

Die Moderation kann jemand aus dem Kreis der Besprechungsteilnehmer, eine Kraft von außerhalb des Kreises, die auch zur Einrichtung gehört, oder jemand Externes übernehmen. Letzteres hat den Vorteil der **personalen Neutralität.** Die anderen beiden Versionen gestatten es dafür, dass bei Bedarf die Moderatorin auch Hintergrundinformationen in die Veranstaltung einbringen kann, die eine externe Kraft oft nicht hat. Grundsätzlich ist es erforderlich, dass die moderierende Person eine entsprechende **Aus- oder Fortbildung** hat bzw. Moderationserfahrung, und dass sie von den Teilnehmern in dieser Rolle anerkannt ist. Das wird umso wichtiger, je konfliktbehafteter die zu behandelnden Themen sind.

Der Moderator muss die **Fähigkeit** (erworben) haben, Mitarbeitergruppen einzurichten, zu führen und zu begleiten und Gruppenprozesse zu steuern. Er muss die Grundlagen der Moderations- und Visualisierungstechnik kennen sowie Arbeitsergebnisse präsentieren, zusammenfassen und umsetzen können.

Rollenkompetenz erwirbt sich der Moderator z. B. durch die Auseinandersetzung mit der eigenen sozialen Rolle, also mit der als Prozessbegleiter, Leitungskraft, Pflegekraft sowie durch die Reflexion der eigenen Person, d. h. der eigenen Einstellung und Arbeitshaltung.

■ Jenseits der Hierarchie

Kennzeichen einer moderierten Besprechung sind **Gleichberechtigung**, Hierarchie-Freiheit, **Zielorientierung** und der Einsatz von Visualisierungstechniken (☞ 8.6). Für die Umsetzung ist die moderierende Person zuständig: durch die Auswahl der Spielregeln und der prozess-steuernden Maßnahmen. Der Moderator nimmt einen **neutralen** Standpunkt gegenüber den Teilnehmenden ein und verhält sich unparteiisch gegenüber den von den Teilnehmenden diskutierten Themen. Er sagt nicht „Herr Schmidt hat Recht, Herrn Müllers Meinung hingegen ist falsch". Er ermöglicht der Gruppe selbst herauszufinden, welcher Weg oder welche Wege für sie am besten sind.

Die Bearbeitung eines Themas durch die Teilnehmer kann der Moderator durch Fragen vorantreiben, wie z. B. „Was soll erreicht werden? Für wen? Womit? Was muss dafür getan werden? Von wem?" Wichtig ist, dass diese Fragen wertneutral und offen sind, d. h. dass das gewünschte Ergebnis nicht implizit enthalten ist. Die Funktion der Fragen ist es, als „roter Faden" zu dienen (☞ 8.5). Durch diese Anleitung werden die Sitzungen auch zeitlich kürzer und damit gesamtwirtschaftlich für die Einrichtung effizienter.

 Moderation und die gemeinschaftliche Entscheidungsfindung ist zeitaufwendiger als die Präsentation einer vorgefertigten Lösung. Durch eine engagierte Umsetzung der Beschlüsse durch motivierte Teilnehmer wird sich der Zeitaufwand aber zumindest ausgleichen.

8.3.2 Regeln und Technik

Besprechungen weisen fast immer einen ähnlichen Ablauf, eine ähnliche Schrittfolge auf. Diese wird im Folgenden exemplarisch anhand einer moderierten Besprechung von Pflegekräften und Angehörigen zum Thema „Verbesserung der Zusammenarbeit von Mitarbeitern und Angehörigen zugunsten der Bewohner" dargestellt.

Eine moderierte Besprechung besteht in der Regel aus sechs Phasen:

- Einstieg
- Themensammlung
- Themenauswahl
- Themenbearbeitung
- Themenplanung
- Abschluss

■ Einstieg

Der Einstieg dient dazu, eine positive **Arbeitsatmosphäre** zu schaffen. Die Teilnehmenden müssen sich kennen lernen und ein gewisser Grundkonsens muss hergestellt werden. Dazu können als Methoden dienen:

- Kennlern-Matrix
- Steckbrief

Fallbeispiel
Kennlern-Matrix: *Auf eine Tafel oder ein Flip-Chart wird folgendes Muster angeschrieben und von den Teilnehmern ausgefüllt:*
Name: Beruf: Ich bin hier, weil: Typisch an mir ist:
*   Ich schätze an mir:*

Fallbeispiel
Steckbrief: *Auf einem vorgegeben Raster tragen die Teilnehmenden ihre Angaben ein und stellen sich anschließend anhand dieser gegenseitig vor*
Name: *Silvia Kugel*
Beruf: *Altenpflegerin, Wohnbereich 1*
Hobbies: *Nähen, Theater spielen*
Mein Ziel hier: *Verbesserung des Zusammenspiels von Wohnbereich 1 mit den Angehörigen unserer Bewohner*
Lebenssituation: *verheiratet, zwei Kinder (acht und dreizehn Jahre).*

Wie aus den Beispielen ersichtlich wird, können sich aus den Angaben viele Ansätze zu Gesprächen, z. B. passend in der Sitzung, in den Sitzungspausen oder später auf den Wohnbereichen, ergeben. Die **Anonymität** bzw. die feste **Rollenzuteilung** „hier Pflegekraft, dort Angehörige" wird ein Stück weit aufgehoben. Dadurch, dass alle anderen etwas von sich erzählen (dazu ist eine persönliche Frage wie die nach Hobbies oder der persönlichen Lebenssituation immer wichtig), öffnen sich auch sonst Zurückhaltende leichter – ein positiver **Gruppenprozess.** Man entdeckt etwas Interessantes an jemandem, den man schon seit Jahren zu „kennen" meint: „Ach, Frau Bach, ich wusste ja gar nicht, dass Sie auch Pflegekraft sind. Deswegen fragen Sie also immer so genau nach, was?" Oder: „Das ist ja interessant, dass Sie Theater spielen, Frau Kugel. Treten Sie auch öffentlich auf?"

■ *Themensammlung*

Zunächst einmal werden alle „**Unterthemen**" zum generellen Sitzungsthema gesammelt, an deren Bearbeitung die Teilnehmenden interessiert sind. Die Frage des Moderators an die anwesenden Mitarbeiter und Angehörigen kann beispielsweise lauten: „Über welche Themen möchten Sie im Rahmen der „Verbesserung der Zusammenarbeit von Mitarbeitern und Angehörigen zugunsten der Bewohner" sprechen?" Zunächst ist es gleichgültig, wie viele der Teilnehmer sich warum für ein bestimmtes Thema interessieren.

Die Themen werden auf Karten geschrieben, die jeder Teilnehmer zusammen mit einem dicken Filzschreiber erhält. Mit jeder Karte wird nur ein **Themenvorschlag** gemacht, es sind also genügend Karten vorzuhalten. Der Moderator sammelt die Karten ein und steckt sie mit Nadeln auf einer Pinn-Wand oder auf einem Flip-Chart fest, auf der die Themenstellung der Sitzung festgehalten ist. Unter Beteiligung der Teilnehmer bildet er dabei **Themengruppen** von ähnlich bzw. gleich lautenden Karten.

Eine solche Ideensammlung kann bei der genannten Fragestellung beispielsweise wie in der folgenden Tabelle aussehen.

Themensammlung „Verbesserung der Zusammenarbeit von Mitarbeitern und Angehörigen"		
Stichwort Organisation	*Stichwort Kommunikation*	*Stichwort Sachverhalte und Zuständigkeiten*
• Personalnot • Zusätzliches Personal • Zeitmangel • Wann sollen wir das auch noch leisten? • Beschwerden verpuffen, ohne dass etwas passiert • Man muss sich erst beim Heimleiter beschweren, damit ein Missstand endlich abgestellt wird • Viele Angehörige sind zu selten im Heim und suchen dann auch nicht den Kontakt zu	• Viele Angehörige kommen kaum • Viele Angehörige wollen gar nicht mehr zusammenwirken • Versäumnisse gibt es nicht nur bei den Pflegekräften • Anonymität: Vielen Angehörigen sind Mitarbeiter nicht bekannt, v.a. nicht die vielen Teilzeitkräfte und Aushilfen • Angehörige sind teilweise unhöflich und fordernd	• Angehörige bzw. Bewohner zahlen viel Geld für manchmal wenig Leistung des Personals • Manche Angehörige reden mit Mitarbeitern nur, um Befehle zu geben, oft für Sachen, die noch nicht einmal in den Zuständigkeitsbereich der Pflegekräfte fallen • Für viele Angehörige ist das Heim anonym und undurchsichtig • Man muss oft meh-

8.3 Moderierte Besprechungen

Themensammlung „Verbesserung der Zusammenarbeit von Mitarbeitern und Angehörigen"

Stichwort Organisation	Stichwort Kommunikation	Stichwort Sachverhalte und Zuständigkeiten
den Mitarbeitern – so kann gar keine Zusammenarbeit entstehen, geschweige denn, verbessert werden • Finanzierung • Wo soll das nötige Geld für Veranstaltungen herkommen?	• Misstrauen zwischen Angehörigen und Mitarbeitern • Viele Angehörige kümmern sich zu wenig um ihr Familienmitglied • Manche Mitarbeiter reagieren pikiert, wenn man etwas von ihnen will • Mitarbeiter reagieren z.T. pampig • Häufig ungerechte Kritik von Angehörigen • Mitarbeiter hören oft nicht richtig zu, wenn man sie etwas fragt • Personal und Angehörige sollten mehr miteinander reden – nicht erst, wenn es ein größeres Problem gibt • Gemeinsame Aktivitäten	rere Mitarbeiter ansprechen, um jemand Kompetentes zu finden • Angehörige verstehen die Handlungen der Pflegekräfte oft nicht, dadurch kommt es zu Kritik • Manche Angehörige erwarten unerfüllbare Dinge, z.B. dass wir ihren Vater bzw. ihre Mutter wieder gesund machen oder wieder zum Reden verhelfen, z.B. bei Schlaganfall

■ Themenauswahl

Nun wird ein Thema bzw. Themenkomplex ausgewählt, das (zunächst) bearbeitet werden soll. Dazu bietet sich die **Mehr-Punkt-Abfrage** an: Jeder Teilnehmer erhält mehrere Klebepunkte (Anzahl der Themenkomplex-Alternativen geteilt durch zwei ergibt die Anzahl der zu vergebenen Punkte). Von einem Teilnehmer können auch zwei oder mehrere Punkte für ein Thema vergeben werden, damit markiert er die für ihn besondere Bedeutung des Themas. Statt Punkte können auch Striche hinter die Themen gemacht werden. Es kristallisiert sich das zuerst zu bearbeitende Thema heraus.

Die übrigen Themen werden in einen „**Themenspeicher**" geschrieben und gut sichtbar im Raum aufgehängt. Damit wird deutlich, dass sie (und die dahinter stehenden Teilnehmer) nicht vergessen werden. Und die Themen können zu gegebener Zeit, d. h. beispielsweise nach der Abarbeitung der ersten Themenkomplexes, wieder aufgenommen werden.

■ Themenbearbeitung

Das ausgewählte Thema wird entsprechend der festgelegten Zielsetzung (Verbesserung der Zusammenarbeit von Mitarbeitern und Angehörigen zugunsten der Bewohner) bearbeitet. Zur Themen-Bearbeitung bieten sich (mindestens) zwei Methoden an:

- **Problem-Analyse-Schema (PAS):** Mit diesem Schema sollen komplexe Probleme in Unterthemen aufgeteilt werden, die dann leichter zu bearbeiten sind. Das Schema wird am Flip-Chart aufgezeichnet. Die Tabelle (☞ unten) zeigt ein PAS zum Themenkomplex „Verbesserung der Zusammenarbeit von Mitarbeiter und Angehörigen zugunsten der Bewohner".
- **Vier-Felder-Technik:** Diese Technik (☞ unten) eignet sich erfahrungsgemäß eher für die Arbeit in kleineren Gruppen. Auch hier werden die Fragestellungen auf das jeweilige Thema bezogen gewählt. Wichtig sind konkrete Fragen, die eine konkrete Antwort erfordern. Ihre Ideen rufen die Teilnehmer dem Moderator zu. Der schreibt sie in die passenden Felder.

8.3 Moderierte Besprechungen

Problem-Analyse-Schema

Wie äußert sich das Problem?	Was könnte die Ursache sein?	Was könnte getan werden?	Was spricht dafür?	Was spricht dagegen?
• Unzufriedenheit vieler Angehöriger	• mangelnde Kommunikation zwischen Mitarbeitern und Angehörigen	• mehr und regelmäßige Gespräche	• weniger Missverständnisse und Unzufriedenheit • bessere Absprachen zugunsten des Bewohners	• Zeitmangel des Personals, damit auch höhere Personalkosten für die Heimleitung
• viele Pflegekräfte, die überdies nicht bekannt sind	• viele Teilzeitbeschäftigte	• Vorstellung der Mitarbeiter in der Heimzeitung • Namen der Diensthabenden auf schwarzem Brett • Tragen von Namensschildern	• bessere Orientierung für die Angehörigen	• (geringer) Kostenaufwand, (geringer) – Arbeitsaufwand
• häufig als unberechtigt empfundene Kritik von Angehörigen an Mitarbeiter	• übersensible Mitarbeiter • Angehörige haben zu wenig pflegerisches Wissen	• geplante Gespräche zwischen Angehörigen und Mitarbeitern	• Kritik und ihr Zutreffen könnte in Ruhe besprochen werden	• Zeitaufwand, Kostenaufwand für das Heim

Problem-Analyse-Schema

Wie äußert sich das Problem?	Was könnte die Ursache sein?	Was könnte getan werden?	Was spricht dafür?	Was spricht dagegen?
		• pflegerische Fortbildung der Angehörigen	• Angehörige verstehen die pflegerischen Handlungen des Personals besser, dann weniger unberechtigte Kritik	
• Unhöflicher Ton einiger Mitarbeiter	• Stress, keine Zeit, persönliche Probleme, • als ungerecht empfundene Kritik von Angehörigen	• Bedeutung eines freundlichen Umgangs miteinander verdeutlichen • mehr Personal einstellen, mehr Gespräche zwischen Mitarbeitern und Angehörigen	• Ton ist „Aushängeschild" eines Heims, Unfreundlichkeit provoziert Kritik (Spirale) • weniger Stress und Hektik) • Kritik könnte in Ruhe angesprochen werden	• Kostenaufwand für das Heim bzw. steigende Pflegesätze

Vier-Felder-Technik

Wie sollte die Zusammenarbeit zwischen Mitarbeitern und Angehörigen verlaufen?	Wie wird die Zusammenarbeit zur Zeit erlebt?
• regelmäßig • angenehm und konstruktiv • vertrauensvoll • verständnisvoll • für beide Seiten erleichternd	• Zusammenarbeit nur selten und wenn, dann meistens „auf Druck", bei Problemen, das sind dann oft unangenehme Begegnungen • Viele Mitarbeiter und Angehörige empfinden gegenseitiges Misstrauen und Distanz • Mit einigen Angehörigen und Mitarbeitern wird die Zusammenarbeit als gut empfunden, mit anderen nicht, je nach Teilnehmer unterschiedlich
Was muss getan werden (Interventionsmöglichkeiten)?	**Was sollte der erste Schritt sein? (Konkretes Vorgehen)**
• Misstrauen auflösen • Mehr miteinander sprechen • gegenseitige Aufklärung über die Handlungsmotive • Angehörige und Mitarbeiter mehr miteinander bekannt machen	• Information der Angehörigen über die Arbeitshintergründe im Heim • Organisierte Gespräche der Beteiligten – zu zweit und bzw. oder in Gruppen • Fortbildung der Angehörigen über Krankheiten der Bewohner bzw. ihre Behandlung, „Fortbildung" der Mitarbeiter über die Belastungen der Angehörigen • Vorstellung neuer Mitarbeiter sowie neu eingezogener Bewohner und ihrer nächsten Angehörigen in der Heimzeitung • Mitarbeiter tragen Namensschilder, die Dienst habenden Pflegekräfte werden jeweils an einem schwarzen Brett im Wohnbereich mit Namen und Foto genannt

■ Maßnahmenplanung

Die Ergebnisse der Themenbearbeitung fließen in die konkrete Maßnahmenplanung ein. Die Teilnehmer müssen sich zunächst einigen, welche der im vorherigen Arbeitsschritt angedachten **Interventionsmaßnahmen** zuerst in die Praxis umgesetzt werden sollen. In einer vom Moderator vorgefertigten Tabelle werden Maßnahmen, dafür Verantwortliche oder andere aus dem Team für alle Aufgaben verbindlich festgelegt.

Der aktuelle Stand der Vorbereitung und Durchführung des bearbeiteten Projekts sollte auch den übrigen Mitarbeitern der verschiedenen Hierarchieebenen mitgeteilt werden. So wird deren Interesse und Motivation wach gehalten, die Beschlüsse und Maßnahmen auch vor Ort in ihrem Alltag umzusetzen. Denn die Umsetzung müssen vor allem sie machen – Mitarbeiter der Pflege, die mit den Angehörigen am meisten in Kontakt kommen. Die Mitarbeiter aus der Praxis können zudem den (relativen) Theoretikern, d. h. den Leitungskräften, sagen, wenn diese sich „verrennen", wenn ihre z. B. zeitlichen Planungen, unrealistisch werden, z. B. aufgrund von Krankheitswellen im Wohnbereich.

Maßnahmenplanung				
Was?	Wozu?	Wer?	Wann?	Rückmelde-Datum
Angehörigenbefragung	Genauere Analyse der (Un-) Zufriedenheit	Pflegedienstleitung	Oktober bzw. November	Aktueller Stand in der monatlichen Leitungsrunde und Wohnbereichstreffen

Maßnahmenplanung

Was?	Wozu?	Wer?	Wann?	Rückmelde-Datum
Regelmäßige Angehörigentreffen auf den Wohnbereichen	Besserer Kontakt zwischen Angehörigen und Mitarbeitern	Wohnbereichsleitungen mit ihren Teams, Beratung durch Pflegedienstleitung	Sofort	Aktueller Stand in den wöchentlichen Wohnbereichs- bzw. Pflegedienstleitungstreffen
Schulungen der Mitarbeiter in Kommunikation und Beschwerdemanagement	Entspannung des Verhältnisses von Angehörigen und Mitarbeitern, konstruktiver Umgang mit Beschwerden	Pflegedienstleitung	Sofort	Aktueller Stand in der monatlichen Leistungsrunde bzw. in Wohnbereichstreffen
Fortbildung der Angehörigen in speziellen Erkrankungen und den dafür notwendigen Pflegetechniken	Mehr Verständnis der Angehörigen für das Verhalten der Mitarbeiter, Entspannung des Verhältnisses	Wohnbereichsleitungen mit ihren Teams	Sofort in der laufenden Pflege, jeweils Thema der Angehörigentreffen	Aktueller Stand in der monatlichen Leistungsrunde bzw. Wohnbereichstreffen

■ *Abschluss*

Die inhaltliche Arbeit ist nun (für diese Sitzung) beendet. Ähnlich wie beim Einstieg geht es beim Abschluss um einen atmosphärisch guten Ausstieg aus der Sitzung. Das ist zumindest teilweise auch bei unzufriedenen Teilnehmern möglich: Wichtig ist, dass diese ihre Kritik äußern können, mit ihr auf offene Ohren und Verständnis stoßen, den Eindruck bekommen, dass Veränderungspotenziale auch in ihre Richtung möglich sind – vielleicht in der nächsten Sitzung?

Der Arbeitsprozess wird von allen gemeinsam reflektiert. Dafür bietet sich ein „**Stimmungs-Thermometer**" an: mit ihm wird der Grad der Zufriedenheit – oder eben der Unzufriedenheit – gemessen. Die Zufriedenheit oder Unzufriedenheit wird mit Klebepunkten oder Strichen markiert. Eine andere Darstellungsart besteht darin, smilies mit verschiedenen Gesichtsausdrücken vorzugeben. Die Teilnehmer geben ihren Punkt oder Strich zum entsprechenden Gesicht. „Ich fühle mich jetzt

- sehr zufrieden
- mittelmäßig
- unzufrieden."

Nachdem alle Teilnehmer (der Moderierende natürlich nicht) ihren Punkt bzw. Strich vergeben haben, sollten in einer kleinen Gesprächsrunde Erläuterungen des jeweiligen Gemützustandes gegeben werden. Der Moderierende erhält so ein **Feed-Back** seiner Leitungsarbeit und kann für die nächste Sitzung entsprechende Schlüsse daraus ziehen.

Schließlich folgt der Dank an die Teilnehmer für ihre engagierte und kreative Mitarbeit und der Wunsch nach einem angenehmen restlichen Tag oder einem schönen Feierabend für alle. Der Moderator machten erst noch einen Rückblick und räumt die Materialien auf.

Für den Moderator ergibt sich folgender Arbeitsplan für die erste Sitzung:

8.3 Moderierte Besprechungen

Schritt	Ziel	Methode	Hilfsmittel	Zeitangabe bei 15 Teilnehmern
Einstieg	positive Arbeitsatmosphäre aufbauen	Steckbrief	Stifte, Flip-Chart, Papier	30 Min.
Themensammlung	Themen sammeln, die in der Gruppe bearbeitet werden sollen	Kartenabfrage	Karteikarten und Stifte, Nadeln, Flip-Chart mit Papier	30–60 Min.
Themenauswahl	Welches Thema soll zuerst behandelt werden?	Mehr-Punkt-Abfrage	Flip-Chart, Klebepunkte (oder Stifte)	15 Min.
Themenbearbeitung	Inhaltliche Auseinandersetzung mit dem gewählten Thema	Problem-Analyse-Schema	Flip-Chart, Stifte	60 Min.
Maßnahmenplanung	Konkrete Umsetzung in der Praxis	Planungstabelle	Flip-Chart, Stifte	30 Min.
Abschluss	positives Auseinandergehen, Feedback	Stimmungsbarometer	Flip-Chart, Punkte oder Stifte zum Markieren	15 Min.

Nach Abschluss der Arbeitsphase kann es sinnvoll sein, die **Ergebnisse** an andere Arbeitsbereiche im Haus weiterzugeben: diese können **Rückmeldungen** geben, was sie von den Ergebnissen der Arbeit halten. Außerdem sind die anderen Arbeitsbereiche darüber informiert, wie z. B. die Pflegekräfte mit einem bestimmten Thema umgehen, z. B. bei Konflikten mit Angehörigen, und können bei entsprechenden Anlässen oder Anfragen von Angehörigen entsprechend handeln bzw. antworten. Das Verhalten der Einrichtung Angehörigen gegenüber wird insgesamt eindeutiger, homogener und zielorientierter.

Während der Arbeit mit und nach dem Konzept müssen die **Erfolge** in regelmäßigen (erst kürzeren, dann längeren) Zeitabständen erfasst werden. Das betrifft subjektive Faktoren wie die allgemeine Zufriedenheit von Angehörigen, Bewohnern und Mitarbeitern, als auch objektive Faktoren wie z. B. eine Reduzierung der Beschwerden von Angehörigen um 30 % innerhalb eines Jahres.

 Tipps für die Praxis

- Mit Fragen statt mit Aussagen arbeiten
- Eine neutrale Haltung gegenüber den Gruppenmitgliedern einnehmen, nicht bewerten und beurteilen
- Die Sitzung und sich selbst gut vorbereiten
- In „Ich"-Form statt mit unpersönlichem „man" sprechen
- Auf non-verbale Zeichen bei den Teilnehmern und bei sich selbst achten
- Eigene Probleme in der Moderation ruhig ansprechen, aber nicht rechtfertigen, manches lässt sich gemeinsam besser lösen
- Mit den Teilnehmern Blickkontakt halten
- Pausen machen
- Möglichkeiten der Visualisierung nutzen
- Störungen Vorrang geben
- Nimmt der Stress (psychischer Art oder Arbeitsüberlastung) für die Moderatorin überhand, die Klärung eines Problems auf den nächsten Sitzungstermin vertagen. Nicht rechtfertigen, d. h. nicht in die Defensive drängen lassen (aber auch nicht die anderen dort hineindrängen)
- Nicht im Laufe des Moderationsprozesses über die Richtigkeit der angewandten Moderationstechnik diskutieren
- Teilnehmer im Anschluss der Besprechung um ein Feedback zur Moderation bitten

8.4 Umgang mit verschiedenen Menschentypen

In jeder Veranstaltung, sei es ein Vortrag oder eine Besprechung, gibt es verschiedene Typen von Zuhörern bzw. Teilnehmern. Die meisten Vortragenden bzw. Moderierenden empfinden Teilnehmer als „schwierig", die ständig dazwischenreden, unsachliche, nicht zum Thema gehörende Äußerungen machen, andere Teilnehmer ablenken oder sogar aufhetzen wollen, gar nichts sagen, „blocken", unaufmerksam sind oder zu allem und jedem ihre Meinung abgeben müssen und andere damit „überrollen". Es gibt **Techniken,** die helfen, mit diesen Typen umzugehen, sie für eine konstruktive Mitarbeit zu gewinnen oder zumindest zu verhindern, dass dieser einzelne „Störenfried" die ganze Veranstaltung zum „Platzen" bringt. Und es gibt natürlich auch Teilnehmer, die sich und ihre Kenntnisse und Erfahrungen konstruktiv einbringen und die auch die Moderatoren für sich Gewinn bringend einsetzen können!

 Zunächst gilt für schwierige Situationen: Störungen haben Vorrang. Oftmals gibt es nachvollziehbare Gründe, warum jemand ein auffälliges Verhalten zeigt. Diese Ursachen sollten offen gelegt und, wenn sie gerechtfertigt sind, abgestellt werden.

Verschiedene Teilnehmertypen
- **Der Ausfrager:** hält sich selbst für einen „schlauen Fuchs". Das will er vor der Gruppe demonstrieren und den Moderator gleichzeitig damit „reinlegen"
- **Der Erhabene:** hält sich selbst für etwas Besseres, mimt „das hohe Tier"
- **Der Dickfellige:** ist uninteressiert und demonstriert das dem Moderator und den übrigen Teilnehmern dadurch, dass er gelangweilt in seiner Bank „hängt"
- **Der Ablehnende:** „will einfach nicht", ist bockig und ablehnend

- **Der Schüchterne:** sagt nichts oder nur wenig, möchte aus Unsicherheit möglichst nicht auffallen
- **Der Redselige:** redet immer dazwischen bzw. hält Monologe
- **Der Alleswisser:** meint sowieso der Kompetenteste zu sein. Vielleicht ist er das bei einem bestimmten Thema auch – er bremst aber andere Teilnehmer durch seine ständigen Meldungen und Monologe aus
- **Der Positive:** arbeitet konstruktiv, gleichberechtigt und gleichberechtigend mit; er ist die Stütze der Besprechung
- **Der Streitsüchtige:** ist auf Konfrontation aus und wird dafür auch unsachlich und persönlich

Tipps für die Praxis

▶ Fragen des Ausfragers zur Stellungnahme an die Teilnehmer der Gruppe weitergeben, z. B. „Was meinen Sie dazu?"
▶ Keine direkte Kritik am Erhabenen üben, sondern mit der „Ja, aber ...-Technik" arbeiten
▶ Den Dickfälligen auf seine Arbeit ansprechen, Beispiele aus seinem Tätigkeitsfeld bringen lassen
▶ Den Ehrgeiz des Ablehnenden „kitzeln", seine Kenntnisse und Erfahrungen ausdrücklich anerkennen, ihn in der Gruppenarbeit sich nützlich machen lassen
▶ Dem Schüchternen leichte Fragen stellen, seine Antwort wertschätzen und damit sein Selbstbewusstsein und Engagement heben
▶ Den Redseligen an passenden Stellen unterbrechen und das Thema vorantreiben bzw. seine Fragen an die anderen Teilnehmern weitergeben.
▶ Redezeit begrenzen (aber für alle, es soll ja nicht ein Einzelner augenfällig „abgestraft" werden)
▶ Die Meinung des Alleswissers in die Gruppe geben und die übrigen Teilnehmer Stellung nehmen lassen
▶ Den Positiven bewusst in die Diskussion einschalten, z. B. ihn die Ergebnisse zusammenfassen lassen
▶ Beim Streitsüchtigen ruhig und sachlich bleiben, auf keinen Streit einlassen, sondern das Potenzial der übrigen Teilnehmer nutzen, um ihn in seine Schranken zu verweisen

8.5 Fragetechniken

Die Anwendung verschiedener Fragetechniken kann ebenfalls hilfreich zum konstruktiven Umgang mit verschiedenen Typen von Teilnehmern sein. Oft helfen sie, „schwierige" Teilnehmer zu neutralisieren, z. B. an die Gruppe zurückgegebene Fragen „Was meinen Sie zur Aussage von Herrn X.?" Fragen haben aber noch einen anderen Sinn für die Moderatorin: mit Fragen wird der **Arbeits- und Diskussionsprozess** vorangetrieben.

Inhaltlich bleibt die Moderatorin neutral, die Teilnehmer sind die Sach- und Fachexperten. Möglichst alle Experten und ihr Wissen einzubeziehen, die gemeinsamen Arbeitsschritte abzustimmen, Befindlichkeiten und Stimmungen in der Gruppe offen zu legen und möglichst konstruktiv umzuwandeln und damit einen Gruppenkonsens herzustellen, das sind die Aufgaben der Moderatorin und dazu sollten auch Fragen genutzt werden.

Jede Frage besteht aus zwei Komponenten: dem **Inhalt** und der **Frageform**. Für die Moderatorin ist Letzteres ausschlaggebend. Mit folgenden Frageformen kann gearbeitet werden:

- Offene Fragen
- Geschlossene Fragen
- Alternativfragen
- Rhetorische Fragen
- Suggestivfragen
- Gegenfragen
- Zurückgegebene Fragen

■ Offene Frage

Die offenen Fragen werden auch „**W-Fragen**" genannt, weil sie immer mit einem Fragewort beginnen, z. B. Wer? Was? Wann? Offene Fragen sind z. B. im Kapitel 8.3.2 beim Punkt Maßnahmenplanung verwandt worden: Was soll getan werden? Wozu soll es getan werden? Wer soll es tun und wann? Die offene Frage lässt viele Ideen und verschiedene Antworten zu.

■ Geschlossene Frage

Geschlossene Fragen lassen nur zwei Antworten zu: Ja oder Nein. Zur Ideensammlung beispielsweise sind geschlossene Fragen demnach ungeeignet. Sie sind jedoch für die **Strukturierung** des Arbeitsprozesses sehr nützlich. So kann die Moderatorin fragen: „Können wir die Diskussion hier abschließen und zum nächsten Schritt übergehen?"

■ Alternativfrage

Sie bietet sich an, wenn die Arbeitsgruppe eine **Entscheidung** zwischen zwei Möglichkeiten des Vorgehens fällen soll. Die Moderatorin fragt: „Sollen wir das Thema noch weiter diskutieren oder sollen wir jetzt zum nächsten Schritt übergehen?" Es muss immer gut überlegt werden, ob und wann diese Frageform einsetzt wird: Alternativfragen können Gruppen auch in zwei Lager spalten: die einen wollen weiter diskutieren, die anderen nicht. Es kommt zu vermeidbaren und destruktiven Missstimmigkeiten oder Auseinandersetzungen.

■ Rhetorische Frage

Die Frage „Wollen wir denn ewig über dieses Thema reden?" zieht fast zwangsläufig als Antwort ein „Nein" der gefragten Teilnehmer nach sich. Sie dient dem Fragesteller dazu, die ihm unliebsame Diskussion abzubrechen bzw. Gegenmeinungen im Keim zu ersticken. Diese Fragetechnik sollte von der Moderatorin gar nicht angewendet werden, denn diese ist nicht dazu da, um über die Arbeitsinhalte zu bestimmen. Vielleicht ist gerade dieses Thema für die Teilnehmer sehr wichtig und ein Abbruch wäre destruktiv, was die Moderatorin zurzeit nur nicht erkennt.

 Rhetorische Fragen schaffen ein schlechtes Arbeitsklima, da sie einen offenen Meinungsaustausch nicht zulassen.

■ Suggestivfrage

Suggestivfragen dienen der **manipulativen Erreichung** von Zustimmung. Beispiel: „Sie meinen doch sicherlich auch, dass Angehörigentreffen eine sinnvolle Sache sind, oder?" Egal, ob der Inhalt der Frage gut ist oder nicht: Die Moderatorin verlässt hier erstens ihre inhaltliche Neutralität und nimmt zweitens den Teilnehmern deren Entscheidung aus der Hand.

■ Gegenfrage

Die Gegenfrage dient dazu, den (**Beantwortungs-**) **oder Handlungsdruck,** den der Fragende auf die Angesprochenen, evtl. auch auf die Moderatorin, ausüben will, widerzuspiegeln. Beispiel: Eine Teilnehmerin fragt „Wann fangen wir endlich mit dem nächsten Themenpunkt an?" Die Moderatorin stellt die Gegenfrage „Warum fragen Sie?" und die Teilnehmerin legt ihre Beweggründe dar. Es kann sein, dass sie das bisherige Thema gar nicht interessiert oder dass sie dessen Bedeutung nicht erfasst hat. Im Endeffekt muss sich aber nicht die Moderatorin für ihre Vorgehensweise rechtfertigen, sondern der unzufriedene Teilnehmer muss seine Motive darlegen. Diese müssen natürlich längst nicht immer negativer Natur sein, es kann auch sehr nützlich sein, nun mit dem nächsten Thema zu beginnen. Vielleicht hat sich die Gruppe „festgefahren". **Kritik** ist grundsätzlich etwas Positives!

■ Zurückgegebene Frage

Mit der Frage „Was meint die Gruppe dazu?" gibt die Moderatorin eine Frage oder (Auf-) Forderung an die Gesamtgruppe zurück bzw. weiter – die Teilnehmer sind die inhaltlichen Experten und sie können einzelne, nicht konstruktiv wirkende Teilnehmer und Beiträge am besten neutralisieren.

Tipps für die Praxis
- Nicht zulassen, dass die dargestellten Teilnehmertypen die Gruppe für ihre eigenen Belange instrumentalisieren

- Bei sich selbst als moderierende oder vortragende Person auf die Anwendung von konstruktiv und destruktiv einzusetzenden Fragetechniken achten
- Gegebenenfalls manipulatives Verhalten aufdecken – aber mit Fingerspitzengefühl, damit die neutrale, konstruktive Position der Moderatorin erhalten bleibt

8.6 Visualisierung

Reden und Besprechungen können mit Visualisierung unterstützt werden. Die meisten Menschen sind „Augentiere", d. h. sie haben ein gutes **optisches Gedächtnis.** Das kann die Moderatorin sich zu Nutze machen: Durch Visualisierung werden Sitzungen erfahrungsgemäß auf bis zu 20 % der „visualisierungsfreien" Zeit eingeschmolzen.

Wissenschaftler haben herausgefunden, dass Menschen nur 20 % einer Information behalten, wenn sie sie lediglich hören. Wird das Gesagte durch Visualisierung unterstützt, d. h. veranschaulicht, erhöht sich die Quote des Behaltens auf immerhin 50 %. Oder visuell dargestellt:

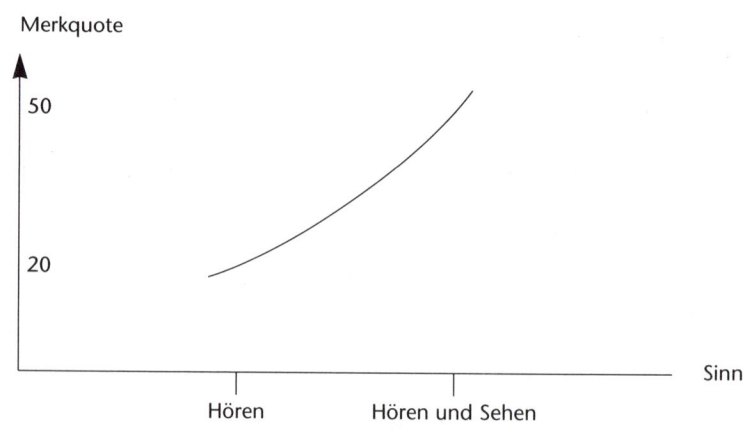

Abb. 8.1: Aufnahmefähigkeit der Sinnesorgane. [M228]

Ziele der Visualisierung

Visualisierung heißt:

- Veranschaulichung, Illustration des Gesagten
- Überblick, Strukturen
- Überzeugung
- Konzentrations- und Merkhilfen (optisches Gedächtnis)
- Verkürzung von Rede- und Zeitaufwand.

 Visualisierung ist kein Selbstzweck. Bei ihrer Anwendung müssen folgende Fragen berücksichtigt werden:
- Was will ich darstellen?
- Welches Ziel hat die Darstellung?
- Was ist meine Zielgruppe? Wie erreiche ich sie am *besten*?

Neben dem Ziel der **Wissensvermittlung** kann Visualisierung auch zum Zweck der **Überzeugung** eingesetzt werden. Zur Überzeugung der Pflegekräfte zur Auseinandersetzung mit dem Thema Angehörigenarbeit dient beispielsweise eine Tabelle zur Veranschaulichung der positiven Effekte von Angehörigenarbeit in anderen Heimen. Man kann folgende Tabelle auf eine Overheadfolie kopieren und während einer Rede zum passenden Zeitpunkt an die Wand projizieren.

Beispiel einer Visualisierung zum Zweck der Überzeugung						
Einschätzungen (v. H. Intensitäten)	*trifft zu*	*trifft im Großen und Ganzen zu*	*teils, teils*	*trifft etwas zu*	*trifft nicht zu*	*ohne Angabe*
Das Klima auf der Station hat sich positiv verändert.	*11,3*	*31,3*	*20,0*	*11,2*	*2,3*	*23,8*

Beispiel einer Visualisierung zum Zweck der Überzeugung

Einschätzungen (v.H. Intensitäten)	trifft zu	trifft im Großen und Ganzen zu	teils, teils	trifft etwas zu	trifft nicht zu	ohne Angabe
Die Mitarbeiter haben durch den besseren Kontakt zu den Angehörigen auch bessere Rückmeldungen.	22,5	32,5	13,8	5,0	1,3	25,0
Angehörige sind eher bereit, auch Aufgaben zu übernehmen.	17,5	18,8	25,0	13,8	5,0	20,0
Seit wir Angehörigenarbeit machen, haben wir mehr Arbeit als zuvor.	3,8	3,8	23,7	15,0	30,0	23,8
Es kommt auf jeden Fall den Bewohnern zugute.	38,8	23,8	10,0	5,0	1,3	21,3
Im Vergleich zu den Erwartungen hat die Angehörigenarbeit wenig gebracht.	11,3	3,8	17,5	8,8	31,3	27,0
Insgesamt müssen wir die Erwartungen an die Angehörigen korrigieren.	10,0	8,8	38,8	6,3	13,8	22,5

(Quelle: Urlaub, Karl-Heinz, Angehörigenarbeit in Heimen. Konzepte und Erfahrungen. Ergebnisse einer empirischen Untersuchung, Köln 1995, hrsg. vom KDA als Band Nr. 109 innerhalb der Reihe „themen", S. 65. Zur Erläuterung: Urlaub befragte mittels 200 Fragebögen [Rücklauf: 40 Prozent] Mitarbeiter in stationären Altenpflegeeinrichtungen in Köln, Münster und Hildesheim; hinzu kamen mündliche Befragungen in 40 Heimen.)

■ *Technik der Visualisierung*

Zu den **Medien** der Visualisierung gehören:

- Tafel
- Overheadprojektor mit Folien
- Flip-Chart
- Dias, Filme
- Fotokopien
- Modelle
- Zeichnungen
- Mind-Maps
- Gestik, Mimik der eigenen Person

Ein **Flip-Chart** sieht aus wie eine Künstler-Staffelei. An dieser Vorrichtung ist ein Block großformatigen Papiers geheftet, dessen Blätter durch Vor- und Zurückblättern schnell wieder hervorzuholen sind. Die Blätter des Flip-Charts werden immer von links nach rechts beschrieben. Vorteil des Flip-Charts ist, dass die Darstellungen bereits zu Hause vorbereitet und während der Veranstaltung ergänzt werden können. Außerdem können die Blätter aufbewahrt und bei Bedarf immer wieder verwendet werden. Die Tafel dagegen wird abgewischt. Diese ist eher geeignet für die Erstellung von Bildern innerhalb eines Arbeitsprozesses: sie können problemlos wieder ausgewischt und ersetzt werden.

Bei der Verwendung eines **Overheadprojektors,** d. h. Folien, sollte auf genügend große Schrift geachtet werden: falls nicht gerade nur wenige Menschen in einem sehr kleinen Raum sitzen, reichen sechs bis maximal acht Textzeilen auf einer Folie und diese dann natürlich in entsprechender Buchstabengröße und -breite. Bei der Erläuterung der Folien stellt sich die Moderatorin nicht ins Bild, sondern seitlich-frontal zu den Teilnehmenden. Zum besonderen Hinweisen auf Text- bzw. Folienstellen eignet sich ein Stift: die kommentierte Textstelle auf der Folie kenntlich machen, nicht an der Wand. Und: den Projektor erst dann anstellen, wenn er gebraucht wird – sonst wird die Aufmerksamkeit der Teilnehmenden leicht abgelenkt auf das, was evtl. auf dem Projektor liegt aber nicht zum aktuellen Arbeitsschritt gehört.

Für die nächste Sitzung kann es vorteilhaft sein, wenn die bisherigen Arbeitsergebnisse wieder sichtbar gemacht werden können. Das funktioniert z. B. mit einem Overheadprojektor bzw. den zugehörigen Folien. Aber der ist nicht immer angestellt bzw. es liegen gerade andere Folien auf. Mit dem Flip-Chart hat man in einer solchen Situation die meisten Möglichkeiten. Ein Flip-Chart sollte also in keiner Einrichtung fehlen.

 Tipps für die Praxis

▶ Den Teilnehmern Zettel und Stifte anbieten, um Gesagtes notieren zu können
▶ Kopien von z. B. illustrierenden Tabellen, Zeichnungen zum Mitnehmen bereithalten
▶ Auf lesbare Schrift achten, z. B. Sorgfalt der Schrift, Buchstabengröße und Schriftdicke, sodass auch die im Raum ganz hinten Sitzenden sie noch gut lesen können
▶ Bei Text und Illustrationen auf die Zusammenstellung der Farben achten: zu viele Farben wirken unübersichtlich, einige Farben haben strukturierende Wirkung (mehr als drei verschiedene Farben pro Seite sollten es nicht sein); keine Farben wählen, die sich „beißen"
▶ Nicht zu viele Gestaltungsmerkmale in Text und Illustrationen aufnehmen. Also nicht eine Karikatur, eine Tabelle, eine Auflistung, viele farbige Linien, Smilies und weitere Zeichnungen auf einer Seite – das wirkt unübersichtlich und wenig harmonisch

8.7 Brain-Storming

Brain-Storming kommt von Brain *(englisch: Gehirn)* und Storming *(englisch: Sturm, stürmen):* das **Gehirn** soll gestürmt werden bzw. Sturm soll in ihm entfacht werden. Sturm ist das Gegenteil von Struktur und Ordnung. Hier geht es also darum, „wild durcheinander" Eindrücke, Ideen oder Assoziationen zu sammeln.

■ Eingangsfrage

Einem Brain-Storming geht die Frage voraus: „Was fällt Ihnen (oder „mir" – man kann es auch alleine machen) ein z. B. zu „Angehörigenarbeit". Antworten dazu könnten sein: „Streß", „Extra-Arbeit", „macht Spaß", „Gruppenarbeit", „sich kennen lernen". Die Sammlung macht schon deutlich, dass Leute mit unterschiedlichen Ideen und Grundhaltungen zusammenkommen und diese zusammenwerfen. Dabei können auch ganz witzige (man hat oft viel Spaß beim Brain-Stroming) und aberwitzig erscheinende Ideen gesammelt werden. Diese sind aber trotzdem ausdrücklich erlaubt, ja sogar erwünscht.

Kritik wie „das geht doch gar nicht", „so ein Quatsch" ist genauso verboten wie jeder andere Kommentar auch während der Sammlung. Scheinbar „spleenige" Ideen haben ein großes **Kreativitätspotenzial** in sich – und man braucht ja nachher nicht alle und nicht alles von einer Idee verwenden, vielleicht aber Ansätze und Teilbereiche. Oder diese scheinbar nutzlose Idee ist vielleicht der Anfang von einer anderen, weiterentwickelten Idee. Es entsteht eine große Begriffs- und Ideensammlung – viel größer, als wenn ein Einzelner sich hinsetzt und überlegt. Die Teilnehmer regen sich darüber hinaus gegenseitig an: „ein Wort führt zum nächsten."

■ Sammeln und sortieren

Diese ungeordnete Gedankensammlung erfolgt in sehr kurzer Zeit – oft sind schon nach zwei Minuten dreißig Begriffe gesammelt. Es können aber auch bis zu 20 Minuten dafür eingeplant werden – je nach Thema.

Die gesammelten Ideen werden vom Moderator oder „Spielleiter" für alle gut sichtbar aufgeschrieben – so geht nichts verloren. Die Stichwörter bilden den Grundstock für die weitere gedankliche und inhaltliche Auseinandersetzung mit dem zu Grunde liegenden Thema.

In der zweiten Phase werden **Ideengruppen** gebildet, d. h. ähnliche Gedanken werden zusammengefügt. Vorher sollten sich aber alle vergewissern, daß sie unter einem Stichwort auch alle das Gleiche verstehen. Allein durch diesen Abgleich entstehen weitere – andere und verwandte – Ideen. – Das Verfahren des Brain-Storming hat Ähnlichkeiten mit der „Themen-Sammlung" innerhalb der moderierten Besprechung.

 Tipps für die Praxis

▶ Zur leichteren Ideensortierung einzelne Gedanken oder Ideen auf Karteikarten schreiben lassen, dabei auf jede Karte immer nur ein Gedanke und anschließend Karten jeweils unter einer Überschrift an einer Tafel sortieren und befestigen

▶ Bei verschieden farbigen Karten für jede Farbe einen Gedankenzusammenhang festsetzen. Beispiel: grüne Karten zum Aufschreiben von „Was wollen Sie künftig vermeiden?" verwenden, rosa Karten für „Was wollen Sie künftig beibehalten?"-Ideen

Index

A
Altenpflegeausbildung 123
Angehörige
- deligierende 153
- distanzierende 155
- pflegende 14, 155
- psycho-sozial stabilisierende 159

Angehörigenarbeit 101
- Aufgaben 128
- Checkliste 18
- Einbeziehung in außerhäusliche Aktivitäten 115
- Einbeziehung in die direkte Pflege 113
- im Team 135
- Leitungsaufgaben 133
- Management 132
- mangelhafte 8
- nach Standards 102

Angehörigenbeirat 175
Antipathie 25
Aufnahmegespräche 58

B
Befragung
- schriftliche 189

Begleitender Dienst 92
Berufsbetreuer 69
Beschäftigte
- geringfügig 89

Beschwerdeannahmestelle 197
Beschwerdemanagement 122, 149, 197
Beschwerden 188
- mündliche 196

Besprechungen 209
Betreuungsverfügung 70
Bewohner
- demente 64, 67

Bewohneranamnese 14
Bewohnerarbeit 100
Beziehungen
- ungleichrangige 12

Brain-Storming 247

D
Dienstplanung 92

E
Einarbeitungskonzept 93
Einrichtungsleiter 96
Einverständnis
- des Bewohners 14

Einwilligungsvorbehalt 69
Einzelgespräche 181
Einzelkontakte 174
Erhebungsbogen 140
Erstgespräche 58
Expertentum 113

F
Fachkräfte 89
Feed-Back 50
Flip-Chart 245
Fortbildung 94
Fragetechniken 239

G
Gemeinsame Grundsätze und Maßstäbe 145
Gesetzliche Betreuung 69
Gesprächsangebote 180
Gesprächsführung 105
Gesprächsgruppe 164
- angehörigeninterne 171

Gleichberechtigung 12
Großveranstaltungen 162
Gruppengespräche 182

H
Hauskonzept 84–85
Haustechnik 126
Hauswirtschaft 125
Heimeinzug 9
Heimleiter 96
Heimpersonalverordnung 89
Hospizhelfer 109

I

Informationsveranstaltungen 162
Informationsweitergabe 148
Integration 63

K

Kernlern-Matrix 224
Kind-Eltern-Abhängigkeit 11
Klientenzentrierten Gesprächstherapie 50
Kommunikation 22
– verbale und nonverbale 23
Kommunikationsfähigkeit
– Angehörige 29
– Mitarbeiter 32
Kommunikationsmodelle 36
Konfliktherde 2
Konfliktsituationen 63
Körpersprache 23, 26
Kunden 35
Kundenorientierung 35
Kurzzeitpflegeeinrichtung 63

L

Leistungsdarstellung 84
Leitbild 83
Leitungsstil 97

M

Managementtechniken 212
Medizinischen Dienst der Krankenversicherung 81
Menschenführung 206
Menschentypen 237
Missverständnisse 27
Moderation 221
Moderationstechniken 224
Motivation 139
Motivationsgeflecht 142

N

Negativspirale 7

O

Öffentlichkeitsarbeit 85
Overheadprojektor 245

P

Personalentwicklung 19
Pflege auf Probe 63
Pflegeanamnese 59, 88
Pflegebedürftigkeit 67
Pflegebericht 88
Pflegedokumentationssystem 88
Pflegekonzept 85
Pflegeleitbild 83
Pflegemodell 86
Pflegeplanung 88
Pflegequalitätssicherungsgesetz 179
Pflegeversicherungsgesetz 22, 67
Presse 198
Presseskandale 200

Q

Qualität 80
Qualitätssicherung 80
Qualitätszirkel 87
Querschnittstandard 103

R

RUMBA-Regeln 117

S

Schuldgefühle 13
Selbsthilfegruppen 171
Standard 102
– Ergebniskriterien 105
– Prozesskriterien 104
– Strukturkriterien 104
Steckbrief 225
Stellenbeschreibung 89
Stellenplan 88
Sterbebegleitung 109
Sterbeprozess 107
Sympathie 25

T

Tagebuch 77
Tages- und Nachtpflege 76
TALK-Modell 36
Teamarbeit 135
Themenzentrierte Interaktion (TZI) 46

Index

Trägerleitbild 83
Transaktionsanalyse (TA) nach Eric Bern 41

U
Überzeugungsreden 206
Unterhaltung 16

V
Veranstaltungen
– wohnbereichsbezogene 164
– Ziele 146
Verhaltensmuster 35
Verständigung 22
Verwaltung 126
Visualisierung 242
Vorsorgevollmacht 70

W
Wissensvermittlung 243

Notizen